重订古今名医临证金鉴

淋证卷

单书健 ◎ 编著

中国健康传媒集团

中国医药科技出版社

内 容 提 要

古今名医之临床实践经验，乃中医学术精华之最重要部分。本书选取了古今名医对淋证的临床经验、医案、医论之精华，旨在为临床中医诊治淋证提供借鉴。全书内容丰富，资料翔实，具有极高的临床应用价值和文献参考价值，以帮助读者开阔视野，增进学识。

图书在版编目（CIP）数据

重订古今名医临证金鉴.淋证卷 / 单书健编著 . — 北京：中国医药科技出版社，2017.8

ISBN 978-7-5067-9227-1

Ⅰ . ①重… Ⅱ . ①单… Ⅲ . ①淋证—中医临床—经验—中国 Ⅳ . ① R249.1

中国版本图书馆 CIP 数据核字（2017）第 071475 号

美术编辑　陈君杞
版式设计　也　在

出版　**中国健康传媒集团** | 中国医药科技出版社
地址　北京市海淀区文慧园北路甲 22 号
邮编　100082
电话　发行：010-62227427　邮购：010-62236938
网址　www.cmstp.com
规格　710×1000mm $^1/_{16}$
印张　22 $^1/_4$
字数　251 千字
版次　2017 年 8 月第 1 版
印次　2023 年 8 月第 2 次印刷
印刷　三河市航远印刷有限公司
经销　全国各地新华书店
书号　ISBN 978-7-5067-9227-1
定价　45.00 元

获取新书信息、投稿、为图书纠错，请扫码联系我们。

困惑与抉择

——代前言

单书健

从 1979 年当编辑起，我就开始并一直在思考中医学术该如何发展？总是处于被证明、被廓清、被拷问的中医学，在现代科学如此昌明的境遇下，还能不能独立发展？该以什么形态发展？

一、科学主义——中医西化百年之困

（一）浑沌之死

百年中医的历史，就是一部中医西化的历史……

百年来西医快速崛起，中医快速萎缩，临床范围窄化，临床阵地缩小，信仰人群迁移，有真才实学、经验丰富的中医寥若晨星……

科研指导思想的偏差。全部采用西医的思路、方法、评价标准。科研成果大部分脱离了中医药学的最基本特点，以药为主，医药背离，皮之不存，毛将焉附？

中医教育亦不尽人意。学生无法建立起中医的思维方式，不能掌握中医学的精髓，不能用中医的思维方式去认识疾病，这是中医教育亟待解决的问题。中医学术后继乏人，绝非危言耸听，而是严酷的现实。

傅景华先生认为，科学主义首先将科学等同于绝对真理，把近代以来形成的科学体系奉为不可动摇的真理，那么一切理论与实践都要符合"科学"，并必须接受"科学"的验证。一个明显错误的观念，却变成不可抗衡的共识。事实上，这种认识一旦确立，中医已是死路一条。再用笼罩在现代科学光环之下的西医来检验中医则是顺理成章。"用现代科学方法研究中医，实现中医现代化"的方针应运而生，并通过行政手段，使之成为中医事业发展的惟一途径。中医走上了科学化、现代化、实证化、实验化、分析化、还原化、客观化、标准化、规范化、定量化的艰巨而漫长的征程，中医被验证、被曲解、被改造、被消化的命运已经注定。在"现代化"的迷途上，历尽艰辛而长途跋涉，费尽心机地寻找中医概念范畴和理论的"物质基础"与"科学内涵"，最高奢望不过是为了求人承认自己也有符合西医的"科学"成分。努力去其与西医学不相容的"糟粕"，取其西医学能够接受的"精华"，直至完全化入西医，以彻底消亡而告终。

中国科学院自然科学史研究所研究员宋正海先生认为科学是人类社会结构中的一个基本要素。从古至今，任何民族和国家，均存在科学这个要素，所不同的只是体系有类型不同、水平有高低之分。并非如科学主义者所认为的，只有西方体系的近代科学才算是"科学"。[1]

近代科学为西方科学体系所独霸，它的科学观、方法论所形成的科学主义，无限度发展，逐渐在全球形成强势文化，取得了话语权，致使各国民族的科学和文化越来越被扼杀乃至被完全取代。近百年来以科学主义评价中医科学性、以西医规范中医，正促使中医走上一条消亡之路。要真正振兴中医，首先要彻底批判科学主义，让中医先从束缚中走出来。

《庄子·应帝王》中浑沌之死十分深刻，发人深省……

南海之帝为儵，北海之帝为忽，中央之帝为浑沌。儵与忽时相与遇于浑沌之地，浑沌待之甚善。儵与忽谋报浑沌之德，曰："人皆有七

---

[1] 宋正海. 要振兴中医首先要彻底批判科学主义. 中国中医药报社. 哲眼看中医. 北京科学技术出版社，2005，71-78.

窍以视听食息，此独无有，尝试凿之。"日凿一窍，七日浑沌死。

《经典释文》："倏忽取神速之名，浑沌以合和为貌。"成玄英疏："夫运四肢以滞境，凿七窍以染尘，乖浑沌之至淳，顺有无之取舍，是以不终天年，中途夭折。""浑沌"象征本真的生命世界，他的一切原本如此，自然而然，无假安排，无须人为地给定它以任何秩序条理。道的根源性在于浑沌。在浩渺的时空中按人的模式去凿破天然，以分析去破毁混融，在自然主义的宇宙观看来，乃是对道的整体性和生命的整体性的斫丧。把自己的价值观强加给中医学，加给多样性的生命世界，中医西化无疑是重演"浑沌"的悲剧！

（二）中医是不为狭义科学见容的复杂性科学

2015年10月5日，中国科学家屠呦呦凭发现青蒿素的治疟作用而获得2015年诺贝尔生理学与医学奖，这是中国科学家获得的第一个科学类诺贝尔奖。2011年，屠呦呦获得拉斯克奖（Lasker Award）时曾表示，青蒿素的发现，是团队共同努力的成果，这也是中医走向世界的荣誉。

围绕屠呦呦的获奖，关于中医科学性的争论再次喧嚣一时。然而不管如何争议，中医跨越几千年历史为中华民族乃至全世界的生存做出了不可磨灭的贡献。

朱清时院士认为中医药是科学，是复杂性科学。只是当前流行的狭义的"科学"还不接受。

发源于西方的现代主流科学总是把复杂事物分解为基本组成单元来研究（即以还原论为基础）；以中医为代表的中国传统科学总是把复杂事物看作整体来研究，他们认为，若把事件简化成最基本的单元，就要把许多重要信息都去除掉，如单元之间的连接和组合方式等等，这样做就把复杂事物变样了。

朱清时院士指出，解剖学发现不了经络和气，气实际上是大量细胞和器官相互配合和集体组装形成的一种态势。这种态势正如战争中兵家的部署，士兵组织好了，战斗力就会大增，这种增量就是气。或者像放在山顶上蓄势待下的石头。总之，是一个复杂系统各个部分之间的关系、组装方式决定了它能产生巨大的作用。

英国《自然》杂志主编坎贝尔博士就世界科技发展趋势发表看法说：目前对生命科学的研究仍然局限在局部细节上，尚没有从整个生命系统角度去研究，未来对生命科学的研究应当上升到一个整体的、系统的高度，因为生命是一个整体。

著有《东方科学文化的复兴》的姜岩博士曾著文指出：混沌理论推动了复杂科学的诞生。而复杂科学的问世彻底动摇了还原论——能用还原论近似描述的仅仅是我们世界的很小的一部分。哥德尔不完备性定理断言，不仅仅是数学的全部，甚至任何一个系统，都不可能用类似哥德尔使用的能算术化的数学和逻辑公理系统加以概括。哥德尔的结果是对内涵公理化一个致命的打击。

著名生物学家、生命科学哲学家迈尔强调科学的多元性。他认为，由于近代物理学的进步，"仿佛世界上并没有活生生的有机世界。因此，必须建立一种新的哲学，这种哲学主要的任务是摆脱物理主义的影响"。他指出生物学中还原是徒劳的、没有意义的……生物学领域重要的不是本质而是个体。

诺贝尔奖获得者、杰出现代科学家普利高津说过："物理学正处于结束现实世界简单性信念的阶段，人们应当在各个单元的相互作用中了解整体，要了解在相当长的时间内，在宏观的尺度上组成整体的小单元怎样表现出一致的运动。"而这些观念与中医的学术思想更为接近。美国物理学家卡普拉把现代物理学与中国传统思想作了对比，认为两者在许多地方极其一致。哈肯提出"协同学和中国古代思想在整体性观念上有深刻的联系"，他创立协同学是受到中医等东方思维的启发。以中国古代整体论思想为基础的中医将大大促进医学和科学的发展。

（三）哲学家的洞见

曾深入研究过中医的哲学家刘长林先生指出，当前困扰中医学的不是中医药学术本身，而是哲学。一些流行的认识论观念必须突破、更新，这样才能树立正确的科学观，破除对西方和现代科学的迷信，正确理解中医学的科学价值，划清中医与西医的界限，此乃发展中医学的关键。

刘先生认为：科学多元的客观依据是宇宙的无限性，宇宙和任一具体事物都具有无限多的方面和层面……任何认识方法都是对世界的一种选择，都是主客体的一种特殊的耦合关系。你的方法选择认识这一方面，就不能同时认识那一方面；你建立的耦合关系进入这一层面，就不能同时进入那一层面，因为世界是由各种对立互补的方面、层面所组成的。这就形成了不同的认识方法，而认识方法的不同，导致了认识的结果也就不同，所获规律的形态也不一样，从而形成不同的科学模型，但却都是对这一事物的正确认识。于是形成形态各异的科学体系，这就是科学的多元性。[1]

恩格斯说：一切存在的基本形式是空间和时间。孟庆云先生认为，《内经》的思想主旨是从时间结构的不同内容阐发有机论人体观，提出了关于阴阳始终、藏象经络、四时气化、诊法治则等学说中时间要素的生命特征，具有独特的科学价值。

刘先生指出：西方科学体系以空间为主。空间性实，其特性在于广延和并列。空间可以分割，可以占有。空间关系的特点是相互排斥，突显差别。对空间的深入认识以分解为条件。在空间中，人与物

---

[1] 刘长林. 关于中国象科学的思考——兼谈中医学的认识论实质. 杭州师范大学学报（社会科学版），2009，31（2）：4-11.

是不平等的，人居主位，对物持征服和主宰的态度。因此，主体与客体采取对立的形式……以空间为本位，就会着重研究事物的有形实体和物质构成，这与主客对立的认识方式是统一的。认识空间性质主要靠分析、抽象和有控制条件的实验。抽象的前提是在思维中将对象定格、与周围环境分割开，然后找出具有本质意义的共性。在控制的条件下做实验研究，是在有限的空间范围内（如实验室），在实际中将对象与周围环境分割开，然后寻找被分离出来的不同要素之间的规律性联系。

刘先生还认为：东方科学体系以时间为主。时间性虚，其特性在于持续和变异。时间不能分割，不能占有，只能共享。在时间里，人与人、人与万物是平等、共进的关系。主体与客体采取相融的方式……从时间的角度认识事物，着眼在自然的原本的整体，表现为现象和自然的流行。向宇宙彻底开放的状态，在"因""顺"对象的自然存在和流行中，寻找其本质和规律。用老子的话说，就是"道法自然"，这是总的原则。

"现象联系的本质是'气'，气是万物自然生化的根源。现象层面的规律体现为气的运动，通过气来实现。中医学研究的是现象层面的规律，在认识过程中，严格保持人和万物的自然整体状态，坚持整体决定和产生部分，部分受整体统摄，因而要从整体看部分，而不是从部分看整体。西医学研究的是现象背后的实体层面，把对象看作是合成的整体，因而认为部分决定整体，整体可以用部分来说明，故主要采取还原论的方法。"

"现象表达的是事物的波动性，是各种功能、信息的联系。现象论强调的是事物的运动变易，即时间方面。庄子说：'与物委蛇，而同其波。'（《庄子·庚桑楚》）'同其波'，就是因顺现象的自然流变，去发现并遵循其时间规律。所以中医学研究的是整体。而西医学以实体为支撑事物存在的本质，将生命活动归结为静态的物质形体元素，故西医学研究的是'粒子'的整体。"

"中医学认为：'器者，生化之宇。'（《素问·六微旨大论篇》）而生化之道，以气为本。'气始而生化，气散而有形，气布而蕃育，气终而象变，其致一也。'（《素问·五常政大论篇》）可见，中医学以无形的人体为主要对象，着意关注的是气化，把人看作是气的整体。而西医学则以有形的人体为对象，研究器官、细胞和分子对生命的意义，把人看作是实体的整体。"

刘先生进而指出：时间与空间是共存关系，不是因果关系。人无论依靠何种手段都不可能将时空两个方面同时准确测定，也不可能从其中的一个方面过渡到另一方面。量子力学的不确定性原理告诉我们，微观粒子的波动特性的关系也是这样。它们既相互补充，又相互排斥。

部分决定整体和整体决定部分，这两个反向的关系和过程同时存在。但是，观测前者时就看不清后者，观测后者时又看不清前者，所以我们只能肯定二者必定相互衔接，畅然联通，但却永远不能弄清其如何衔接，如何联通。这是认识的盲区，是认识不可逾越的局限。要承认这类盲区的存在，因为世界上有些不可分割的事物只是共存关系，而没有因果联系。

刘先生从哲学的高度对中西医把握客观事物认识论原理，燃犀烛微，深刻剖析，充满了哲学家的洞见，觉闻清钟，发人深省。

李约瑟曾经指出：中西医结合在技术层面是可以探讨的，理论层面是不可能的。刘长林先生也认为：人的自然整体（中医）与合成的整体（西医），这两个层面之间尽管没有因果联系，但却有某种程度的概率性的对应关系。寻求这种对应关系，有利于临床。我们永远做不到将两者真正沟通，就是说，无论用中医研究西医，还是用西医研究中医，永远不可能从一方走到另一方。

早在 20 世纪 80 年代，傅景华先生就形成了中医过程论思想。傅先生认为：中医不仅包括对有形世界的认识，而且具有对自然和生命本源以及发生演化过程的认识。中医的认识领域主要在生命过程与枢机，而不仅是人体结构与功能，中医是"天地人和通、神气形和通"的大道。傅先生认为中医五脏属于五行序列，分别代表五类最基本的生命活动方式。《素问·灵兰秘典论篇》喻以君主、相傅、将军、仓廪、作强之官，形象地反映出五类生命运动方式的特征。在生命信息的运行机制中，心、肺、肝、脾、肾恰似驱动、传递、反馈、演化、发生机制一样，立足于生命的动态过程，而非实体器官。针对实体层面探求中医脏腑经络实质已走入死胡同，傅景华先生以"中医过程论"诠释中医实质，空谷足音，振聋发聩，惜了无唱和。笔者曾多次和傅景华讨论，好像那时他并不知道怀特海的过程哲学，只是基于对《周易》等典籍中过程思想的理解，能提出如此深刻的见解，笔者十分敬佩他深邃的洞见。十几年后，怀特海的过程哲学已在中国传播，渐至大行其道了。

怀特海明确地说过，他的过程哲学与东方思想更加接近！而不是更接近于西方哲学。杨富斌教授指出，怀特海过程哲学的"生成"和"过程"思想，与中国哲学关于生成和变易的思想相接近。

怀特海的有机体概念，通常是指无限"绵延"（持续）的宇宙运动过程的某一点上包含了与其他点上的事物的相互关系，因而获得自身的具体现实规定性的事物。意在取代以牛顿物理学绝对时空观为基础的机械唯物论宇宙观中的"物质"或"实在"观，即宇宙观问题。在他看来，传统的机械论宇宙观中所说的"物质"或"实在"实际上都是处于过程之中的存在物或实有（entity），都是与其他存在物相互作用、相互影响、相互依赖的，并在此过程中获得自身的规定性，不是单纯的、永恒的、具有绝对意义的东西，而是具有过程性、可变性和相对性的复杂有机体；认识过程中的主体和客体也是同一运动（认识）过程中彼此相关、相互渗透和相互依赖的两个有机体，因而并没有完全自主、自足的"主体"，也没有绝对不受主体影响的、具有绝对意义的客体，因此对于主体与客体的关系，也应当从二者的相互作用、相互影响和相互渗透及其与周围的关系等方面来考察。而中国古代哲学追求超现象的本质、超感觉的概念、超个体性的普遍性（同一性）为哲学的最高任务。在中国哲学家看来，天地人相通，自然与社会相通，阴阳相通相合。《黄帝内经》通过揭示自然变化对人体生理的影响，自然变化与疾病、自然环境与治疗的关系，认为"人与天地相参也，与日月相应也。"（《灵枢·岁露论》）怀特海的有机体思想与中国哲学的天人合一确有相通之处。

（四）医学不是纯粹的科学

除了极少数的哲学家、科学家认为中医是科学，而中医不是科学几乎成为世人之共识。但医学哲学家同样拷问：西医学是科学吗？

西医学之父威廉姆·奥斯勒说，"医疗行为是植根于科学的一种艺术"，进而他解释道，"如果人和人都一样，那医学或许能成为一门科学，而不是艺术。"

1981 年 6 月密苏里大学哲学系的罗纳尔德·穆森在《医学与哲学》（The Journal of Medicine and Philosophy）发表了 25 页的长文"为什么医学不可能是一门科学"，医学圈里为之哗然，因为文章发表在暑月，因此常常被称为"暑月暴动"。依照穆森的观点，"医学是科学"缺乏有说服力的论证；从历史和哲学上可以论证医学"不是""不应该是"也"不可能是"（单一的、纯粹的）科学。在愿景、职业价值、终极关怀、职业目的与职业精神上，医学与科学之间是有冲突的；医学一旦成为科学，就会必然遮蔽偏离医学的职业愿景、价值、终极关怀、目的与精神。科学的基本目的是获得新知，以便理解这个世界和这个世界中的事物，医学的目的是通过预防或治疗疾病来增进人们的健康；科学的标准是获得真理，医学的标准是获得健康和疗效；科学的价值旨向为有知、有理（客观、实验、实证、还原）、有用、有利（效益最大化）；医学的价值旨向为有用、有理、有德、有情、有根、有灵，寻求科学性、人文性、社会性的统一。针对人的医学诉求和服务，科学存在严重的"缺损配置"。

穆森的结论是：尽管医学（知识）大部分是科学的，但它并不是、也不可能成为一门科学。

范瑞平先生指出，不能完全按照当代科学性与科学化的指标、方法与价值来衡量医学，裁判中西医之争，在当代科学万能和科学至上的意识形态中，技术乌托邦的期盼遮蔽了医学的独立价值，穆森的文章力矫时弊。

医学的原本是人学，这是众所周知的事实，其性质必须遵循人的属性而定。穆森和拥护者所做的，其实是站在我们所处的时代——医学有离科技更近、离人性更远，离具体更近、离整体更远的趋势——发出的"重拾医学人性"的呼吁。

我们还用为中医是不是科学而捶胸顿足地大声疾呼吗？

二、理论-实践脱节与"文字之医"

理论-实践脱节，即书本上的知识（包括教科书知识），并不能完全指导临床实践，这是中医学术发展未能解决的首要问题。形成理论-实践脱节的因素比较复杂，笔者认为欲分析解决这一问题，必须研究中医学术发展的历史，尤其是正确剖析文人治医对中医学术的影响。

迨医巫分野后，随着文人治医的不断增多，中医人员的素质不断提高，因为大量儒医的出现，极大地提高了医生的基础文化水平。文人治医，繁荣了中医学，增进了学术争鸣，促进了学术发展。通医文人增加，对医学发展的直接作用是形成了以整理编次医学文献为主的学派。由于儒家济世利天下的人生观，促使各阶层高度重视医籍的校勘整理、编撰刊行，使之广为流传。

文人治医对中医学术的消极影响约有以下诸端：

（一）尊经崇古阻碍了中医学的创新发展

两汉后，在儒生墨客中逐渐形成以研究经学、弘扬经书和从经探讨古代圣贤思想规范的风气，后人称之为"经学风气"。

儒家"信而好古""述而不作"一直成为医学写作的指导思想，这种牢固的趋同心理，削磨、遏制了医家的进取和创新。尊经泥古带给医坛的是万马齐喑，见解深邃的医家亦不敢自标新见，极大地禁锢了人们的思想，导致了医学新思想的难以产生及产生后易受抑压，也导致了人们沿用陈旧的形式来容纳与之并不相称的新内容，从而限制了新内容的进一步发展，极大地延缓了中医学的发展。

（二）侈谈玄理，无谓争辩

一些医学家受理学方法影响，以思辨为主要方法，过分强调理性作用，心外无物，盲目夸大了尽心明性在医学研究中的地位，对医学事实进行随意的演绎推理，以至于在各家学说中掺杂了大量的主观臆测、似是而非的内容（宋代以前文献尚重实效，宋代以后则多矜夸偏颇、侈谈玄理、思辨攻讦之作）。

无谓争辩中的医家，所运用的思辨玄学的方法，使某些医学概念外延无限拓宽，无限循环，反而使内涵减少和贫乏，事实上思辨只是把人引入凝固的空洞理论之中。这种理论似乎能解释一切，实际上却一切都解释不清。它以自然哲学的普遍性和涵容性左右逢源，一切临床经验都可以成为它的诠注和衍化，阻碍和束缚了人们对问题继续深入的研究。理论僵化，学术惰于创新，通过思辨玄学方法构建的某些理论，不但没有激起后来医家的创新心理，反而把人们拉离临床实践的土壤。命门之争，玄而又玄，六味、八味何以包治百病？

（三）无病呻吟，附庸风雅的因袭之作

"立言"的观念在文人中根深蒂固，一些稍涉医籍的文人，也常附庸风雅，编撰方书，有的仅是零星经验，有的只是道听途说，因袭之作，俯拾皆是。

（四）重文献，轻实践

受经学的影响，中医学的研究方法大抵停留在医书的重新修订、编次、整理、汇纂，呈现出"滚雪球"的势态。文献虽多，而少科学含量。从传统意义上看，尚有可取之处，但在时间上付出的代价是沉重的，因为这样的思想延缓了中医学的发展。

伤寒系统，有人统计注释《伤寒》不下千余家，主要是编次、注释，但大都停留在理论上的发挥和争鸣，甚或在如何恢复仲景全书原貌等问题上大做文章，进而争论诋毁不休，站在临床角度上深入研究者太少了。马继兴先生对《伤寒论》版本的研究，证明"重订错简"几百年形成的流派竟属子虚乌有。

整个中医研究体系中重经典文献，轻临床实践是十分明显的。

一些医家先儒而后医，或弃仕途而业医，他们系统研究中医时多已年逾不惑，还要从事著述，真正从事临床的时间并不多，其著作之实践价值仍需推敲。

苏东坡曾荐圣散子方。某年大疫，苏轼用圣散子方而获效，逾时永嘉又逢大疫，又告知民众用圣散子方，而贻误病情者甚伙。陈无择《三因方》云：此药实治寒疫，因东坡作序，天下通行。辛未年，永嘉瘟疫，被害者不可胜数。盖当东坡时寒疫流行，其药偶中而便谓与三建散同类。一切不问，似太不近人情。夫寒疫亦自能发狂，盖阴能发燥，阳能发厥，物极则反，理之常然，不可不知。今录以备寒疫治疗用者，宜审究寒温二疫，无使偏委也。

《冷庐医话》记载了苏东坡孟浪服药自误：士大夫不知医，遇疾每为庸工所误。又有喜谈医事，孟浪服药以自误。如苏文忠公事可慨叹焉……

文人治医，其写作素养，在其学问成就上起到举足轻重的作用。而不是其在临床上有多少真知灼见。在中医学发展史上占有重要地位的医学著作并非都是经验丰富的临床大家所为。

《温病条辨》全面总结了叶天士的卫气营血理论，成为温病学术发展的里程碑，至今仍有人奉为必读之经典著作。其实吴鞠通著《温病条辨》时，从事临床只有六年，还不能说是经验宏富的临床家。《温病条辨》确系演绎《临证指南》之作，对其纰谬，前哲今贤之驳辨批评，多为灼见。研究吴鞠通学术思想，必须研究其晚年之作《医医病书》及其晚年医案。因《温病条辨》成书于1798年，吴氏40岁，而《医医病书》成于道光辛卯（1831）年，吴氏时已73岁。仔细研究即可发现风格为之大变，如倡三元气候不同医要随时变化，斥用药轻描淡写，倡治温重用石膏，从主张扶正祛邪，到主张祛除邪气，从重养阴到重扶阳……

《证治准绳》全书总结了明代以前中医临床成就，临床医生多奉为圭臬，至今仍有十分重要的学术价值。但是王肯堂并不是职业医生、临床家。肯堂少因母病而读岐黄家言，曾起其妹于垂死，并为邻里治病。后为其父严戒，乃不复究。万历十七年进士，选翰林院庶吉士，三年后受翰林院检讨，后引疾归。家居十四年，僻居读书。丙午补南行人司副，迁南膳部郎，壬子转福建参政……独好著书，于经传多所发明，凡阴阳五行、历象……术数，无不造其精微。著《尚书要旨》《论语义府》《律例笺释》《郁冈斋笔尘》，雅工书法，又为藏书大家。曾辑《郁冈斋帖》数十卷，手自钩拓，为一时刻石冠。

林珮琴之《类证治裁》于叶天士内科心法多有总结，实为内科之集大成者，为不可不读之书，但林氏在自序中讲得清清楚楚：本不业医。

目尽数千年，学识渊博，两次应诏入京的徐灵胎，亦非以医为业，如《洄溪医案》多次提及：非行道之人。

王三尊曾提出"文字之医"的概念（《医权初编》上卷论石室秘录第二十八）：

夫《石室秘录》一书，乃从《医贯》中化出。观其专于补肾、补脾、疏肝，即《医贯》之好用地黄汤、补中益气汤、枳术丸、逍遥散之意也。彼则补脾肾而不杂，此又好脾肾兼补者也……此乃读书多而临证少，所谓文字之医是也。惟恐世人不信，枉以神道设教。吾惧其十中必杀人之二三也。何则？病之虚者，虽十中七八，而实者岂无二三，彼只有补无泻，虚者自可取效，实者即可立毙……医贵切中病情，最忌迂远牵扯。凡病毕竟直取者多，隔治者少，彼皆用隔治而弃直取，是以伐卫致楚为奇策，而仗义执言为无谋也……何舍近而求远，尚奇而弃正哉。予业医之初，亦执补正则邪去之理，与隔治玄妙之法，每多不应。后改为直治病本，但使无虚虚实实之误，标本缓急之差，则效如桴鼓矣……是书论理甚微，辨症辨脉则甚疏，是又不及《医贯》矣……终为纸上谈兵。

"文字之医"实际的临床实践比较少，偶而幸中，不足为凭。某些疾病属于自限性疾病，即使不治疗也会向愈康复。偶然取效，即以偏概全，实不足为法。

"文字之医"为数不少，他们的著作影响并左右着中医学术。

笔者认为理论与实践脱节，正是文人治医对中医学术负性影响的集中体现。

必须指出，古代医学文献临床实用价值的研究是十分艰巨的工作。笔者虽引用王三尊之论，却认为《石室秘录》《辨证录》诸书，独到之处颇多，同样对非以医为业的医家，如王肯堂、徐灵胎、林珮琴等之著作，亦推崇备至，以为不可不读。

三、辨病下的辨证论治

笔者师从洪哲明先生临诊时，先生已近八旬。尝见其恒用某方治某一病，而非分型辨治。小儿腹泻概以"治中散"（理中丸方以苍术易白术）治之，其效甚捷；产后缺乳概用双解散送服马钱子；疝气每用《金匮》蜘蛛散。辨病还是辨证？

中医是先辨病再辨证，即辨证居于第二层次。《伤寒论》"辨太阳病脉证并治""辨阳明病脉症论治"……已甚明了。后世注家妄以己意，曲加发挥，才演绎出林林总总的"六经辨证"，已背离仲师原旨。

1985年，有一次拜谒张琪先生，以中医是辨病下的辨证论治为题就教，张老十分高兴地给我讲了一个多小时：同为中焦湿热，淋病、黄疸、湿温有何不同，先生毫分缕析，剀切详明。张老十分肯定中医是辨病下的辨证论治。

徐灵胎《兰台轨范》序：欲治病者，必先识病之名，能识病名，而后求其病之由生，知其所由生，又当辨其生之因各不同，而病状所由异，然后考其治之之法。一病必有主方，一方必有主药。或病名同而病因异，或病因同而病症异，则又各有主方，各有主药，千变万化之中，实有一定不移之法。

中医临床流派以经典杂病派为主流，张石顽、徐灵胎、尤在泾为其代表人物，《张氏医通》为其代表作。张石顽倡"一病有一病之祖方"，显系以辨病为纲领。细读《金匮要略》，自可发现仲景是努力建立辨病体系的，一如《伤寒论》。

外感热病中温病学派，临证每抓住疫疠之气外犯，热毒鸱盛这一基本病因病机，以祛邪为不易大法，一治到底，同样是以辨病为主导的。

《伤寒论》是由"三阴三阳"辨"病"与"八纲"辨"证"的两级构成诊断的。如"太阳病，桂枝证"（34 条）、"太阳病……表证仍在"（128 条）。首先是通过辨病，从整体上获得对该病的病性、病势、病位、发展变化规律以及转归预后等方面的全面了解，从而把握贯穿该病过程的始终，并明确其发生、发展的基本矛盾，然后才有可能对各个发展阶段和不同条件（如治疗、宿疾等）影响下所表现出来的症候现象做出正确的分析和估价，得出符合该阶段病理变化性质（即该阶段的主要矛盾）的"证"诊断，从而防止和克服单纯辨证的盲目性。只有首先明确"少阴病"的诊断，了解贯穿于少阴病整个发展过程中的主要矛盾是"心肾功能低下，水火阴阳俱不足"，才有可能在其"得之两三日"仅仅出现口燥咽干的情况下判断为"邪热亢盛，真阴被灼"，果断地用大承气汤急下存阴。正确的辨证分析，必须以明确的"病"诊断为前提，没有这个前提就难以对证候的表现意义做出应有的估价，势必影响辨证的准确性。

辨"病"诊断的意义在于揭示不同疾病的本质，掌握各病总体矛盾的特殊性；辨"证"诊断的意义在于认识每一疾病在不同阶段、不同条件下矛盾的个性和各病在一定时期内的共性矛盾，做到因时、因地、因人制宜。首先，辨病是准确诊断的基础和前提；结合辨证，则是对疾病认识的深入和补充。二者相辅相成，缺一不可。

"六经辨证"的说法之所以是错误的，就在于把仲景当时已经区分出的六个不同外感病种，看成了一种病的六个阶段，即所谓的太阳病是表证阶段，阳明病是里证阶段，少阳病是半表半里阶段等。这种认识混淆和抹杀了"病"与"证"概念区别，既与原文事实相违背，又与临床实际不相符合。按照这种说法去解释原文，就难免捉襟见肘，矛盾百出。"六经辨证"说认为太阳病即是表证，全不顾太阳病还有蓄血、蓄水的里证；认为阳明病是里证，却无视阳明病还有麻黄汤证和桂枝汤证。既为阳明病下了"里证"定义，却又有"阳明病兼表证"之说。试问阳明病既为里证，何以又能兼表证，则阳明病为里证之说又何以成立？

张正昭先生指出："六经辨证"说无端地给三阴三阳的名称加上一个"经"字，无形中把"三阴三阳"这六个抽象概念所包括的诸多含义变成了单一的经络含义，使人误认为"三阴三阳"病就是六条经络之病，违背了《伤寒论》以"三阴三阳"病名的原义。可见，把"三阴三阳"病说成"六经病"固属不妥，而称其为"六经证"就更是错误的了。

李心机先生鉴于《伤寒论》研究史上"注不破经，疏不破注"的顽固"误读传统"，就鲜明地指出"让伤寒论自己诠释自己"。

四、亚健康不是"未病"是"已病"

近年来，较多的中医学者把亚健康与中医治未病、欲病等同起来，亚健康不是中医的未病，机械的对应、简单的比附，不仅仅犯了逻辑上的错误，于全面继承中医学术精华并发扬光大十分不利。

（一）中医"未病"不能等同于亚健康

《素问·四气调神大论篇》："圣人不治已病，治未病，不治已乱，治未乱，此之谓也。夫病已成而后药之，乱已成而后治之，譬犹渴而穿井，斗而铸锥，不亦晚乎。"体现了治未病是中医对摄生保健的指导思想，强壮身体，防于未病之先。

"未病"是个体尚未患病，应注意未病先防。中医的"未病"和"已病"，是相对概念，健康属于未病，疾病属于已病。

《难经·七十七难》："上工治未病，中工治已病者，何谓也？然所谓治未病者，见肝之病，则知肝当传之与脾，故先实其脾气，无令得受肝之邪，故曰治未病焉。"此时，未病是以已病之脏腑为前提，以已病脏腑之转变趋向为依据，务先安未受邪之地。

《灵枢·官能》中有"正邪之中人也微，先见于色，不知于其身。"指出病邪初袭机体，首先见体表某部位颜色的变化，而身体并未感到任何不适，然机体的气血阴阳已出现失衡，仅表现一些细微病前征象的状态便为未病状态。由健康到出现机体症状，发生疾病，并非是卒然出现的，而是逐渐形成，由量变到质变的过程。

《灵枢·顺逆》也指出，"上工刺其未生者也；其次，刺其未盛者也……上工治未病，不治已病，此之谓也"。

《素问·八正神明论篇》："上工救其萌芽，必先见三部九候之气，尽调不败而救之，故曰上工。下工救其已成，救其已败。"显示早期诊断，把握时机，早期治疗，既病防变之意。

唐孙思邈的《千金方》中有"古之医者，上医治未病之病，中医治欲病之病，下医治已病之病"的论述，明确地将疾病分为"未病""欲病""已病"三个层次。未病指机体已有或无病理信息，未有任何临床表现的状态或不能明确诊断的一种状态，是病象未充分显露的隐潜阶段。

中医的治未病是一种原则和指导思想，既包涵未病先防的养生防病、预防保健思想，也包涵既病防变、早期治疗、控制病情的临床治疗原则。

亚健康无论如何都是有明显身体不适而又不能符合（西医的）某种疾病诊断标准的状态，把未病和亚健康等同起来，是毫无道理的。

（二）亚健康是中医的已病

作为"中间状态"的亚健康，应包括三条：首先，没有生物学意义上的疾病（尚未发现躯体构造方面的异常）及明确的精神心理障碍（属"疾病"）；其次，它涉及躯体上的不适（如虚弱、疲劳等非特异性的，尚无可明确躯体异常、却偏离健康的症状或体验，但还够不上西医的"疾病"）；再次，还可涉及精神心理上的不适（够不上精神医学诊断上的"障碍"），以及社会生存上的适应不良。以亚健康状态常见的头痛、头晕、失眠等为例，均已构成中医"病"的诊断。多数亚健康个体，其体内的病机已启动，已经出现了阴阳偏盛偏衰，或气血亏损，或气血瘀滞，或有某些病理性产物积聚等病机变化。

"亚健康状态"指机体正气不足或邪气侵犯时机体已具备疾病的一些病理条件或过程，已有一些或部分病症（证）存在，但是未具备西医学疾病的诊断标准。我们不能采取把中医的"病"的概念与西医"疾病"的概念等同起来的思考和研究方式。

笔者认为全部中医的"病"只要还不具备西医学疾病诊断的证据，均属亚健康范畴。

中医生存和发展有一最关键的因素，就是临床范围日益窄化，中医文化基础日渐式微，信仰人群的迁移，观念的转变，后继乏人。很多研究都表明，人群中健康状态占 10%，疾病状态占 15%，75% 属于亚健康状态。西医还没有明确的方法和药物治疗亚健康。中医学在亚健康状态方面的潜在优势，不仅可拓展中医学术新的生存空间，而且必将促进整个世界医学的进化与发展，从而为全人类的健康做出新的贡献。

闫希军先生所著《大健康观》中提出了大健康医学模式。在大健康医学模式中，中医被赋予十分重要的地位，而拥有了更加广阔的空间。中医理论与系统生物学及大数据方法契合，并将与系统生物学和生态医学等领域取得的成果相互交通，水乳交融，这是未来西方医学和中医学发展必然的走向。

五、正本清源，重建中医范式

范式是某一科学共同体在某一专业或学科中所具有的共同信念，这种信念规定了它们的共同的基本观点、基本理论和基本方法，为它们提供了共同的理论模式和解决问题的框架，从而成为该学科的一种共同的传统，并为该学科的发展规定了共同的方向。

库恩认为"范式"是成熟科学的标志，由于"范式"的存在，科学家们一方面可以在特定领域里进行更有效率的研究，从而使他们的研究更加深入；而另一方面，"范式"也意味着该领域里"更严格的规定"，"如果有谁不肯或不能同它协调起来，就会陷于孤立，或者依附到别的集团那里去"。因此，同一范式内部，研究者拥有相同的世界观、研究方法、理论、仪器和交流方法，但在不同"范式"之间却是不可通约的。不同"范式"下的研究者对同一领域的看法就像是两个世界那样完全不同。这也是造成"一条定律对一组科学家甚至不能说明，而对另一组科学家有时好像直观那样显而易见"的原因。

李致重等学者从具体研究对象、研究方法及基础理论等方面论述了中西医范式的不可通约性。而且，中、西医关系的特殊之处还在于，它们不只是同一领域的两个不同"学派"，更是基于两种完全不同的文化而发展起来的，这也使得二者之间的不可通约性表现得尤其明显和强烈。正是由于这种不可通约性导致了中西医之争。屈于特定历史条件下"科学主义"的强势地位，中医最终被迫部分接受了西医"范式"。"范式丢失"是近现代中医举步维艰、发展停滞、甚至后退的根本原因。

任何一门科学的重大发展，都表现在基本概念的更新和范式的变革上……变革范式，是现时代中医理论发展的必经之路。

如何正本清源，重建范式？

正本清源是中医范式或重建的基础，这是一项十分艰巨浩大的工程。正本首先是建立传统范式。必须从经典著作入手，梳理还原，删汰芜杂，尽呈精华。

（一）解释学·语言能力与重建

东汉许慎在《说文解字·叙》中说："盖文字者，经艺之本，王政之始，前人所以垂后，后人所以识古。故曰：本立而道生。"给予中国古典解释学以崇高的地位。

解释学把生命哲学、现象学、存在主义分析哲学、语言哲学、心理学、符号学等理论融合在一起，强调语言的本体论地位，认为我们所能认识的世界只能是语言的世界，人与世界的关系的本质是语言的关系，不仅把解释当作人文科学的方法论基础，而且是哲学的普遍方法。

狭义解释学特指现代西方哲学领域中的解释学理论，它经过狄尔泰、海德格尔、伽达默尔、利科、哈贝马斯等思想巨匠在理论上的构建和推动，形成了哲学释义学；广义解释学则不限于西方哲学领域，一切关于文本的说明、注解、解读、校勘、训诂、修订、引申及阐释的工作都属于解释活动，都要依靠相应的解释方法和解释理论来完成，因而都可以称作解释学。中医书籍中只有少部分是经典原著，而其余大部分都属于关于经典原著的解释性著作。

从当代解释学观点看，任何现代理论或现代文化都发轫于传统，传统文化的生命力则在于不断的解释和再解释之中。传统文化和现代文化并不是对立的，而是统一的，确切地说，是对立统一。人类文化是一条河流，它从传统走来，向未来走去，亦如黑格尔所说，离开其源头愈远，它就膨胀得愈大。

拉法格相信：《老子》在其产生之初，在它的著者与当时的读者之间存在着一种共识，这种共识便是《老子》的初始意义，《老子》著者传达的是它，当时的读者从中读懂的也是它。那么，这种共识又是从何而来的呢？拉法格认为：处于同一时代同一环境中的人可能会在词义的联想、语言结构的使用、社会问题的关注上具有共同之处，所以他们之间能够彼此理解。拉法格采用语言学家乔姆斯基的"语言能力"一词来指代这种基于共有的语言与社会背景的理解能力。在他看来，这种"语言能力"是历史解释学的关键，是发现历史文本原始意义的途径。他建议读者利用多种传统方法增强自己理解《老子》的语言能力，如古汉语字词含义的研究、历史事件与古代社会结构的分析，其他古代思想家思想的讨论等。也就是说，旨在发现《老子》原始意义的现代读者应尽可能地将自己置于《老子》所处的时代，将当时的社会背景、语言现象等历史的事物内化为自己的"语言能力"。

历史的解释者的任务是利用历史的证据重新将《道德经》与它产生的背景联结起来，在该背景下对其进行分析研究。解释者首先必须去掉成见，不可以将我们现代的思想强加于古人，或用现代思想批判古人。

历史解释学方法是中医经典著作、传统理论研究的基本方法。其要旨在于忠实细密地根据经典话语资料和现代方法对原典重新解读。旧有的词语和概念通过词语组合方式和语境组件方式的特殊安排，突显出原典文本固有的基本意义结构。通过意义结构分析，探询其原始涵义、历史作用和现代意义。

（二）解构与重建

理解分析就是"解构"，而"解构"旨在重建，使新的理论概念或理论结构因此建立。自然科学家就是依循这一程序不断地改弦更张，发展其理论系统的……解构和重建与科恩所说的"范式变革"有所类同。何裕民先生认为：对原有理论概念或规则的重新理解和分析，对传统中医理论体系进行解构和重建，是现阶段中医理论发展的切实可行的最佳选择。

事实的确认和概念的重建是重建的途径与环节。

严肃的科学研究应以经验事实为基础，而不仅仅是古书古人的描述，古人的认识充其量只是帮助人们寻找经验事实，并在研究中给予一定的启示。

概念的重建与事实的确认可以说是互为因果的两大环节。梳理每个名词术语的历史演变和沿革情况、分析它们眼下使用情况及混乱原因，这两者有助于旧术语的解构；组织专家集体研讨以期相对清晰、合理地约定每一概念（名词术语）的特征和实质。

阴阳五行学说对传统中医理论之建构，具有决定性的作用。它们作为主导性观念和认识方法渗入中医学，有的又与具体的学术内容融合成一体，衍生出众多层次低得多的理论概念。藏象、经络、气血津液等可视作中医理论体系的第二层次，第三层次的是众多较为具体的概念或术语，其大多与病因病机、治法及"证"相关联。最低层次的是一些带有经验陈述性质的论述。形成这些概念，司外揣内、援物比类等起着主要作用，不少是从表象信息直接跳跃到理论概念的，许多概念与实体并不存在明确的对应关系，其内涵和外延有时也颇难作出清晰的界定。

一些学者主张：与学术内容融合在一起的阴阳五行术语，应通过概念的清晰化、实体化和可经验化而清理出去。亦即使哲学的阴阳五行与具体（中医）的科学理论分离……愚意以为不可，以其广泛渗透而不可剥离，阴阳五行已成为不可或缺的纲领框架，当以中医学理视之，而不仅仅视为居于指导地位的古典哲学思想。

（三）方法

正本清源，重建范式，必须有良好的方法。我们反对科学主义，但我们崇尚科学精神，我们必须学习运用科学方法，尤其是科学思维方法，科学观察方法，科学实证方法（不仅仅是实验室方法）。

"医林改错，越改越错"，《医林改错》中提出的"心无血，脉藏气"之说，显然是错误的。为什么导致错误的结论？主要是他不知道，观察是有其一定条件，一定范围的。离开原来的条件、时间、地点，观察结果会有很大差异。运用观察结论做超出原条件、原范围的外推时，必须十分审慎。他所观察的都是尸体，由于动脉弹力大，把血驱入静脉系统。这是尸体的条件，不可外推到活着的人体。对观察结果进行理解和处理时，必须注意其条件性、相对性和可变性。

在广泛占有资料的基础上，还必须要有正确的思维方法。对于马王堆汉墓出土的缣帛及竹木简医书成书年代的推定和对该批资料的运用，我国的有关专家认为："如果从《黄帝内经》成书于战国时期来推定，那么两部灸经的成书年代至少可以上溯到春秋战国之际甚至更早。"而日本山田庆儿先生认为，这种"推论的方法是错误的。不管我们最后会达到什么样的结论，我都不应该根据所谓《黄帝内经》是战国时期的著作这个还没有确证的假定，去推断帛书医书的成书年代，而必须相反地从关于后者已经确证了的事实出发，来推断前者成书的过程和年代"。山田庆儿先生基于"借助马王堆医书之光，可以逐渐看清中国医学的起源及其形成过程"。

吴坤安认为：喻嘉言、吴又可、张景岳辈，治疫可谓论切治详，发前人所未发。但景岳宜于汗，又可宜于下，嘉言又宜于芳香逐秽，三子皆名家，其治法之所以悬绝若此，以其所治之疫各有不同。景岳所论之疫，即六淫之邪，非时之气，其感同于伤寒，故每以伤寒并提，而以汗为主，欲尽汗法之妙，景岳书精切无遗。又可所论之疫，是热淫之气，从口鼻吸入，伏于募原，募原为半表半里之界，其邪非汗所能达，故有不可强汗、峻汗之戒；附胃最近，入里尤速，故有急下、屡下之法。欲究疫邪传变之情，惟又可之论最为详尽，然又可所论之疫，即四时之常疫，即俗名时气症也。若嘉言所论之疫，乃由于兵荒之后，因病致病，病气、尸气混合天地不正之气，更兼春夏温热暑湿之邪交结互蒸，人在气交中，无隙可避，由是沿门阖境，传染无休，而为两间之大疫，其秽恶之气，都从口鼻吸入，直行中道，流布三焦，非表非里，汗之不解，下之仍留，故以芳香逐秽为主，而以解毒兼之。是三子之治，各合其宜，不得执此而议彼。

学术研究中，所设置的讨论的问题必须同一，必须是一个总体，这是比较研究的基本原则。执此而议彼，古代医家多有此弊，六经辨证与卫气营血辨证、三焦辨证之争论，概源于方法之偏颇。

六、提高疗效是中医学术发展的关键

中医药学历数千年而不衰，并不断发展，主要依靠历代医学家临床经验的积累、整理提高。历代名医辈出，多得自家传师授。《周礼》有"医不三世，不服其药"，可见在很早人们即已重视了老中医经验。

以文献形式保留在中医典籍之中的中医学术精华仅仅是中医学术精华的一部分。为什么这样说？这是因为中医学术精华更为宝贵的部分是以经验的形式保留在老中医手中的。这是必须予以充分肯定、高度重视的问题。临床家，尤其是临床经验丰富、疗效卓著者，每每忙于诊务，无暇著述，其临床宝贵经验，留下来甚少。叶天士是临床大家，《外感温热篇》乃于舟中口述，弟子记录整理而成。《临证指南医案》，亦弟子侍诊笔录而成，真正是叶天士自己写的东西又有什么？

老中医经验，或禀家学，或承师传，通过几代人，或十几代或数百年的长期临床实践，反复验证，不断发展补充，这种经验比一般书本中所记述的知识要宝贵得多。老中医经验是中医学术精华的重要组成部分，舍全面继承，无法提高疗效。

书中的知识要通过自己的实践，不断摸索不断体会，有了一些感受，才能真正为自己所利用。真正达到积累一些经验，不消说对某些疾病能形成一些真知灼见，就是能准确地把握一些疾病的转归，亦属相当困难，没有十年二十年的长期摸索，是不可能的。很显然，通过看书把老中医经验学到手，等于间接地积累了经验，很快增加了几十

年的临床功力，这是中青年医生提高临床能力的必由之路。全面提高中医队伍的临床水平，必将对中医学术发展产生极大的推动作用。

老中医经验中不乏个人的真知灼见，尤其是独具特色的理论见解、自成体系的治疗规律都将为中医理论体系的发展提供重要的素材。尤其是传统的临床理论并不能完全满足临床需要时，理论与临床脱节时，老中医的自成规律的独特经验理论价值更大。

在强大的西医学冲击下，中医仍然能在某些领域卓然自立，是因为其临床实效，西医学尚不能取而代之。这是中医学赖以存在的基础，中医学的发展亦系之于此。无论如何，提高临床疗效都是中医学术发展的战略起点和关键所在。

中医以其疗效，被全世界越来越多的人认可，仅在英国就有3000多家中医诊所（这已是多年前的数字）。在美国有超过30%的人群，崇尚包括中医在内的替代医学自然疗法。在医学界也认为有一些疾病，西医学是束手无策的，应从中医学中寻求解决的办法。美国医学会在1997年出版的通用医疗程序编码中特别增加两个针灸专用编码，对没有解剖结构，没有物质基础的中医针灸学予以承认；在2015年实施的"国际疾病分类"ICD-11，辟专章将中医纳入其中。我们应客观地对待百年中医西化历史，襟怀大度地包容对中医的批评，矜平躁释，心态平和，目标清晰，化压力为动力，寓继承于创新，与时俱进。展望未来，我们对中医事业发展充满了信心。

单书健

2016 年 12 月

序

　　十年前出版之《当代名医临证精华》丛书，由于素材搜罗之宏富，编辑剪裁之精当，一经问世，即纸贵洛阳，一版再版，被医林同仁赞为当代中医临床学最切实用、最为新颖之百科全书。一卷在手，得益匪浅，如名师之亲炙，若醍醐之灌顶，沁人心脾，开慧迪智，予人以钥，深入堂奥，提高辨治之水平，顿获解难之捷径，乃近世不可多得之巨著，振兴中医之辉煌乐章也，厥功伟矣，令人颂赞！

　　名老中医之实践经验，乃中医学术精华之最重要部分，系砺炼卓识，心传秘诀，可谓珍贵至极。今杏林耆宿贤达，破除"传子不传女，传内不传外"之旧规，以仁者之心，和盘托出；又经书健同志广为征集，精心编选，画龙点睛，引人入胜。熟谙某一专辑，即可成为某病专家，此绝非虚夸。愚在各地讲学，曾多次向同道推荐，读者咸谓得益极大。

　　由于本丛书问世迄已十载，近年来各地之新经验、新创获，如雨后春笋，需加补充；而各省市名老中医珍贵之实践经验，未能整理入编者，亦复不少，更应广搜博采，而有重订《当代名医临证精华》之议，以期进一步充实提高，为振兴中医学术，继承当代临床大家之实践经验，提高中青年中医辨治之水平，促进新一代名医更多涌现，发展中医学术，作出卓越贡献。

　　与书健同志神交多年，常有鱼雁往还，愚对其长期埋首发掘整理老中医学术经验，采撷精华，指点迷津，详析底蕴，精心编辑，一心为振兴中医事业而勤奋笔耕，其淡泊之心志，崇高之精神，实令人钦佩。所写《继承老中医经验是中医学术发展的关键》一文，可谓切中时弊，力挽狂澜，为抢救老中医经验而呼吁，为振兴中医事业而献策，愚完全赞同，愿有识之士，共襄盛举。

顷接书健来函，出版社嘱加古代医家经验，颜曰：古今名医临证金鉴。愚以为熔冶古今，荟为一帙，览一编于某病即无遗蕴，学术发展之脉络了然于胸，如此巨构，实令人兴奋不已。

书健为人谦诚，善读书，且有悟性，编辑工作之余，能选择系之于中医学术如何发展之研究方向，足证其识见与功力，治学已臻成熟，远非浅尝浮躁者可比。欣慰之余，聊弁数语以为序。

八二叟朱良春谨识
时在一九九八年夏月

凡 例

1.明清之季中医临床体系方臻于成熟，故古代文献之选辑，以明清文献为主。

2.文献来源及整理者，均列入文后。未列整理者，多为老先生自撰。或所寄资料未列，或转抄遗漏，间亦有之，于兹恳请见谅。

3.古代文献，间有体例欠明晰者，则略作条理，少数文献乃原著之删节摘录，皆着眼实用，意在避免重复，简而有要。

4.古代文献中计量单位，悉遵古制，当代医家文献则改为法定计量单位。一书两制，实有所因。药名多遵原貌，不予划一。

5.曾请一些老先生对文章进行修改或重新整理素材，使主旨鲜明，识邃意新；或理纷治乱，重新组构，俾叶剪花明，云净月出。

6.各文章之题目多为编纂者所拟，或对仗不工，或平仄欠谐，或失雅训，或难概全貌，实为避免文题重复，勉强而为之，敬请读者鉴谅。

7.凡入药成分涉及国家禁猎和保护动物的（如犀角、虎骨等），为保持方剂原貌，原则上不改。但在临床运用时，应使用相关的替代品。

8.因涉及中医辨证论治，故对于普通读者而言，请务必在医生的指导下使用，切不可盲目选方，自行使用。

目　录

述　要

淋之名称，始见于《内经》。《金匮要略·消渴小便不利淋病脉证并治》有"淋之为病，小便如粟状，少腹弦急，痛引脐中"之记述。

《中藏经》已认识到淋证是一种全身性疾病，可因五脏不通、六腑不和、三焦痞涩、营卫亏耗而致，对热淋、气淋、膏淋、砂淋的特征及成因描述，颇为详细。《中藏经·论诸淋及小便不利》对砂淋的记载尤详："砂淋者，腹脐中隐痛，小便难，其痛不可忍，须臾，从小便中下如砂石之类，有大者如皂子，或赤或白，色泽不定"，乃由"虚伤真气，邪热渐强，结聚而成砂。又如以水煮盐，火大水少，盐渐成石之类"。

《诸病源候论·淋病诸候》中进一步提出："诸淋者，由肾虚而膀胱热也"，从而明确了淋证的病位在肾与膀胱。又说："肾虚则小便数，膀胱热则水下涩，数而且涩，则淋沥不宣，故谓之淋"。

"五淋"之名首见于北周姚僧垣《集验方》，后世多沿袭。淋之病变部位在《诸病源候论》中得以明确并阐发其机制。肾虚为本、膀胱热为标之病机分析，至今仍有理论和实践意义。

唐以前，对淋证病因病机及分类的认识，即已臻于完善，并已积累了一些有效方药。

王焘的《外台秘要》具体指明五淋的内容:"《集验》论五淋者,石淋、气淋、膏淋、劳淋、热淋也。"五淋之名,后世多相袭沿用,但一般分为气、血、石、膏、劳五种。

《丹溪心法·淋》中说:"大凡小肠有气则小便胀,小肠有血则小便涩,小肠有热则小便痛",进而提出治疗原则:"执剂之法,并用流行滞气,疏利小便,清解邪热,其于调平心火,又三者之纲领焉。心清则小便自利,心平则血不妄行。"

景岳认为淋证与积蕴热毒有关,并把病程之长短作为辨证内容。"淋之初病,则无不由乎热剧,无容辨矣。但有久服寒凉而不愈者,又有淋久不止及痛涩皆去,而膏液不已,淋如白浊者,此惟中气下陷及命门不固之征也。故必以脉以证,而察其为寒为热为虚,庶乎治不致误。"并提出了"凡热者宜清,涩者宜利,下陷者宜升提,虚者宜补,阳气不固者,宜温补命门"的随证施治原则。

李中梓在《医宗必读·淋证》中将血淋分为血热、血冷、血虚、血瘀四种类型,将劳淋分为脾劳和肾劳二候。清代顾靖远在《顾松园医镜》一书中,则将劳淋分为肾劳、脾劳、心劳,再进一筹,使淋证的辨证论治更趋精细,渐臻完备。

《医宗必读·淋证》为论述淋证较完整全面的必读文献,淋浊合论,以便比较。

《金匮翼·诸淋》也认为诸淋之区别并非绝对,往往与病程有关:"初则热淋、血淋,久则煎熬水液,稠浊如膏、如砂、如石也。""夫散热、利小便,只能治热淋、血淋而已,其膏、砂、石淋,必须开郁行气,破血滋阴方可。"

著名临床家胡翘武先生治淋,每从肝论治,颇多发明。肝体不足,脬失滋濡温煦,主以温肝阳,养肝血;肝气拂郁,主以四逆,以疏达气机;寒滞厥阴,疏泄气化不及州都,治以温助肝经气阳。任继学教授，亦每用益肾疏肝、渗化止淋，温肾壮阳、疏肝止淋之法，均有曲尽病机之妙。

柴浩然先生治疗肾盂肾炎，每每强调病因治疗，清热利湿贯穿治疗的全过程。有表证者，则予宣泄，解表透邪，而不囿于淋家不可发汗之说；非急性阶段和恢复阶段，则于清利之同时每每参以益气养阴，细致周到。

万铭教授，倡显证、潜证之说，认为瘀血内阻乃淋证之内隐证候，不必拘于初病在经，久病入络，每重化瘀。徐嵩年教授，阐扬治淋四要，可为临证借鉴。周仲瑛教授于膏淋强调辨证，并重单方；于石淋标本并举，通补兼施。

万文谟先生主张清利宜彻，当慎苦寒，务参活血，不远辛温，亦为历练有得。治疗热淋，吴一纯、印会河教授，每以《金匮》之当归贝母苦参丸收功；洪子云教授每重固肾扶正，补泻兼施。

于治淋有效药物之探讨，班秀文教授、吴涵冰主任医师，皆推崇土茯苓一味；麻瑞亭先生体会桉树叶、白檀香乃热淋达药；邓铁涛邓老则喜用珍凤草。

陈梅芳教授对难治性肾盂肾炎之内在因素予以探讨，亦可资临证参考。

于劳淋之治，张琪教授主以益气解毒。

尿道综合征（无菌性尿频排尿困难综合征），柴浩然先生每以猪苓汤、当归芍药散、肾气丸诸经方收功。

王绍和老先生专攻乳糜尿，长期探索，积验丰富，临证每斡旋以八法。曹惕寅老先生，认为脏气下夺乃乳糜尿之主要病机，临证每以溲溺之状态为辨证依据，施以调补清利。何汝湛教授，则始用排泄疏利，终施托补敛疮。各积心得，均堪师法。

于石淋，韩臣子先生，重健运中州，每芪、硝并用；陈西源先生则先扬后抑，叶朗清先生亦主欲降先升；颜德馨教授，每以附子温肾以助气化。

综览各家精华，于淋证之治，概括无余，倘能兼收并蓄，自可游刃有余，应付裕如。

虞抟

淋闭正传

虞抟（1438~1517），字天民，明代医家

《内经》曰：饮食入胃，游溢精气，上输于脾，脾气散精，上归于肺，通调水道，下输膀胱。夫膀胱者，主足太阳寒水之化，其体有下口而无上口者也。长生在申，是故西方肺金以为之母而资其化也。肺金清肃，则水道通调而渗营于下耳。然肺金又借脾土健旺，以资化源，而清气得以上升，而归于肺以运行也。故经又曰：清阳出上窍，浊阴出下窍。故清阳不升，则浊阴不降，而成淋闭之患矣。先哲以滴水之器譬之，上窍闭则下窍不出，此理甚明。故东垣使灸百会穴，丹溪使吐以提其气之横格，是皆开上窍之法也。原其为病之由，皆膏粱之味，湿热之物，或烧酒炙肉之类，郁遏成痰，以致脾土受害乏力，不能运化精微，清浊相混，故使肺金无助，而水道不清，渐成淋闭之候。或谓用心太过，房劳无节，以致心肾不交，水火无制，清阳不升，浊阴不降，而成天地不交之否，皆先哲之法言也。古方有五淋之别，气、砂、血、膏、劳是也。若夫气淋为病，小便涩滞，常有余沥不尽。砂淋为病，阴茎中有砂石而痛，溺不得卒出，砂出痛止。膏淋为病，溺浊如膏。劳淋为病，遇房劳即发，痛引气冲。血淋为病，遇热则发，甚则溺血。

候其鼻准色黄者，知其为小便难也。东垣分在气、在血而治之，

5

以渴与不渴而辨之耳。如渴而小便不利者，热在上焦气分，肺金主之，宜用淡渗之药，茯苓、泽泻、琥珀、灯心、通草、车前子、瞿麦、萹蓄之类，以清肺金之气，泻其火以滋水之上源也。不渴而小便不利者，热在下焦血分，肾与膀胱主之，宜用气味俱阴之药，知母、黄柏之类，滋肾丸是也。除其热，泄其闭塞，以滋膀胱肾水之下元也。治淋之法，无越于此，学者不可不知。

《脉经》曰：少阴脉数，妇人则阴中生疮，男子则为气淋，脉细而数。脉盛大而实者生，虚细而涩者死。

方　法

丹溪曰：淋虽有五，皆属于热，宜解热利小水，山栀子之类。不可发汗，汗之必便血。

老人气虚淋闭，参、术中带木通、栀子之属。

有肾虚极而淋者，当补肾精而利小便，不可独用利水药。

有死血作淋者，用牛膝膏。一云：牛膝膏能损胃不食，宜斟酌用之。

一方　治淋。用益元散加栀子仁、木通。或用栀子一合炒为末，白汤调下。夏月以茴香煎汤调益元散服效。

痰热隔滞中焦，淋涩不通，二陈汤煎大碗顿服，探吐之以提其气。

淋涩有血因火燥，下焦无血，气不得降，而渗泄之令不行也，宜补阴降火，以四物汤加知母、黄柏，或用四物汤煎下滋肾丸。

阴茎痛，乃厥阴气滞兼热，用甘草梢，亦欲缓其气耳。

小便因热郁成淋不通，用赤茯苓、黄芩、泽泻、车前子、麦门冬、肉桂、滑石、木通、甘草梢。气虚者，加黄芪、木香。淋痛，加黄柏、生地黄。夏月煎调益元散。

（以上丹溪方法凡九条）

参苓琥珀汤 治小便淋涩，茎中痛，相引胁下痛，不可忍者。

人参 茯苓各五分 川楝子去核 生甘草梢 玄胡索各七分 琥珀 柴胡 川归尾 泽泻各三分

上细切，作一服，水一盏半，加灯心十数茎，煎至一盏服。

琥珀散（济生） 治五种淋涩疼痛，小便有脓血出证。

琥珀 没药 海金沙 蒲黄各一两

上为细末，每服三钱，空心煎萱草汤调下。

伤寒后脱阳，小便不通，用生姜自然汁，调茴香末，敷贴小腹上。又服益智茴香丸，调益元散送下。（丹溪）

老人气虚而小便不通，四物汤加黄芪、人参，吞滋肾丸，下焦血气干者死。（丹溪）

小便黄，用黄柏。如涩数，加泽泻。若湿热流注下焦而小便黄赤涩数，用栀子、泽泻切当。湿多者，宜用滑石利之。

下焦无血，小便涩数而黄者，用四物汤加黄柏、知母、牛膝、甘草梢。

通关丸（即滋肾丸）（东垣） 治不渴而小便闭，热在下焦血分。

黄柏酒洗，焙干 知母酒洗，焙干，各一两 肉桂五分

上为细末，熟水丸如梧桐子大，每服一百丸，空心白汤下。服后须顿两足，令药易下行也。如小便已利，茎中如刀刺痛，当有恶物下为验。

清肺饮子（东垣） 治渴而小便闭涩不利，邪热在上焦气分。

灯心一分 通草二分 泽泻 瞿麦 琥珀各五分 萹蓄 木通各七分 车前子炒，另研 茯苓去皮 猪苓去皮，各一钱

上细切，作一服，水一盏半，煎至一盏，空心稍热服。

导气除燥汤（东垣） 治小便闭塞不通，乃血涩致气不运而窍涩也。

茯苓去皮 滑石各一钱 知母去毛，酒浸炒 泽泻各一钱五分 黄柏酒炒，二钱

上细切，作一服，水二盏，煎至一盏，空心稍热服。

肾疸汤（东垣） 治肾疸目黄，甚至浑身黄，小便赤。

羌活 防风 藁本 独活 柴胡各五分 升麻一钱（以上治目黄浑身黄） 白茯苓二分 泽泻三分 猪苓四分 白术五分 苍术一钱（以上治小便赤涩） 黄柏二分 人参三分 葛根五分 神曲六分 甘草五分

上细切，作一服，水二盏，煎至一盏，食前稍热服。

小蓟汤（东垣） 治下焦热结血淋。

生地黄 小蓟根 通草 滑石 栀子仁 蒲黄炒 淡竹叶 当归梢 生藕节 甘草梢各五分

八正散（局方） 治大小便俱闭。

大黄 瞿麦 木通 滑石 萹蓄 车前子 栀子仁 甘草梢各等份

上细切，每服五钱重，入灯心七茎，水煎服。

牛膝膏 用川牛膝一合细切，以新汲水五大盏煎耗其四，入麝香少许，空心服。或单以酒煮，亦可。

茯苓汤（东垣） 治胃疸，阳明积热，食已辄饥，面色黄瘦，胸满胁胀，小便闭涩。

赤茯苓 陈皮去白 泽泻 桑白皮各三分 赤芍药 白术 人参 官桂各二分 石膏八分

病甚者，加大黄、朴硝各一钱。

上细切，作一服，加生姜五片，水一盏半，煎至一盏，温服。

倒换散（河间） 治无问久新癃闭，大小便不通，小腹急痛，肛门肿痛。

大黄小便不通减半　荆芥穗大便不通减半，各等份

上各味研为细末，每服二钱，温水调下，临时加减服。

葵子散（河间）　治小便不通。

黄蜀葵子研细　赤茯苓各二钱

上作一服，水一盏，煎二三沸，食前服。

葵子汤（济生）　治膀胱实热，小便不通。

琥珀散（河间）　治五淋。

滑石二钱　木通　当归　木香　郁金　萹蓄各一钱　琥珀研，五分

上作一服为末，用芦苇叶同煎，水一盏半，煎数沸，食前温服。

铁服丸（河间）　治大小便不通神效。

大皂角烧存性

上一味，不拘多少，细研，炼蜜丸如梧桐子大，每服七十丸，白汤下。

广济鸡苏饮子（外台）　治小便不通。

鸡苏二握　生地黄　通草各四两　滑石　杏仁去皮尖，各二两　冬葵子一两五钱　石韦炙，去毛，一两

上七味细切，以水六升，煎至二升半，去渣分三服，空心进一服，如人行四五里，又进一服，必通。

又方（外台）　治小便不通。

冬葵子　滑石各三两　通草　赤茯苓各一两　茅根二两五钱　芒硝一两五钱

上细切，以水六升，煎取二升，去渣纳芒硝，分作三服，连进即通。

集验方（外台）　治小便淋沥不通。

滑石半斤　石韦三两　通草四两　榆荚　冬葵子各一斤　一方加黄芩三两

上细切，以水一斗，煎取三升，分作三服，顿饮。

石韦散（河间） 治小便不利，茎中作痛。

石韦去毛，二两　瞿麦一两　滑石五两　车前子三两　冬葵子二两

上为细末，每服方寸匕，日三服。

祖传方 治小便淋闭，茎中作痛神效。

石韦去毛　滑石　瞿麦　萹蓄　冬葵子　木通　王不留行　地肤草各等份

上为细末，每服三钱，白汤调下。

又方 治小便溺血立效。

金陵草一名旱莲草，一名墨斗草　车前子俗云虾蟆衣

上二物各等份，杵自然汁，每服半茶盏，空腹服。

又方 治前证。

用壮年无病人头发，不拘多少，烧灰存性，以侧柏叶捣汁，入糯米糊为丸，如梧桐子大，每服一百丸，白汤下，或四物汤下尤妙。

又方 治砂淋，乃茎中有砂作痛。

石首鱼脑骨火煅，出火毒。即白鲞脑中骨也。五对　滑石五钱

上共研为细末，分作二服，煎木通汤调下。未愈，再服数剂，必待砂出尽乃安。

又方 治孕妇转胞，小便不通，及男子小便不通，皆效。

冬葵子五钱　山栀子炒，研，五钱　木通三钱　滑石研，五钱

上作一服，水一盏半，煎八分，温服。外以冬葵子、滑石、栀子为末，田螺肉捣膏，或生葱汁调膏，贴脐中，立通。

又方 治血淋。

侧柏叶　藕节　车前草各等份

上三味，同捣取其汁，调益元散，神效。

（《医学正传》）

李中梓

淋 浊 必 读

李中梓（1588~1635），字士材，号念莪，明代医家

《内经》言淋，湿与热两端而已。《病源论》谓膀胱与肾为表里，俱主水，水入小肠与胞，行于阴为溲便也。若饮食不节，喜怒不时，虚实不调，脏腑不和，致肾虚而膀胱热，肾虚则小便数，膀胱热则水下涩，数而且涩，则淋沥不宣，小腹弦急，痛引于脐，分石淋、劳淋、血淋、气淋、膏淋、冷淋六种。石淋者，有如砂石，膀胱蓄热而成，正如汤瓶久在火中，底结白碱也。劳淋者，因劳倦而成，多属脾虚。血淋者，心主血，心移热于小肠，搏于血脉，血入胞中，与溲俱下。气淋者，肺主气，气化不及州都，胞中气胀，少腹满坚，溺有余沥。膏淋者，滴下肥液，极类脂膏。冷淋者，寒客下焦，水道不快，先见寒战，然后成淋。更有过服金石，入房太甚，败精强闭，流入胞中；亦有湿痰日久，注渗成淋。由是则致淋之故，殆有多端，若不求其本末，未有获痊者也。石淋：清其积热，涤去砂石，则水道自利，宜神效琥珀散、如圣散、独圣散，随证选用。劳淋：有脾劳、肾劳之分。多思多虑，负重远行，应酬纷扰，劳于脾也，宜补中益气汤与五苓散分进；专因思虑者，归脾汤。若强力入房，或施泄无度，劳于肾也，宜生地黄丸或黄芪汤；肾虚而寒者，《金匮》肾气丸。血淋：有血瘀、血虚、血冷、血热之分。小

腹硬满，茎中作痛欲死，血瘀也，一味牛膝煎膏，酒服大效，但虚人能损胃耳，宜四物汤加桃仁、通草、红花、牛膝、丹皮；血虚者，六味丸加侧柏叶、车前子、白芍药，或八珍汤送益元散；血色鲜红，心与小肠实热，脉必数而有力，柿蒂、侧柏、黄连、黄柏、生地黄、牡丹皮、白芍药、木通、泽泻、茯苓；血色黑黯，面色枯白，尺脉涩迟，下元虚冷也，《金匮》肾气丸，或用汉椒根四五钱，水煎冷服。然有内热过极，反兼水化而色黑者，未可便以为冷也，须以脉证详辨。气淋：有虚实之分。如气滞不通，脐下反闷而痛者，沉香散、石韦散、瞿麦汤；气虚者，八珍汤加杜仲、牛膝，倍茯苓。膏淋：似淋非淋，小便色如米泔，或如鼻涕，此精溺俱出，精塞溺道，故欲出不快而痛，鹿角霜丸、大沉香散、沉香丸、海金沙散、菟丝子丸，随证选用。冷淋：多是虚证，肉苁蓉丸、泽泻散、《金匮》肾气丸。胞痹：膀胱者，州都之官，津液藏焉，气化则能出矣。风寒湿邪气客于胞中，则气不能化出，故胞满而水道不通，小腹膀胱按之内痛，若沃以汤，涩于小便，以足太阳经其直行者上交颠入络脑，下灌鼻则为清涕也，肾着汤、肾沥汤、巴戟丸。

愚按经文及细考前哲诸论，而知浊病即精病，非溺病也。故患浊者茎中如刀割火灼，而溺自清，惟窍端时有秽物，如疮之脓，如目之眵，淋沥不断，与便溺绝不相混。大抵由精败而腐者十之六七，由湿热流注与虚者十之二三。其有赤白之分者，何也？精者，血之所化，浊去太多，精化不及，赤未变白，故成赤浊，此虚之甚也。所以少年天癸未至，强力行房，所泄半精半血，少年施泄无度，亦多精血杂出，则知丹溪以赤属血、白属气者，未尽然也。又以赤为心虚有热，由思虑而得，白为肾虚有寒，因嗜欲而得，亦非确论。总之，心动于欲，肾伤于色，或强忍房事，或多服淫方，败精流溢，乃为白浊；虚滑者血不及变，乃为赤浊。挟寒则脉来沉迟无力，小便清白，萆薢分清饮、八味丸、内补鹿茸丸之类；挟热则口渴便赤，脉必滑数有力，清心莲子饮、香苓散。有胃中湿痰流注，苍白二陈汤加升麻、柴胡。有属虚劳，六味地黄丸加莲须、芡实、菟丝、五味、龙骨、牡蛎。有因伏暑，四苓散加香薷、麦门冬、人参、石莲肉之类。有稠黏如胶，涩痛异常，乃精塞窍道，香苓散送八味丸或《金匮》肾气丸；有热者萆薢分清饮、茯菟丸。有思想太过，心动烦扰，则精败下焦，加味清心饮、瑞莲丸之类。如上数端，此其大略，若夫五脏之伤，六淫之变，难以枚举，临证之顷慎之。

（《医宗必读》）

张 璐

诸 淋 证 治

张璐（1617~1699），字路玉，号石顽，清代医家

《金匮》云：淋之为病，小便如粟状，少腹弦急，痛引脐中，趺阳脉数，胃中有热，即消谷引食，大便必坚，小便即数。小便不利者，有水气，其人苦渴，栝楼瞿麦丸主之。小便不利，蒲灰散主之，滑石白鱼散、茯苓戎盐汤并主之。渴欲饮水，口干舌燥者，白虎加人参汤主之。脉浮发热，渴欲饮水，小便不利者，猪苓汤主之。淋家不可发汗，发汗则便血。《金匮》论淋证四条，一曰小便如粟状，少腹弦急，痛引脐中。此肝移热于膀胱，因肝热甚，失其疏泄之令而然也。一曰胃中有热，消谷引食，大便坚，小便数。此因胃热炽甚，消烁津液，肠胃膀胱之源俱涸也。一曰有水气，其人苦渴。此膀胱气化不行，水积胞中为患也。一曰小便不利，用蒲灰散等治。此因膀胱血病，血属阴，阴病则阳亦不能施化也。其用栝楼瞿麦丸者，盖缘肺气不化，膀胱不通，致水渍则津液不行而胃中燥渴，故用栝楼根以生津，薯蓣以补肺，茯苓疏肺气下行，瞿麦逐膀胱热结，然欲散下焦之结，又需阳药始得开通，故少加附子为使，必水渍而腹中冷者，方可用之，若虽有水气而腹中不冷，即当效五苓之法，以桂易附，或因积热闭癃，又当改附子为知、柏也。其蒲灰散等三方，悉治膀胱血滞气不化而小便不利之证。蒲灰、滑石者，蒲灰治瘀血，滑石利窍也。乱发、白鱼

者，发灰消瘀血，白鱼去水气也。茯苓、戎盐者，盐润走血，佐茯苓淡渗利小水，白术兼利腰脐间血也。三方亦有轻重，乱发为重，蒲灰次之，戎盐又次之。至于渴欲饮水，口干舌燥，明系热在上焦，故用白虎以荡涤膈口之热，加人参以救津液也。渴欲饮水，小便不利，乃热结膀胱，津液固结之候，而见脉浮发热，太阳热邪循经发外也，故用猪苓汤以导热滋燥，慎勿因其发热而与发汗，重伤其阴，必致便血，故为切戒。

诸淋所发，皆肾虚而膀胱生热也。水火不交，心肾气郁，遂使阴阳乖舛，清浊相干，蓄在下焦，故膀胱里急，膏血砂石从水道出焉，于是有淋沥不断之状，甚者窒塞其间，令人闷绝，凡小肠有气则小便胀，小肠有血则小便涩，小肠有热则小便痛，制剂之法，并宜流行滞气，疏利小水，清解热邪，其于平调心火，又三者之纲领焉。心清则小便自利，血不妄行，最不可用补气之药，气得补而愈胀，血得补而愈涩，热得补而愈盛。水窦不行，加之谷道闭遏，未见其有能生者也。虽然肾气虚弱，囊中受寒而成淋者有之，其证先寒栗而后溲血，盖冷气与正气交争故也。又有胞系转戾不通者，其证脐下急痛，小便不通，凡强忍小便，疾行走马，或忍尿入房，使水气逆上，气迫于胞，故屈戾而不得舒张也。胞落则殂。

石淋者，脐腹隐痛，小便难，痛不可忍，溲如砂石，或黄赤，或浑浊，色泽不定，正如汤瓶受煎熬，底结白碱，宜清其积热，涤其砂石，如麦冬、葶苈、木通、葵子、滑石、车前、连翘、瞿麦、知母，痛甚者为膀胱蓄血，加琥珀、肉桂、大黄辛温以散之。加味葵子茯苓散专治石淋之圣药，紫雪亦佳。

劳淋者，遇劳即发，小便淋沥不绝，如水滴沥而不断，有脾劳肾劳之分，劳于脾者补中益气加车前、泽泻，劳于肾者六味丸加麦冬、五味。

血淋者，虽主实、主血而与小肠为表里，然须看血色分冷热，色鲜紫者为小肠实热，小肠热甚而血渗胞中，与溲俱下，大剂生牛膝为主，兼车前、山栀、生地、紫菀、犀角、桃仁、芦根汁、生藕节汁。血虚而热用生地黄三两，黄芩、阿胶各半两，柏叶少许，水煎服之，此《千金》法也。若色瘀淡者，属肾与膀胱虚冷，生料味丸加肉桂，芦根捣水煎，候冷服。若两尺脉沉弦而数，必有瘀血停蓄，犀角地黄汤加紫菀、牛膝，若琥珀、麝香、当归、川芎、萆薢、木通、白术、木香香燥破血利水耗气之类切禁。

气淋者，气化不及州都，胞中气胀，小腹满坚，溺有余沥，宜沉香、肉桂、茯苓、泽泻，佐以木通、瞿麦、葵子、山栀、石韦之类，实则气滞不通，脐下妨闷，加香附、木香，不应加硝、黄，溺后疼痛，去石韦、木通、瞿麦、葵子、山栀，加秋石、生甘草梢、藕汁。气淋服利水药不能通者，沉香降气、四磨汤选用。

膏淋者，俨若脂膏，或便中有如蜒蚰之状，此名肉淋，乃精溺俱出，精塞溺道，故便欲出不能而痛，宜茯苓、秋石、沉香、海金沙、泽泻、滑石，如不甚痛者，须固涩其精，慎勿误与通利，鹿角霜、肉苁蓉、菟丝子、莲须、芡实、山药之类，或桑螵蛸、菟丝子等份，泽泻减半，蜜丸服，后以六味丸合聚精丸调补之。

冷淋者，寒气客于下焦，水道不宣，满于胞内，淋涩而白，先发寒栗，而后便数成淋，宜金匮肾气丸加鹿茸、沉香。戴氏云：进冷剂愈甚者，此是冷淋，牛膝半两煎汤，加麝少许，下八味丸。冷淋小便闭涩，数起不通，窍中苦痛，憎寒凛凛，或因烦渴饮水过多，水积胞中不行，生附子散，不应，用栝楼瞿麦汤。

热淋者，心肺蕴热，不能滋其化源，小便赤涩如血而少，烦渴引饮者，导赤散加黄芩，躁热不渴者，滋肾丸，或淡竹叶煎汤调辰砂益元散。

　　凡人服金石大毒，以助入房，败精流入胞中，及饮食痰积渗入者，则皆成淋，或忍精不泄，停凝作痛而致淋者，木通、车前、牛膝、泽泻、茯苓、滑石、甘草，或汤或丸俱效。有膏粱太过，食积成痰，流注为淋，宜尿浸山楂、川连、丹皮、海石、玄明粉之类。

　　小便艰涩如淋，短而不作痛者，虚也，六味丸加鹿茸、肉苁蓉，如茎中不痛而痒者，此属精虚，八味丸。

　　小便淋沥，茎中痛不可忍，相引胁下痛，参苓琥珀散。

　　有服五苓散不效，用生料鹿茸丸即愈，此皆下元虚冷之故。

　　胞痹，小便淋沥涩痛，肾虚膀胱移热也，肾沥汤。胞痹，不得小便，小腹痛，若沃以汤则小便虽涩而略通者，此膀胱虚寒也，茯苓丸，虚寒甚者，巴戟丸。老人精气已衰，犹不绝欲，小便淋沥，小腹胀闭而牵引谷道，或溺血梗痛，肾气丸加牛膝。

　　热极成淋，茎中痛，五苓散减桂大半，加滑石、木通、生甘草梢。口苦咽干，小便赤涩，或欲成淋，清心莲子饮。伏暑成淋，五苓和益元散；虚人，生脉散不时服之。小便自清，后有几点血者，五苓散加牛膝、熟地、紫菀。有因怒而致淋者，非青皮、沉香、山栀、木通不能已也。有因思虑成淋者，归脾汤和五苓散并进。汗多而小便痛，暑月常有之，盛暑饮冷既多，上停为饮，外发为汗，津液不通，小肠闭塞，五苓散加人参、甘草，名春泽汤，最为合剂。老人气虚下陷成淋者，补中益气加木通、泽泻，以升麻、柴胡升九地之阴，木通、泽泻降九天之阳，服之殊验。心脾血虚，归脾汤、辰砂妙香散选用。淡秋石治血淋茎中热痛，降火最捷，但元气下陷，小便多者禁用。血淋服诸药不效，一味薏苡根捣汁服之。血淋每日用黄茧丝二两煮汤饮之，七日必效，留丝煅灰存性，蜜丸服之，并主妇人血崩，又生鸡子黄，每日清晨沸汤调服二枚，其血自清。牛膝三两，煮成，入麝少许顿服，名地髓汤，此治血淋要剂，但淋久不止，元气下陷者又为切禁，且虚人能损胃气，及崩淋下血不止者皆不宜服，以其滑精故也。朴硝雪白者，治痛淋殊效，每服二钱。血淋用冷水下，气淋木通汤下，石淋炒研用温水下。石膏火煅，同琥珀、滑石，乃石淋之要药，然须质壮初起者宜之。老人绝欲太早成淋，生绿豆水浸擂汁服之，然不若淡秋石擂水饮之，其效如神。一切淋浊属实热者，应手获效，稍涉阴虚，甚于砒鸩，不可不慎。

薛立斋治一人　素膏粱，小便赤数，口干，吐痰稠黏，右寸关数而有力，此脾肺积热移于膀胱，先用黄芩清肺饮清理脾肺，次用滋肾丸、六味丸以滋肾水而安。

又治一儒者　发热饮水不绝，每如厕小便涩痛，大便牵痛，此精竭复耗所致，用补中益气送都气丸而安。

石顽治内阁文湛持　夏月热淋，医用香薷饮、益元散，五日不应，淋涩转甚，反加心烦不寐，乃弟广文彦可，相邀往诊，贝其唇赤齿燥，多汗喘促，不时引饮，脉见左手微细，右手虚数，知为热伤元气之候，遂疏生脉散方，频进代茶，至夜稍安，明日复苦溲便涩数，然其脉已向和，仍用前方不时煎服，调理五日而痊。

又治太史沈韩倬　患膏淋，小便频数，昼夜百余次，昼则滴沥不通，时如欲解，痛如火烧，夜虽频进，而所解倍常，溲中如脂如涕者甚多，先曾服清热利水药半月余，其势转剧，面色萎黄，饮食艰进，延石顽诊之。脉得弦细而数，两尺按之益坚，而右关涩大少力，此肾水素亏，加以劳心思虑，肝木乘脾所致，法当先实中土，使能堤水，则阴火不致下溜，清阳得以上升，气化通而疼涩瘳矣。或云：邪火亢极，反用参、芪补之，得无助长之患乎？曷知阴火乘虚下陷，非升提清阳不应。譬诸水注，塞其上孔，倾之涓滴不出。所谓病在下取之上，若用清热利水，则气愈陷精愈脱，而溺愈不通矣。遂疏补中益气方，用人参三钱，服两剂，痛虽稍减，而病者求其速效，或进四苓散加知母、门冬、沙参、花粉，甫一服，彻夜痛楚倍甚，于是专服补中益气，兼六味丸，用紫河车熬膏代蜜调理。补中原方，服至五十剂，参尽斤余而安。

（《张氏医通》）

程国彭

淋浊心悟

程国彭（1662~1735），字钟龄，清代医家

淋者，小便频数，不得流通，溺已而痛是也。大抵由膀胱经湿热所致。然淋有六种，一曰石淋，下如砂石，有似汤瓶久在火中，底结白碱也，益元散加琥珀末主之。二曰膏淋，滴下浊液，如脂膏也，萆薢饮主之。三曰气淋，气滞不通，水道阻塞，脐下妨闷胀痛是也，假苏散主之。四曰血淋，瘀血停蓄，茎中割痛难忍是也，生地四物汤加红花、桃仁、花蕊石主之，或兼服代抵当丸。五曰劳淋，劳力辛苦而发，此为气虚，以至气化不及州都，补中益气汤主之。六曰冷淋，寒气坚闭，水道不行，其症四肢厥冷，口鼻气冷，喜饮热汤是也，金匮肾气丸主之。更有过服金石热药，败精流注，转而为淋者。又老人阴已痿而思色以降其精，则精不出而内败，以致大小便牵痛如淋，愈痛则愈便，愈便则愈痛，宜用萆薢饮，去黄柏，加菟丝、远志导去其精，然后用六味地黄汤补之，方为有益，淋证多端，未可执一而论也。

萆薢饮 治膏淋，并治诸淋。

萆薢三钱　文蛤粉研细　石韦　车前子　茯苓各一钱五分　灯心二十节
莲子心　石菖蒲　黄柏各八分

假苏散 治气淋。

荆芥　陈皮　香附　麦芽炒　瞿麦　木通　赤茯苓各等份

为末，每服三钱开水下。

生地四物汤　即四物汤以生地易熟地，见虚劳。

代抵当丸

生地　当归　赤芍各一两　川芎　五灵脂各七钱五分　大黄酒蒸，

一两五钱

砂糖为丸，每服三钱，开水下。

赤　白　浊

　　浊之因有二种，一由肾虚败精流注；一由湿热渗入膀胱。肾气虚，补肾之中必兼利水，盖肾经有二窍，溺窍开则精窍闭也。湿热者，导湿之中必兼理脾，盖土旺则能胜湿，且土坚凝则水自澄清也。补肾，菟丝子丸主之；导湿，萆薢分清饮主之。或问：浊有赤者，何也？答曰：此浊液流多，不及变化也，又或心火盛，亦见赤色，宜加入莲子心、灯心、丹参等药，则愈矣。

菟丝子丸

菟丝子四两　茯苓　山药　沙苑蒺藜蒸　车前子　远志肉去心，甘草水泡炒，各二两　牡蛎煅醋碎，一两

用石斛四两，熬膏，量加炼蜜为丸，每服三四钱，开水下。

萆薢分清饮

川萆薢二钱　黄柏炒褐色　石菖蒲各五分　茯苓　白术各一钱　莲子心七分　丹参　车前子各一钱五分

水煎服。

（《医学心悟》）

叶天士

淋浊案绎

叶天士（1667~1746），名桂，号香岩，清代医家

叶氏对淋浊，主张"淋属肝胆，浊属心肾"。治疗以淋多属实，实证宜通；以浊多属虚，虚证宜补。他在《叶案存真》中说："治淋治疝，不越子和辛香流气，即从丹溪分消泄热，今形脉已衰，当从虚论。"对实证，他参照朱肱、李时珍，采用滑利通淋、辛咸泄急法，如虎杖汤、导赤散、萆薢分清饮等。虚证，则参照孙思邈，采用通补任督、升固精气法，如青囊斑龙丸等。

叶案中对淋证之辨治，似未注重气、血、石、膏、劳诸淋之明辨。

辨 治 规 律

一、实证

1. 湿热下注

症见溺痛淋浊、腹中气坠、脉数等，治宜苦辛寒，以分利湿热，用萆薢竹叶方（萆薢、淡竹叶、瞿麦、赤苓、木通、萹蓄），或用萆薢猪苓方（萆薢、猪苓、泽泻、通草、海金沙、晚蚕沙、丹皮、黄柏），或用苦辛寒分消方（黄柏、茯苓、萆薢、海金沙、川楝子、青皮、防

己、蚕沙）。也可用张子和桂苓甘露饮（滑石、石膏、寒水石、甘草、白术、茯苓、泽泻、人参、干葛、藿香、木香、肉桂），或五苓散（猪苓、茯苓、泽泻、白术、桂枝）。如少阴素亏，湿热下注，溺为浑浊，治宜咸苦坚阴泄湿法，用牡蛎萆薢方（牡蛎、赤苓、黑豆皮、苦参、远志、萆薢）。

2. 心肝火盛

症见淋浊、小便不利、溺浊不畅，或小便短赤带血、茎中痛，脉沉实者。心和小肠属火府，非苦味药则不通，用导赤散加减，或加赤苓、瞿麦以清利，或加琥珀、赤苓以通淋，或加知母、黄柏以清龙雷之火。《叶案存真》有一案用清热宣府方（竹叶、寒水石、车前子、牛膝根、橘红、黑山栀、郁金、滑石）。也可用萆薢分清饮（萆薢、石菖蒲、乌药、益智仁、甘草梢、食盐、茯苓）加山栀、丹皮、茯苓、猪苓，或用人参黄柏方（人参、黄柏、川连、生地、茯苓、茯神、丹参、桔梗、菖蒲），甚则用龙胆导赤散（黑栀、连翘、滑石、木通、竹叶、赤苓、龙胆草、生草梢），或龙胆泻肝汤（龙胆草、生地、当归、柴胡、泽泻、车前子、木通），或当归龙荟丸加减（芦荟、山栀、郁李仁、红花、当归、酒大黄、龙胆草、丹皮）。

3. 气闭郁滞

如果上焦肺痹气闭，症见食入痞闷，小便淋痛者，治宜宣肺通闭，用紫菀枇杷叶方（紫菀、枇杷叶、杏仁、降香、瓜蒌、郁金、黑山栀）。如果下焦阳气郁滞不通，症见淋浊、溺短、涩痛，治宜通导阳气，用萆薢乌药方（萆薢、乌药、益智、赤苓、远志、琥珀末）。

4. 精瘀阻窍

有败精浊瘀凝阻窍道，症见淋浊，遗后痛浊转甚，有血块窒塞，尿管大痛，不能溺出，少腹坚满，大便秘涩等，治宜滑利通阳，辛咸泄急，宣窍通瘀，用虎杖散（鲜杜牛膝根绞汁，调入麝香，隔汤炖服），或牛膝膏（生桃仁、杜牛膝、人中白、生黄柏、麝香）。叶氏说："虎杖散，宣窍通腐甚妙，若去麝香，必不灵效，较诸汤药，更上一筹。"虎杖根，即杜牛膝根。《临证指南医案·附录》说"古方本用虎杖草汁，今人不识此草，故以土牛膝根汁代之。"服虎杖散后痛减血少，可改用琥珀牵牛方（人中白、琥珀、沉香、白牵牛、川柏、韭菜汁丸）。其次，叶氏还有用两头尖川楝方（两头尖、川楝子、韭白、小茴、桂枝、归尾、杜牛膝根汁），或用大黄牵牛方（酒大黄、龙胆草、炒黄柏、牵牛子、川楝子、黑山栀、小茴、沉香汁）。如形脉已衰，则用当归茴香方（当归、茴香、山甲、枸杞、沙苑）。

二、虚证

1.阴虚湿热

阴虚于下，湿热在腑，症见淋浊茎痛、牙宣龈血、遗精目暗、脉左坚入尺或脉数，其治虽宜清热，亦必顾其阴体为要。用滋肾丸（黄柏、知母、肉桂），或大补阴丸（黄柏、知母、熟地、龟甲、猪脊髓）；或六味地黄丸去萸肉，加车前、牛膝、黄柏、萆薢；或用都气丸加威喜丸（茯苓、猪苓、黄蜡）同服。如老年淋浊，下元必虚，常饮火酒，酒毒入肝，症见阳坠入阴，精腐即化紫黑之色，宿者出窍，新复瘀结，溺出不痛，非久积宿腐，治宜补肾清肝，用生地童便方（生地、阿胶、料豆衣、赤芍、丹皮、童便）。

2.肾阴虚损

症见血淋窒痛，或淋浊痛缓，脊骨生热，治宜通润，不伤阴阳，用生地益母草方（生地、益母草、女贞、阿胶、琥珀、料豆衣），或养阴通腑方（阿胶、生地、猪苓、泽泻、山栀、丹皮）。这两方通润兼施，也可用于阴虚湿热，或清利湿热之后的调理方。如心阳下注，肾阴暗伤,症见尿血、血淋,治用茯神柏子仁方(茯神、柏子仁、黑芝麻、料豆衣、天冬、川石斛)。如妇女溲溺如淋、经水如崩,肝肾阴虚,治用生地鸡子黄方(生地、黑豆衣、鸡子黄、阿胶、人中黄、川石斛)。如阴虚明显,可用龟甲覆盆子方(龟甲、覆盆子、五味、归身、鹿角胶、秋石、芡实、金樱膏丸)。如兼有湿热,可用熟地苦参方(熟地、女贞、湖莲、牡蛎、茯神、金樱子、芡实、苦参)。

3. 肾气不摄

症见腰酸,溺有遗沥,或血淋管痛,每溺或大便坠下更甚,脉左细劲,治宜收纳肝肾,用金匮肾气汤(地黄、萸肉、山药、丹皮、茯苓、泽泻、附子、桂枝),或用熟地杞子方(熟地、杞子、柏子仁、归身、胡桃、补骨脂、杜仲、茯苓、青盐),或用苁蓉柏子仁方(苁蓉、柏子仁、枸杞、大茴、牛膝、茯苓)。

4. 阴阳两损

症见淋浊已久,腰痛畏冷等,用扶阳化浊方(熟地、枸杞、鹿角胶、巴戟、杜仲、柏子仁、湖莲、芡实)。如症见淋浊,溺后茎中空痛,腰冷,膝骨酸软,非地黄腻滞和知柏泻阳可投,用菟丝子覆盆方(菟丝、覆盆、芡实、沙苑、家韭子、补骨脂、茴香、金樱子、线鱼胶丸)。

5. 奇经虚损

症见淋浊,曾用宣利清解无功,数月久延,小便欲出有酸楚如淋之状,或浊腻膏淋日下,溺后有血或成块,晨倾溺器必有胶浊黏腻之物,四肢寒凛,纳食如昔,脉缓涩或微小涩,其病已伤在任督,治宜理阳通补,升固八脉之气。叶氏说:"八脉隧道纡远,泛然补剂,药力罔效……须用血肉填补固涩,庶可希其获效。"用青囊斑龙丸(鹿角胶、鹿角霜、柏子仁、菟丝子、熟地、茯苓、补骨脂),或用其变方

（鹿茸、当归、杞子、柏子仁、沙苑、小茴，或以苁蓉易小茴），或用鹿茸人参方（鹿茸、人参、菟丝、补骨脂、韭子、茴香、覆盆子、茯苓、胡桃肉、柏子霜），或用麋茸河车方（麋茸、河车、人参、於术、茯苓、湖莲、砂仁、雀卵、茜草、乌贼骨、雀卵河车膏为丸），并可在上方中酌加琥珀、萆薢、内金等。

6.心脾气虚

气虚不能统摄，症见精浊不已，神倦脉细，治宜调益心脾，用人参桑螵蛸方（桑螵蛸、湖莲、龙骨、远志、柏子仁、茯神、龟甲、人参）。

方案选析

一、萆薢猪苓方

魏 脉数，垂淋浊，愈后，再发肛胀，大便不爽，余滴更盛。

萆薢，猪苓，泽泻，白通草，海金沙，晚蚕沙，丹皮，黄柏。（《临证指南医案·淋浊》）

主治湿热下注，溺痛淋浊，脉数。

方中以萆薢、蚕沙利湿去浊，海金沙、猪苓、泽泻、通草利水通淋，丹皮、黄柏两清气血之热。全方有清热利湿之功，对膀胱湿热尤宜。

为加强清热通淋作用，加竹叶、木通、茵陈、瞿麦、萹蓄等。为加强疏肝理气，可加川楝子、青皮。

二、清热宣腑方

某 淋证愈后半年，交五六月复发，虽系肝胆郁热，亦必是暑邪内蕴，六腑皆为之不利，胸腹如闷，溺色赤混如血，宜先清热、宣府阳，然后再调本病。

竹叶　寒水石　牛膝根　黑山栀　滑石　车前子　川郁金　橘红（《临证指南医案·淋浊》）

主治肝胆郁热，湿热内蕴，胸腹如闷，溺色赤混如血。

方中以竹叶、寒水石、牛膝根、黑山栀、滑石清热，车前子、竹叶、滑石利水通淋，川郁金、牛膝根活血祛瘀，橘红理气宽中。全方有清热活血、宣通府阳之功。比导赤散力量更大，对淋证郁热夹瘀者尤宜。

利水通淋，加赤苓、瞿麦、琥珀。如无寒水石，可用石膏代。

三、紫菀枇杷叶方

某　气闭成淋。

紫菀　枇杷叶　杏仁　降香末　瓜蒌皮　郁金　黑山栀（《临证指南医案·淋浊》）

主治上焦肺气不宣，食入痞闷，小便淋痛，咳嗽。

方中以杏仁、紫菀宣肺通润，瓜蒌皮、枇杷叶、郁金清肺下气，降香降气化浊，黑山栀清热。全方有宣肺下气清热之功，可用于咳嗽、气喘、胸痹，也可用于淋浊、癃闭、便秘等。

加减：本方可酌加苡仁清肺利水排脓。

四、萆薢乌药方

某　淋浊，溺短涩痛，先通阳气。

萆薢三钱　乌药一钱　益智五分　赤苓三钱　远志四分　琥珀末五分（《临证指南医案·淋浊》）

主治下焦气滞，淋浊，溺短涩痛。

方中以乌药疏理下焦气滞，草薢、赤苓、琥珀清利通淋，远志祛痰安神，益智仁补肾固精缩尿。全方以理气通淋为主，微加益智仁固精缩尿，使通中有涩。近贤俞岳真氏说："凡腑阳不行，小便淋浊点滴，涩痛难忍者，此方立效。"

五、大黄牵牛方

张 丹溪谓五淋证，湿热阻窍居多。三年前曾有是病，月前举发，竟有血块窒塞，尿道大痛，不能溺出，想房劳强忍，败精离位，变成污浊瘀腐；且少腹坚满，大便秘涩，脏气无权，腑气不用。考濒湖发明篇中，有外甥柳乔之病，与此适符。今仿其义，参入朱南阳法。

两头尖　川楝子　薤白　小茴　桂枝　归尾

冲入杜牛膝根汁。（《临证指南医案·淋浊》）

主治湿热内蒸，败精浊瘀阻窍，每尿管窒痛，溺后浑浊，或有血块窒塞，尿管大痛，不能溺出。

方中以龙胆草、黄柏、山栀清利湿热，大黄、牵牛子攻积通滞，川楝子、小茴、沉香理气降浊通络。全方有清热通滞之效。如有血瘀，当另加活血药物。叶氏说："每溺而痛，徒进清湿热、利小便无用者，以溺与精同门异路耳……（以）开通血中败浊也。"

加减：活血祛瘀，加两头尖、归尾、桃仁、杜牛膝根。

通阳降浊，可加桂枝、薤白。

六、生地益母草方

某 阴精上蒸者寿，阳火下降者危。血淋久而成形窒痛，烦心，心火直升。老人阴精已惫，五液化成败浊，阻窍不通，欲溺必痛，得泄痛减，即痛则不通，痛随利缓之谓，故知柏六味，及归脾、逍遥之属，愈治愈剧，其守补升补，滋滞涩药，决不中病。用琥珀痛减，乃通血利窍之意，然非久进之方，以不伤阴阳之通润立方。

生地　益母草　女贞子　阿胶　琥珀　料豆皮（《临证指南医案·淋浊》）

主治阴精已惫，化成败浊，阻窍不通，欲溺必痛，得泄痛减，淋痛烦心。

方中以生地、女贞、阿胶、料豆衣补益肾阴，益母草、琥珀祛瘀通淋。全方有滋肾阴、通瘀滞之效。本方通淋而不伤阴，补阴而不滞腻，为久服之通润方。

七、苁蓉柏子仁方

朱　血淋管痛，腑热为多。经月来，每溺或大便，其坠下更甚，想阴精既损，肾气不收故也。

咸苁蓉　柏子仁　杞子　大茴　牛膝　茯苓（《临证指南医案·淋浊》）

主治肾阴已损，肾阳亦伤，血淋管痛，每溺坠下更甚，甚则脊骨生热，或腰痛畏冷。

方中以苁蓉、枸杞、柏子仁、大茴、牛膝温润肾中阴阳，茯苓健脾利水。本方实由青囊斑龙丸（鹿角胶、鹿角霜、柏子仁、菟丝子、熟地、茯苓、补骨脂）变化而来，有温润肾脏，升固八脉之功。若奇脉虚损较甚，当再加入血肉之物。

加减：肾阳虚，加鹿茸、菟丝、胡桃、韭子。肾阴虚，加龟甲、当归、鲍鱼、补骨脂。

（陈克正主编《叶天士诊治大全》）

尤 怡

诸淋方治，羽翼金匮

尤怡（1650~1749），字在泾，清代医家

诸淋者，由肾虚而膀胱热也。肾气通于阴，阴，津液下流之道也。膀胱与肾为表里，为津液之府，肾虚则小便数，膀胱热则水下涩，数而且涩，则淋沥不宣，故谓之淋。其状小便数起少出，少腹弦急，痛引于脐，有石淋、劳淋、血淋、气淋、膏淋之异。

透格散

消石不夹泥土，雪白者，一两

生研为末，每服二钱。

劳淋，劳倦虚损，小便不出，小腹急痛，葵子米煎汤下，通后便须服补虚丸散。血淋，小便不出，疼痛满急。热淋，小便热赤色，脐下急痛，并用冷水调下。气淋，小腹满急，尿后常有余沥，木通煎汤下。石淋，茎内痛，尿不能出，内引小腹，膨胀急痛，尿下砂石，令人闷绝。将药末先入铫内，隔纸炒至焦为度，再研，用温水调下，并空心调药，使消如水，乃服之。沈存中《灵苑方》。

淋证所感不一，或因房劳，或因忿怒，或因醇酒厚味。房劳者，阴虚火动也。忿怒者，气动生火也。醇酒厚味者，酿成湿热也。积热既久，热结下焦，所以淋沥作痛。初则热淋、血淋，久则煎熬水液，稠浊如膏、如沙、如石也。夫散热利小便，只能治热淋、血淋而已，

其膏、石、砂淋，必须开郁行气，破血滋阴方可也。古方用郁金、琥珀，开郁也。青皮、木香，行气也。蒲黄、牛膝，破血也。黄柏、生地黄，滋阴也。东垣治小腹痛，用青皮、黄柏，夫青皮疏肝，黄柏滋肾，盖小腹乃肝肾部位也。

砂石淋者，膀胱结热，水液燥聚，有如砂石，随溺而出，其大者留碍水道，痛引小腹，令人闷绝也。人参散方、海金沙散、鳖甲散、茅根汤，《三因》石燕丸，《外台》疗石淋方、白茅汤。

劳淋者，劳伤肾气，内生虚热，热传膀胱，气不施化，以致小便淋涩作痛。此证劳倦即发，故谓之劳淋，其候小腹痛引茎中者是也。菟丝子丸，白芍药丸。

血淋者，热在下焦，令人淋闭不通，热盛则搏于血脉，血得热而流溢，入于胞中，与溲便俱下，故为血淋。白茅根汤、鸡苏散、四汁饮、瞿麦汤、琥珀散、茅根饮子、《本事》火府丹、牛膝膏。

气淋者，气闭不能化水，病从肺而及于膀胱也。其候小腹满，尿涩常有余沥。许仁则云：气淋者，气壅小便不通，遂成气淋。此病自须依前疗水气法，然亦有气热不能化水者，当以清肺金为主也。瞿麦汤、桑白皮汤、石韦散、沉香散。

膏淋者，小便肥浊，色若脂膏，故名膏淋，亦曰肉淋。磁石丸、秋石丸、《三因》鹿角霜丸。

（《金匮翼》）

俞 震

五淋医案按

俞震（1709~1799），字东扶，清代医家

吴茭山治一妇 患淋数而疼痛，身烦躁。医以热淋治之，用八正散、莲子饮，服之愈剧。吴诊脉沉数无力，知气与火转郁于小肠故也。遂与木通、麦槁节、车前子、淡竹叶、麦冬、灯心、甘草梢、腹皮之类，服之而安。盖小肠乃多气少血之经，今病脉系气郁，反用大黄、栀、芩味厚苦寒之药，寒极伤气，病转加矣。不知血中有热者，乃有形之热，为实热也。气中有热，乃无形之热，为虚热也。凡气中有热者，当行清凉薄剂，无不获效。更分气血多少之经，辨温凉厚薄之味，审察病机，斯无失也。

中书右丞合剌合孙病 小便数而少，日夜二十余行，脐腹胀满，腰脚沉重，不得安卧。至元癸未季春，罗谦甫奉旨诊之，脉沉缓，时时带数。常记小便不利者有三，不可一例而论。若津液偏渗于肠胃，大便泄泻而小便涩少，一也，宜分利而已；若热搏下焦津液，则热涩而不行，二也，必渗泄则愈；若脾胃气涩，不能通利水道下输膀胱而化者，三也，可顺气令施化而出也。今右丞平素膏粱，湿热内蓄，不得施化，膀胱窍涩，是以起数而见少也。当须缓之泄之，必以甘淡为主。遂用茯苓为君；滑石甘寒，滑以利窍，猪苓、琥珀之淡，以渗泄而利水道，三味为臣；脾恶湿，湿气内蓄，则脾气不治，益脾胜

32

湿，必用甘为助，故以甘草、白术为佐；咸入肾，咸味下泄为阴，泽泻之咸以泻伏水；肾恶燥，急食辛以润之，津液不行，以辛散之，桂枝味辛，散湿润燥，此为因用，故以二物为使。煎用长流甘澜水，使下助其肾气。大作汤剂，令直达于下而急速也，两服减半，旬日良愈。

震按：前两案论治淋道理，最为明白晓畅。后两案乃淋证别因，虽由问而知之，而唐公之灵悟，更不可及。

罗又治刘太保淋疾 刘问曰：近夏月来，同行人多有淋证，气运使然，抑水土耶？罗曰：此间别无所患，独公有之，殆非气运、水土使然。继问公近来多食何物，曰：宣使赐木瓜百余对，遂多蜜煎之，每客至，以此待食，日三五次。曰：淋由此也。《内经》曰：酸多食之，令人癃，夺饮则已。曰：酸味致淋，其理安在？曰：小便主气，经云酸入于胃，其气涩以收，上之两焦，弗能出入也。不出则留胃中，胃中和温，则下注膀胱之胞，胞薄以懦，得酸则缩蜷，约而不通，水道不行，故癃而涩，乃作淋也。果如言而愈。

唐与正治吴巡检 病不得前溲，卧则微通，立则不能涓滴。医遍用通小肠药，不效。唐因问吴，常日服何药？曰：常服黑锡丹。问何人结砂？曰：自为之。唐洒然悟曰：是必结砂时铅不死，硫黄飞去，铅砂入膀胱，卧则偏重，犹可溲，立则正塞水道，以故不能通。令取金液丹三百粒，分为十服，煎瞿麦汤下之，膀胱得硫黄，积铅成灰，从水道下，犹累累如细砂，病愈。

丹溪治一老人 因疝疼二十年，多服苍术、乌、附等药，疝稍愈。又患淋十余年，其间服硝、黄诸淋药，不效。忽项右边发一大疽，连及缺盆，不能食，淋痛愈甚，叫号困惫。时当六月，脉短涩，左微似弦，皆前乌、附积毒所致。凝积滞血，蓄满膀胱，脉涩为败血，短为血耗。忍痛伤血，叫号伤气，知其溺后有如败脓者，询之果然。遂先治淋，令多取土牛膝根茎叶浓煎汤，并四物汤大剂与之。三日，痛与败脓渐减；五七日，淋止，疮势亦定。盖四物能生血也。但食少，疮未收敛，用四物加参、芪、白术熬膏，以陈皮、半夏、砂仁、木香煎取清汁，调膏与之。遂渐能食，一月疮安。

震按：土牛膝汁，治血淋最效，以其能疏通滞血也。脉涩者，更宜之。丹溪合四物同用，因脉兼短耳。即不短，亦宜之。涩为血瘀，亦主血虚也。

周慎斋治一人老年　因入房忍而不泄，小便不利，诸药不效。此肾虚而气滞血凝也。用土牛膝捣汁，酒服二碗，小便出物长三寸、长六寸者二虫而愈。

丹溪又治一男子　患淋久，囊大如球，茎如槌，因服利药多，痛甚，脉微弱如线。以参、芪、归、术加肉桂、元胡各一钱，木通、山栀、赤芍、赤茯苓、甘草梢等药，一服痛稍减，二服小溲利，四服愈。

薛立斋治大尹刘天锡　内有湿热，大便滑利，小便涩滞，服淡渗之剂，愈加滴沥，小腹腿膝皆肿，两眼胀痛。此肾经虚热在下焦，淡渗导损阳气，阴无以化。遂用地黄、滋肾二丸，小便如故。更以补中益气，加麦冬、五味，兼服而康。

震按：服利药既多，脉微弱如线，法必宜补矣。犹兼延胡、赤芍、木通、赤苓、山栀等利血利水药者，以其证仍痛甚也。可见淋证宜利者多。惟薛案所叙病因病情，必该用所用三方。其合滋肾丸者，以小便仍涩滞也。若果阳虚脉微，又当用金匮肾气丸，与知、柏不宜。至如叶氏治淋，有虎杖、麝香、大黄、牵牛、两头尖、威喜丸、连、柏、胆、荟、参、茸、八味等方，较薛氏法多而且备矣。

孙东宿治丁耀川令堂　年四十四，常患胃脘痛，孀居茹素十五年。七月中，触于怒，吐血碗许，不数日平矣。九月又怒，吐血如前，加腹痛。至次年二月，忽里急后重，肛门大疼，两胯亦痛，小便短涩，出惟点滴，痛不可言，腰与小腹之热如滚汤泡，日惟仰卧不能侧，一侧则左胯并腿痛甚。小便疼，则肛门之痛减；肛门疼，则小便之痛减。遇惊恐，则下愈坠而疼。经不行者两月，往常经来时，腰腹必痛，下紫黑血块甚多。今又白带如注，口渴，通宵不寐，不思饮食，多怒，面与手足虚浮，喉中梗梗有痰，肌肉半消。孙诊之，脉仅四至，两寸软弱，右关滑，左关弦，两尺涩。据脉，上焦气血不足，中焦有痰，下焦气凝血滞，郁而为火。盖下焦之疾，肝肾所摄，腰胯乃肝之所经，而二便乃肾之所主也。据证面与手足虚浮，则脾气极弱；饮食不思，则胃气不充。不寐由过于忧愁思虑而心血不足，总为七情所伤故耳。《内经》云：二阳之病发心脾，女子不月。此病近之。且值火令当权之候，诚可虑也。所幸者，脉尚不数，声音清亮耳。因先为开郁清热，条达肝气，保过夏令后，再为骤补阴血。必戒绝怒气，使血得循经，方可获生也。初投当归龙荟丸，以撤下部之热；继以四物汤、胆草、知、柏、柴胡、泽兰煎，吞滋肾丸。连服四日，腰与小腹之热始退。后以香薷、石韦、胆草、桃仁、滑石、杜牛膝、甘草梢、柴胡煎，吞滋肾丸，大小便痛全减。

族侄孙伍仲 三十岁，善饮好内，小便血淋疼痛。予以滑石、甘草梢、海金沙、琥珀、山栀、青蒿，以茅草根煎膏为丸。每晨灯心汤送三钱而愈。后五年，因子迟，服补下元药过多，血淋又发，小便中痛极，立则不能解，必蹲下如妇女状，始能解出，皆大血块，每行一二碗许。诸通利清热药，遍尝不应。脉俱洪数。予以五灵脂、蒲黄、甘草梢各二钱，小蓟、龙牙草各三钱。二帖而痛减半，血仍旧，改用瞿麦、山栀、甘草梢各二钱，茅根、杜牛膝、车前草叶各三钱，生地、柴胡、川柏、木通各一钱。四帖痛全减，血全止，惟小便了而不了，六脉亦和缓不似前矣。后以四君子，加葛根、青蒿、白芍、升麻、知、柏，调理万全。

震按：上条不用补，次条不用养阴，认证最清。设效立斋、景岳，狃于归脾汤、补中益气、六味、生脉者，必为二证之戈矛矣。

李寅斋 患血淋，二年不愈。每发十余日，小水艰涩难出，窍痛不可言。将发，必先面热牙疼，后则血淋。前数日饮汤水，欲温和；再二日欲热；又二日，非冷如冰者不可，燥渴之甚，每连饮井水二三碗。其未发时，大便燥结，四五日一行，发则泻而不实。脉左寸短弱，关弦大；右寸下半指与关皆滑大，两尺俱洪大。据此中焦有痰，肝经有瘀血也。向服滋阴降火，及淡渗利窍之剂，皆无效。且年六十有三，病已久，血去多，何可不兼补治？当去瘀生新，提清降浊。用四物汤，加杜牛膝，补新血；滑石、桃仁，消其瘀血；枳实、贝母，以化痰；山栀仁，以降火；柴胡，升提清气。二十帖而诸症渐减，再以滑石、知母、黄柏各一两，琥珀、小茴、肉桂各一钱五分，元明粉三钱，海金沙、没药各五钱，茅根汁熬膏为丸。每服一钱，空心及晚，茅根汤送下而愈。

祝芝岗秀才 每喜酒后御女，行三峰采战、对景忘情之法，致成血淋，自仲夏至岁秒未愈。便下或红或紫，中有块如筋膜状，或如苏木汁色，间有小黑子。三五日一发，或劳心，或劳力，或久立坐亦发，百治不效。东宿观其色白而清，肌肉削甚。诊其脉，左寸沉弱，关尺弦细，右寸略滑。据此，心肺经有浊痰，肝经有瘀血。总由酒后竭力纵欲，淫火交煽，精离故道。不识澄心调气，摄精归源之法，以致凝滞经络，流于溺道，故新血行至，被阻塞而成淋浊也。三五日一至者，盈科则溢耳。先与丹参、茅根浓煎服。小便以瓦器盛之，少顷即成金色黄沙，乃用肾气丸加琥珀、海金沙、黄柏，以杜牛膝连叶捣汁熬膏为丸，调理。外以川芎三钱，当归七钱，杜牛膝草根煎服。临发时，用滑石、甘草梢、桃仁、海金沙、麝香为末，以韭菜汁、藕汁调服。去其凝精败血，则新血始得归原，而病根可除矣。三月痊愈。

震按：前案云：何不可兼补治？而所谓补者，不过四物汤耳，其余则皆消瘀及清利药也。次方，知、柏各一两，小茴、肉桂各钱半，即滋肾丸意。而重用滑石、元明粉、没药、海金沙为佐，茅根汁为丸，仍是清利兼消瘀。以六旬之老，二年之久，治法如此，信乎血淋之宜通不宜补矣。后案用肾气丸加黄柏、琥珀、海金沙，以杜牛膝汁熬膏为丸，是于温补下元药中，佐清利湿热、疏通瘀窍之法，较前案稍异。而煎方之芎、归、杜牛膝，末药之滑石、金沙、桃仁、麝香、韭汁、藕汁，仍是行瘀通窍，并无参、芪、熟地等药，大旨约略可见。

李士材治邑宰严知非 患淋经年，痛如刀锥，凡清火疏利之剂，计三百帖，病势日甚。至岁暮，李诊之曰：两尺数而无力，是虚火也。从来医者皆泥痛无补法，愈疏通则愈虚，愈虚则虚火愈炽。遂以八味丸料，加车前、沉香、人参。服八剂，痛减一二，而频数犹故。原医者进云：淋证作痛，定是实火。若多温补，恐数日后，必将闷绝不可救矣。知非疑惧，复来商之，李曰：若不宜温补，则服药后病势必增。今既减矣，复何疑乎？朝服补中益气汤，晚服八味丸，逾月而病去其九。更倍用参、芪，十四日而霍然。

张璐玉治太史沈韩倬 患膏淋，小便频数，昼夜百余次，昼则滴沥不通，时如欲解，痛似火烧，夜虽频进，而所解倍常，溲中如脂如涕者甚多。先曾服清热利水药，半月余，其势转剧，面色萎黄，饮食艰进。张诊之，脉得弦细而数，两尺按之意坚，而右关涩大少力。此肾水素亏，加以劳心思虑，肝木乘脾所致。法当先实中土，使能堤水，则阴火不致下溜，清阳得以上升，气化通而疼涩瘳矣。若用清热利水，则气愈陷而精愈脱，溺愈不通耳。乃定补中益气汤，用人参三钱。服两剂，痛虽少减，而病者求其速效，改进四苓散加知母、门冬、沙参、花粉。甫一服，彻夜痛苦倍甚。于是专服补中益气兼六味丸，用紫河车熬膏代蜜调理，服参尽斤余而安。

震按：淋证，如孙东宿之治法，经也。此二案之治法，权也。经权合宜，皆审脉以为辨。庄子曰匠石觉而诊其梦，梦何以诊？诊之为言审也。向来但云诊脉，未达诊字之义。不知善诊，即是善审，审得明白，病自显然。推之望闻问切，素称四诊，可见四件都要细审也。

尿浊、精浊辨

医书向有精浊、溺浊之分，以予验之，浊必由精，溺则有淋无浊也。凡患浊者，窍端时有秽物黏渗不绝，甚则结盖，溺时必先滴出数点，而后小便随之，小便却清，惟火盛则色黄，亦不浑浊。古书乃云漩面如油，光彩不定，漩脚下澄，凝如膏糊，此是膏淋与下消证，非白浊也。白浊之因，有欲心萌而不遂者，有渔猎勉强之男色者，有醉酒及用春方以行房，忍精不泄者，皆使相火郁遏，败精瘀腐而成。故白浊多有延成下疳重候，岂溺病乎？《内经》谓水液浑浊，皆属于热，热甚则为赤浊，或白浊久而血不及化为精，亦变赤浊，此则危矣。治法不外养阴清热，佐以坚肾利水，盖癸窍宜闭、壬窍宜通也。初起者当兼疏泄败精之品，如滑石、冬葵子、牛膝、萆薢之类；日久者当兼补元实下之品，如人参、熟地、湘莲、芡实之类，亦无甚艰难。

（《古今医案按》）

别淋浊源流，析证治大法

沈金鳌（1717~1776），字芊绿，清代医家

　　五淋二浊，皆肾病也。淋者，滴沥涩痛。浊者，小便浑浊而不清。凡人肾有二窍，一出溺，一出精，淋病则由溺窍，浊病则由精窍，二者绝不可以相蒙。近医不能分辨，淋病以浊药治之，浊病以淋药治之，宜其难愈。古方书列五淋之名，曰热，曰气，曰虚，曰膏，曰砂石，以揭其概。宋元后，又分石、劳、血、气、膏、冷六症，至为详尽。而究其原，则皆由阴阳乖舛，清浊相干，或膀胱蓄热，由水道瘀塞，所以欲通不通，滴沥涩痛，为溺窍病也，丹溪以赤浊属血，白浊属气。或又以赤为心虚有热，由思虑而得，白为肾虚有寒，因嗜欲而得，皆非定论。盖皆出于精窍，其白者为败精流溢，其赤则由虚滑，精化不及，赤未变白，此虚之极也。兹分列而款举之：淋病之原，大约由肾虚，膀胱有湿热，盖膀胱与肾为表里，俱主水，水入小肠与胞，行于阴为溲便，若肾虚而膀胱有湿热，则因肾虚致小便涩数，因膀胱湿热致小便涩，数而且涩，则淋沥不宣，小腹弦急，痛引于脐，此石劳、血气、膏冷所由成也。盖石淋者，膀胱蓄热积成，如汤在瓶中，日久结成白碱也，治须清积热，涤去砂石，则水道自利，宜如圣散、神效琥珀散。劳淋者，多思虑，负重远行，劳于脾也，宜补中益气汤与五苓散分进。专由思虑者亦伤脾，宜归脾汤。若强力入

房，施泄无度，劳于肾也，宜生地黄丸、黄芪汤。亦有纵欲强留不泄，淫精渗下而作淋者，宜益元固真汤。血淋者，小腹硬，茎中痛欲死，血瘀也，以一味牛膝煎膏，大妙，但虚人恐损胃耳，宜四物汤加桃仁、牛膝、通草、红花、丹皮。而亦有因血虚者，应以养荣为主，宜六味丸加侧柏、车前，或八珍汤送益元散。如血色鲜红，脉数而有力，心与小肠实热也，宜柿蒂汤。血色黑黯，面色枯白，尺脉沉迟，下元虚冷也，宜金匮肾气丸。亦有血热过极，反兼水化而色黑者，非冷也，宜赤豆、绿豆、麻仁、干柿、黄连、侧柏、竹叶、葛根、藕汁、黄柏、生地、丹皮。当以脉症辨之。气淋者，气实则滞而不通，脐下妨闷而痛也，宜沉香散、瞿麦汤。或由气虚，急须补益，宜八珍汤倍茯苓，加牛膝、杜仲。膏淋者，似淋非淋，小便如米泔如鼻涕，此精俱出，精塞溺道，故意欲出不快而痛也，宜鹿角霜丸、沉香丸、大沉香散、海金沙散。冷淋者，必先寒战，小便涩数，窍中肿痛，盖冷气与正气交争，冷气胜则寒战成淋，正气胜则寒战解而得便也，大约多由肾虚，宜金匮肾气丸、肉苁蓉丸。砂淋者，茎中有沙涩痛，尿卒不易出，有细沙沉在缸底，乃膀胱阴火煎熬，津液凝结也，轻则为沙，重则为石，宜二补丸。以上诸证治法，悉本古人，最为不易。此外又有过服金石，入房太甚，败精强闭，流入胞中而成淋病者，宜海金沙散。又有湿痰日久，注渗而成淋病者，宜渗湿汤加减。又有淋而小腹胀甚者，宜泻肾汤。又有妇人产后成诸淋者，宜白茅汤，不论膏淋石淋皆治。另有一症，名胞痹，风寒湿邪客胞中，气不能化出，故胞满而水道不通，小腹膀胱皆痛，且痛而涩于小便也。

浊病之原，大抵由精败而腐者居半，由湿热流注者居半，其症茎中皆如刀割火灼，而溺自清利。惟窍端时有秽物，如米泔，如粉糊，如疮脓，如目眵，淋沥不断，与便溺毫不相混，故曰是精病，非溺病也。而脏腑所主，则各有异，大约血虚而热甚者为赤浊，此属火，心与小肠主病。气虚而热微者为白浊，此属金，肺与大肠主病。其致浊之由，有因思虑过度，心虚有热者宜地骨皮汤、金莲丸、辰砂妙香散。有由心经伏暑者宜四苓散加香薷、麦冬、人参、莲肉。以上皆赤浊症所由。有因嗜欲过度，肾虚有寒者宜清心莲子饮。有因脾精不敛者宜苍术难名丹。有因湿痰流注者宜苍术二陈汤。有因脾虚下陷者宜补中益气汤。有小便如常，少顷即澄浊物，或如米泔色者，宜萆薢分清饮。有稠黏如膏，茎中涩痛，为精塞窍道，而非热淋者，宜加味清心饮。有茎中不痛，脉来无力，为下元虚冷者，宜鹿茸补涩丸。有茎中大痛，便赤口渴，脉来滑数者，宜二苓清利饮。有挟寒者，小便必清白，宜萆薢分清饮、内补鹿茸丸。有挟热者，便必黄赤，宜清心莲子饮、香苓散。以上皆白浊症所因。有赤白浊，小腹痛不可忍者，当作寒治，宜东垣酒煮当归丸。

丹溪曰：淋证所感不一，或由房劳，阴虚火动也；或由忿怒，气动火生也；或由醇酒厚味，酿成湿热也。积热既久，热结下焦，所以淋沥作痛。初则热淋血淋，久则煎熬水液稠浊，如膏如沙如石也。夫散热利小便，只治热淋血淋而已，其膏砂石淋，必须开郁行气，破血滋阴方可也。古方用琥珀、郁金开郁也，木香、青皮行气也，蒲黄、牛膝破血也，黄柏、生地滋阴也。东垣治小腹痛，用黄柏、青皮，夫青皮疏肝，黄柏滋肾，小腹乃肝肾部位也。

《得效》曰：先正有言，夏则土燥而水浊，冬则土坚而水清，此其理也。水火既济，则土自坚，其流清矣。小便白浊，盖脾有虚热而肾不足，土邪于水也。《入门》曰：赤白浊，皆因脾胃湿热，中焦不清，浊气渗入膀胱也。丹溪曰：小便浊主湿热，有痰有虚，赤属血，白属气，与痢疾带下同治。又曰：凡便浊治法，概宜燥湿降火，兼升举之，如二陈汤加二术升柴白芍。《医旨》曰：赤白浊，肥人多湿痰，瘦又多虚火。又曰：凡便浊，必兼服加减珍珠粉丸。《回春》曰：赤白浊，其状漩面如油，光彩不定，漩脚澄下，凝如膏糊，或如米泔赤脓，皆湿热所伤也。

尿血，溺窍病也。其原由于肾虚，非若血淋之由于湿热，其分辨处，则以痛不痛为断，盖痛则血淋，不痛则为尿血也，而以尿血亦为有火者非，宜太极丸、无比山药圆。

《直指》曰：大凡小肠有气则小便胀，小肠有血则小便涩，小肠有热则小便痛，痛者血淋，不痛者尿血。

白淫，热郁病也。一名蛊。《内经》曰：脾传之肾，病名曰疝瘕，小腹冤热而痛，出白，一名曰蛊。注云：肾脉贯脊，属肾，络膀胱，故小腹冤热而痛，溲出白液也。据此，则脾受风邪而传于肾，风能煽热，故邪热内结，真精不守，而白物游淫而出，此所以名白淫。又邪热既结，则火能消烁脂肉，如蚕之蚀物然，此所以又名蛊病白淫也。经又曰：思想无穷，所愿不得，意淫于外，入房太甚，宗筋弛纵，发为筋痿，及为白淫。据此，则为淫欲过度，肾伤所致，即子和所谓茎中作痛，痛极则痒或阴茎挺纵不收，或出白物如精，随溲而下，得之于房劳及邪术者是也，治以降心火为要，宜半苓丸、清心莲子饮。此外又有精伤白浊，亦名白度，盖由房劳失节，以致伤精流出，一似白浊，宜清心莲子饮，甚且小便中推出髓条也，宜治小便白浊流出髓条方。凡诸白淫总治，宜金箔丸、白龙丸，非皆精窍病乎，故附于此。

（《杂病源流犀烛》）

陈修园

淋浊方药妙用

陈修园（1753~1823），名念祖，清代医家

赤 白 浊

浊者，浑浊之谓也。方书多责之肾，而余独求之脾。盖以脾主土，土病湿热下注，则为浊病，湿胜于热则为白，热胜于湿则为赤。治之之法，不外导其湿热，湿热去而浊自清矣。苍白二陈汤加黄柏、石菖蒲、萆薢主之。久患不愈，宜求之肾，以二妙地黄丸与萆薢分清饮间服。又《内经》云：中气虚而溺为之变，宜四君子汤、补中益气汤加减主之。又有命门火衰，气不摄精，致败精为浊，宜以八味温其命火，加菟丝子、车前子导其败精。总之，浊出精窍，与淋出溺窍者不同，病之稍久，宜固肾不宜利水，此要旨也。茯菟丸、水陆二仙丹之类皆固肾药。

苍白二陈汤

苍术盐水炒　白术　茯苓　半夏各二钱　陈皮　甘草　黄柏各一钱
萆薢三钱　石菖蒲八分

水煎，空心服。如赤浊，加连翘一钱五分，丹参二钱，莲子心五分。如脉弦胁痛，为肝火，加龙胆草、栀子各一钱。如口渴、气喘、

脉涩，是为肺火，加麦冬三钱，桑白皮、紫菀各二钱五分。如咽痛，脉沉，为肾火，加元参三钱。

次男元犀按：此方妙在半夏，升清降浊，熟读《本草经》者自知。

二妙地黄丸（冯氏锦囊）

熟地四两　山萸　苍术盐水炒　山药各二两　茯苓　丹皮　泽泻　黄柏秋石水浸，炒，各一两五钱

蜜丸桐子大，每服三五钱，日二服，盐汤下。或加牡蛎二两，益智仁一两，菟丝子一两，车前子七钱。

草薢分清饮　治真元不固，赤白浊。

将军蛋方　治白浊，兼治梦遗。

生大黄研末，三分　生鸡子一个

将鸡子顶尖上敲破一孔，入大黄末在内，纸糊炊熟，空心吃之，四五朝即愈。

龙牡菟韭丸　治色欲过度，赤浊白浊，小水长而不痛，并治妇人虚寒，淋带崩漏等证。

生龙骨水飞　牡蛎水飞　生菟丝粉　生韭子粉

上四味，各等份，不见火，研细末，干面冷水调浆为丸，每服一钱，或至三钱，晚上陈酒送下，清晨服亦可。

蚕沙黄柏汤　治遗精、白浊有湿热者。

生蚕沙一两　生黄柏一钱

二味共研末，空心开水下三钱，六七服即愈。

白果蛋方　治白浊。

用头生鸡子一个，开一小孔，入生白果肉二枚，饭上蒸熟，每日吃一个，连吃四五次，即愈。

龙骨韭子汤　治遗精滑失。

白龙骨研末，一两　韭子炒，一合

上为末，空心陈酒调服三钱。

小菟丝石莲丸　治女劳疸及遗精、白浊、崩中、带下诸证。

菟丝子酒浸，研，五两　石莲肉二两　白茯苓蒸，一两

上为细末，山药糊为丸，桐子大，每服五十丸，加至一百丸，或酒或盐汤空心送下，如脚无力，木瓜汤下，晚食前再服。

龙莲芡实丸　治精气虚，滑遗不禁。

龙骨　莲须　芡实　乌梅肉

上等份为末，用山药丸如小豆大，每服三十丸，空心米饮下。

淋证有五，方治甚多，而总不外于蕴热，统以景岳大分清饮主之。

五淋，下如砂石，合益元散更加琥珀，或石首鱼头内石子五六个，研末调下。膏淋，下如膏脂，加萆薢、海蛤粉各二钱，石菖蒲八分。气淋，气滞不通，脐下妨闷胀痛，加荆芥二钱，香附、生麦芽各一钱，不愈，再加升麻，或用吐法。血淋，瘀血停蓄茎中，割痛难忍，加牛膝、生地、当归、桃仁各三钱，红花、川芎各一钱，不愈，另用牛膝膏。劳淋，从劳役而得，气化不及州都，本方合补中益气汤同煎服。

以上五淋，俱属蕴热所致，又有一种，名曰冷淋，四肢口鼻冷，喜饮热汤，以加味肾气汤主之。更有过服金石热药，败精为淋，与老人阳已痿，而思色以降其精，则精不出而内败，以致大小便牵痛如淋，愈痛则愈便，愈便则愈痛，宜前饮加萆薢、菟丝子、石菖蒲、远志以导之，后服六味丸。

滋肾丸　治小便点滴不通，及治冲脉上逆，喘呃等证。

补中益气汤　治一切气虚下陷。

加味肾气丸

大分清饮　景岳

茯苓　泽泻　木通各三钱　猪苓　栀子或倍之　枳壳　车前子各一钱或加甘草梢一钱

八正散（《宝鉴》） 治诸淋。

瞿麦　栀子　萹蓄　大黄　滑石　木通　车前子　甘草各一钱

加灯心一钱，水煎服。

牛膝膏 治死血作淋。

桃仁去皮尖　归尾各一钱　牛膝酒浸一宿，四两　白芍　生地各一两五钱

水十盅，微火煎至二碗，入麝香少许，四次空心服，如夏月用凉水浸换，此膏不坏。

栝楼瞿麦丸（方见《金匮》） 小便不利者有水气，其人若渴，此主之。

胞转方 治丈夫女人胞转，不得小便八九日者。

滑石一斤　寒水石研，一两　葵子二斤

以水一斗，煮五升，服尽即利。

治石淋方

车前子绢袋，二升

以水八升，煮取三升，空心顿服之，须臾当下石子，宿勿食，服之良。古之一升今约略小茶盅一盅，古之一两约略三钱。

治热淋方（见《千金翼》）

白茅根洗净，四斤

水一斗五升，煮取五升，每服一升，日三夜二。

治血淋方

生苎根洗，去皮，五两

水六杯，煎三杯，每服一杯，一日三服。

治血淋方

天青地白草五钱

水二杯，煎八分，空心服，一日两服。

田螺青盐膏　治中暑，大小便不通。

用田螺三枚捣烂，入青盐三分，摊成膏，贴在脐下一寸，即愈。

独蒜栀子贴脐膏（见《种福堂》）　治小便不通。

独囊大蒜一个　栀子二十一个　盐一匙

共捣敷脐中，良久即通，若不通，敷阴囊上，即愈。

龙胆泻肝汤　治胁痛，口苦耳聋，筋痿阴湿，热痒阴肿，白浊溲血。

（《医学实在易》）

吴　瑭

五淋医案选萃

吴瑭（1758~1836），字鞠通，清代医家

郎　五十六岁。便浊带血，既有膀胱之湿，又有小肠之热，用导赤合四苓汤。

滑石飞，五钱　茯苓皮五钱　猪苓三钱　萆薢五钱　次生地五钱　泽泻三钱　木通三钱　甘草梢一钱　竹叶二钱

煮三杯，分三次服。

又：少腹痛，于前方加川楝子三钱、小茴香三钱。

王　十七岁。湿土司天，湿热下注，致成淋证茎肿。

茯苓皮五钱　萆薢五钱　车前子二钱　生苡仁五钱　泽泻三钱　甘草梢三钱　飞滑石二钱　芦根三钱　白通草一钱

煮三杯，分三次服。

又：于前方内加黄柏炭二钱。

龚　五十八岁。先是大小便俱闭，自用大黄八钱，大便虽通，而小便涓滴全无，续用五苓仍不通。诊其六脉弦紧，病因肝郁而成，当开阴路。

降香末三钱　归须三钱　琥珀三分　两头尖三钱　丹皮三钱　麝香同研冲，五厘　韭白汁冲，三匙

煮三杯，分三次服。一帖而通，二帖而畅。

普 三十八岁。小便淋浊，茎管痛不可忍，自用五苓、八正、萆薢分清饮等淡渗，愈利愈痛，细询病情，由房事不遂而成。余曰："溺管与精管异途，此症当通精管为是。"用虎杖散。现无虎杖，以杜牛膝代之。

杜牛膝五钱　丹皮三钱　归横须三钱　降香末三钱　琥珀同研末，六分
两头尖三钱　桃仁泥三钱　麝香同研冲，五厘

煮三杯，分三次服。一帖而痛减，五帖而痛止，七帖浊净，后以补奇经而愈。

珍 十八岁。血淋太多，先与导赤不应，继以脉弦细，询由怒郁而起，转方与活肝络。

新绛纱三钱　归须三钱　片姜黄二钱　旋覆花包，三钱　香附三钱
苏子霜二钱　降香末三钱　郁金二钱　丹皮炭三钱　桃仁泥三钱　红花二钱

煮三杯，分三次服。四帖而安。

王 四十五岁。小便狂血，脉弦数，病因怒转。

细生地五钱　香附三钱　降香末三钱　新绛纱三钱　归须三钱　桃仁
泥三钱　青皮二钱　旋覆花包，三钱　丹皮炭五钱

煮三杯，分三次服。服四帖而血止，止后两月，又因动怒而发，仍与前方七帖而愈。

落 七十二岁。因怒郁而大小便闭，与极苦以通小肠，借通胆腑法。

芦荟三钱　龙胆草三钱　郁金三钱　胡连三钱　桃仁泥三钱　归须三钱

煮三杯，分三次服。服二帖而大小便皆通。

保 女，十八岁。怒郁，少腹胀大如斗，小便涓滴全无，已三日矣，急不可忍，仰卧不能转侧起立，与开阴络。

降香末三钱　香附三钱　广郁金二钱　龙胆草三钱　琥珀五分　两头
尖三钱　归横须三钱　韭白汁冲，三匙　麝香同研冲，五厘　小青皮五钱

煮三杯，分三次服，一帖而通，二帖而畅。

王　三十八岁。乙酉七月初一日。

金实无声，六脉俱弦，痰饮而兼湿痹，小便白浊，先与行湿。

姜半夏五钱　滑石六钱　杏仁泥四钱　云苓皮五钱　桂枝三钱　晚蚕沙三钱　川草薢五钱　防己三钱　白通草一钱　生苡仁五钱　甘草一钱

煮三杯，分三次服。

十四日：复诊于原方加猪苓三钱、泽泻三钱。

九月初三日：伏饮湿痹便浊，前与淡渗通阳，已服过三十三帖；因停药二十余日，现在饮又上泛，胸满短气，腰酸，淋浊未除，且与行心下之饮。脉弦细，阳不复。

云苓皮五钱　桂枝四钱　晚蚕沙三钱　姜半夏五钱　杏仁四钱　广橘皮五钱　川草薢五钱　防己四钱　白通草一钱五分　小枳实四钱

煮三杯，分三次服。

十二日：于前方去杏仁、防己，加姜半夏五钱、生苡仁五钱。

十月初五日：痰饮、痹证、淋浊，皆寒湿为病，误与补阴，以致湿邪胶痼沉着，急难清楚，前与开痹和胃，现虽见效不少，究系湿为阴柔之邪，久为呆补所困，难以旦晚奏功也。

飞滑石六钱　桂枝四钱　生苡仁五钱　姜半夏六钱　猪苓三钱　小枳实三钱　云苓皮五钱　泽泻三钱　晚蚕沙三钱　川草薢五钱　广皮五钱　车前子三钱

煮三杯，分三次服。

廿五日：浊湿误补久留，与开太阳阖阳明法，数十帖之多，虽大见效，究未清楚，小便仍间有浊时，腿仍微有酸痛。

姜半夏一两　桂枝四钱　川椒炭三钱　云苓皮五钱　猪苓三钱　片姜黄二钱　生苡仁五钱　防己三钱　晚蚕沙三钱　川草薢五钱　广皮五钱

白通草一钱　小枳实三钱

煮三杯，分三次服。

十一月十八日：痹证夹痰饮，小便浊，喉哑，先开上焦，后行中下之湿，余有原案。

苦桔梗五钱　半夏一两　云苓皮五钱　生苡仁五钱　杏仁五钱　生甘草三钱

煮三杯，分三次服。喉哑服此。

备用方：行中下两焦浊湿法

飞滑石一两　桂枝四钱　生苡仁五钱　云苓皮六钱　黄柏盐水炒，三钱　车前子四钱　姜半夏六钱　广皮三钱　晚蚕沙三钱　川草薢五钱

煮三杯，分三次服。便浊服此。

满　六十七岁。辛卯三月二十日，血淋多年不愈，起于惊闪。现在痛甚，有妨于溺。是痛更甚，且有紫血条，显系瘀血之故，法当宣络。再久病在络，又定痛亦须络药。盖定痛之药，无不走络，走络之药无不定痛，但有大络、别络、腑络、脏络之分，此证治在阴络。左脉沉弦而细，所谓沉弦内痛是也。

杜牛膝三钱　桃仁三钱　归横须三钱　降香末三钱　琥珀同研细冲，三分　两头尖三钱　丹皮炭五钱　口麝同研细冲，五厘

煮成三小茶杯，分三次食远服。

二十二日：于前方内加小茴香炭五钱，杜牛膝加二钱成五钱，琥珀加二分成五分，口麝加二厘成七厘，再服二帖。

二十四日：血淋之后膏淋，显有秽浊之物下出不畅，以故效而未愈，再用前法而进之，大抵以浊攻浊。

杜牛膝五钱　归须三钱　两头尖三钱　小茴香五钱　琥珀八分　川椒炭二钱　降香末三钱　薤白汁每杯点三小匙　口麝同研细冲，八厘

丹皮炭三钱

煮三杯，分三次服。

二十六日：病减者减其制，照原方服半帖。

二十七日：脉数身热，风温所致。如今晚仍然大热，明日服此方。温病宜辛凉，最忌发表；且有下焦病，以纯走上焦勿犯中下二焦为要。

连翘三钱　苦桔梗三钱　甘草二钱　银花三钱　香豆豉三钱　芦根三钱　薄荷八分　荆芥穗一钱

煮三小杯，分三次服。

二十九日：风温解后，服温药治他病太急，微有喉痛之意，且与清上焦，开提肺气，无任温病余邪滋长，其下焦温药，初一日晚再服未迟。

桔梗三钱　僵蚕二钱　甘草一钱　连翘三钱　蝉蜕去头足，一钱　芦根三钱　银花一钱

煮二杯，分二次服。

初二日：风温已解无余，膏淋亦清至九分，惟溺后微痛，微有丝毫浊滞未清。议用前通络泄浊法五分之一，以清余邪，俟十分清楚，再商善后。

茯苓连皮，三钱　杜牛膝一钱　丹皮二钱　琥珀二分　小茴香二钱　归须八分　两头尖一钱　口麝同研细冲，二厘

煮一大茶杯，分二次服，以浊滞净尽为度。

初三日：照前方服一贴。

初四日：大痛之后，胃气受伤，食少而阳气不振，再九窍不和，皆属胃病。拟通补胃阳，冀开胃健食，谷气以生宗气。

云苓块五钱　益智仁二钱　麦冬不去心，三钱　高丽参二钱　橘皮炭四钱　生姜三片　姜半夏三钱　炙甘草二钱　大枣去核，二枚

煮三杯，分三次服。

初五日：仍服前方。

初六日：前方仍再服。

（《吴鞠通医案》）

曹存心

化瘀养阴治疗膏淋案

曹存心（1767~1834），字仁伯，清代医家

膏淋、血淋同病，未有不因乎虚，亦未有不因乎热者。热如化尽，则膏淋之物必且下而不痛，始可独责乎虚。

大补阴丸　加瓜蒌　瞿麦　牛膝　血余

诒按：议论隽爽，方亦切实。

再诊：所下之淋，薄且少矣，而当便之时，尚属不利，既便之后，反觉隐痛，肢膝不温，脉小弦，唇红嗌干。热未全消，虚已渐著。

栝楼瞿麦去附汤　加麦冬　萆薢　黑栀　猪脊筋

诒按：便后隐疼、膝冷咽干，皆虚象也，似当兼用滋养。

（《柳选四家医案》）

淋浊治裁

林珮琴（1772~1839），号羲桐，清代医家

肾有两窍，一溺窍，一精窍。淋出溺窍，病在肝脾；浊出精窍，病在心肾；同门异路，分别宜详。

《内经》论淋，由于脾湿郁热，病源谓肾虚则小便数，膀胱热则水下涩，数而且涩则淋沥引痛。凡小肠有气，则小便胀；小肠有血，则小便涩；小肠有热，则小便痛。

证有五：石淋、劳淋、血淋、气淋、膏淋也。

石淋系膀胱蓄热，溺则茎中急痛，频下砂石，如汤瓶久受煎熬，底结白碱也。宜清其积热，涤去砂石，水道自利。神效琥珀散、如圣散。石淋初起，宜石膏、滑石、琥珀、木通，或加味葵子散。盖重则为石，轻则为砂。二神散。

劳淋有二，因思虑烦忧，负重远行，劳于脾者，补中汤加车前、泽泻。专因思虑者，归脾汤。因强力入房，劳于肾者，生地黄丸加麦冬、五味子。老人精衰入房，溺涩腹胀，牵引谷道者，肾气丸。

血淋热甚搏血，失其常道，以心主血，与小肠为表里，血渗胞中，与溲俱下，须辨血瘀、血虚、血热、血冷。如小腹坚，茎痛，脉沉弦而数者，为血瘀。鸡苏散，或四物汤加牛膝、丹皮、木通。脉虚弱者为血虚，六味丸加侧柏叶、车前子、白芍、八珍汤，送益元散。

如血色鲜红，脉数有力，心与小肠实热也。大分清饮加生地、黄芩、龙胆草。如血色黯淡，面枯白，尺脉沉迟者，肾与膀胱虚冷。肾气汤。血淋小肠热甚者，牛膝、山栀、生地、犀角、藕节、车前子。血虚热者，生地三两，黄芩、阿胶各五钱，柏叶少许。血淋茎中痛，淡秋石宜之，或服薏苡根汁，或日用黄茧丝煮汤服。

气淋气化不及州都，胞中气胀，少腹满痛，溺有余沥，沉香散、瞿麦汤。如气虚，八珍汤倍茯苓，加杜仲、牛膝。气虚下降，补中汤。

膏淋便有脂腻如膏，浮于溺面，此肾虚不能约制脂液而下流也。海金沙散、鹿角霜丸、菟丝子丸、大沉香丸。膏淋溺不痛者，须固精，六味合聚精丸。有热淋茎中痛者，导赤散加滑石、灯心。茎不痛而痒者，八味丸去附子。溺艰涩如淋，不作痛，为虚，六味加鹿茸、肉苁蓉。

老人气虚成淋，补中益气汤。又有寒客下焦，水道不快，先寒战而后溲便，由冷气与正气争，则寒战成淋，正气胜，则战解得便，是为冷淋。肾气丸、肉苁蓉丸。有过服金石，入房太甚，败精瘀隧而成淋者，海金沙散。有湿痰渗注而成淋者，渗湿汤。有淋而小腹胀甚者，滑利通阳，韭白汁、小茴、桂枝、归尾、两头尖、牛膝。妇人产后成诸淋者，白茅汤，不论石、膏淋皆治。以上淋证治法。此外有风寒湿客于胞中，气不能化，胞满而水道不通，按之内痛而涩者，为胞痹，肾着汤、肾沥汤。亦溺窍病者。至赤白浊，由心动于欲，肾伤于色，强忍不泄，败精流溢窍端，时有秽物，如疮之脓，如眼之眵。淋沥不断，由精败而腐居多，亦有湿热流注而成者，须分便浊精浊。浊在便者，色白如泔，乃湿热内蕴，由过食肥甘辛热炙煿所致。苓术二陈煎，或徙薪饮。浊在精者，相火妄动，或逆精使然，至精溺并出。牛膝、赤苓、黄柏、远志、细生甘草。或血不及变精，乃为赤浊。远志丸、加味清心饮。当分精瘀精滑，精瘀者先理其离宫腐浊，古方用虎杖散。继与补肾，六味丸。精滑者乃用固摄，秘元煎、菟丝煎。浊久而滑，则任督脉必伤，须升固奇经。青囊斑龙丸，或鹿茸、龟甲、杞子、核桃、杜仲、补骨脂、沙苑子、茯神。大法，夹寒者脉迟，萆薢分清饮、内补鹿茸丸。夹热者脉数，清心莲子饮、二苓清利饮。湿痰流注者，苍术二陈汤。心经伏暑者，四苓散加香薷、麦冬、人参、石莲，或导赤散。小便如常，少顷澄浊在底，或如米泔色者，萆薢分清饮。稠黏如胶，茎中涩痛者，肾气汤去桂、附。积想心动，烦扰伤精者，加味清心饮、瑞莲丸。肾虚气下降者，补中汤。以上浊症治法。此外有溺血症，其原由于肾虚，无比山药丸去巴戟、苁蓉，加阿胶、丹皮、麦冬、赤芍。非如血淋因乎湿热，但以痛不痛为辨，痛为血淋，不痛为溺血也。有白淫症，经言思想无穷，所愿不得，意淫于外，入房太甚，发为筋痿，及为白淫，宜降心火。半苓丸、清心莲子饮。又精伤白浊，小便推出髓条，痛不可忍者，乃由房事失节。宜使出髓条方。凡此皆精窍病也。

诸　淋

皆肾虚膀胱生热，故小水涩而不利也。治法初起，宜清解结热，疏利水道，通用五淋散加藕汁，不用补涩。淋而渴属上焦气分，宜淡渗轻药，如茯苓、通草、灯心、瞿麦、泽泻、琥珀、车前子之类。清肺气以滋水之上源。淋而不渴，属下焦血分，宜味厚阴品，如知柏滋肾丸。滋肾阴以泄水之下流。如肺燥不能生水者，生脉散加减。心火及小肠热者，导赤散。肺脾积热，移于膀胱者，黄芩清肺饮。肾水亏，小便赤涩者，加减一阴煎。砂淋膀胱涩者，牛膝汤加秋石。劳淋脾肾不足者，朝用补中益气汤，夕用六味丸。血淋茎中热痛者，淡秋石泡汤。溺涩不痛者，一味琥珀末，薄荷、灯心汤调服。气淋脐下妨闷，木香、沉香、枳壳、甘草梢、滑石、木通。膏淋乃精溺并出，精塞溺隧，故小便涩痛。初用海金沙散，加茯苓。若不痛，须摄固其精，勿与通利。宜鹿角霜、菟丝子、莲须、山药、芡实，后以六味丸，合聚精丸调补。冷淋寒客胞中，欲溺先发寒栗，肾气丸加鹿胶、沉香。热淋溺赤如血而少，时烦渴者，导赤散。伏暑成淋，六一散。虚者，生脉散。因怒致淋，宜青皮、山栀、沉香、木通等。因思虑成淋，归脾汤。暑月汗多津液不降，参泽汤。妊妇病淋，葵子汤。

赤　白　浊

茎中热痛，如火灼刀割，溺浊或赤或白。赤伤血分，白伤气分也。赤浊有溺赤，有血赤，其纯见鲜血，当从溺血条治。若溺色黄赤，固多火证，然必赤而痛涩，兼见火脉，方可清利。若劳倦伤中气，酒色伤肾阴，溺短欠而无痛涩等症，则系水亏液涸，不可清利，经所谓中气不足，溲溺为之变，但滋补下元，气化则水自清。加减六味丸、鹿茸地黄丸。白浊有浊在溺者，白如泔浆，此湿热内生。有浊在精者，由相火妄动，精离其位，不能闭藏，与溺并出，或移热膀胱，溺孔涩痛，皆白浊之因于热也，久之则有脾气下降，土不制湿，而水道不清者，有相火已杀，心肾不交，精滑不固，而遗浊不止者，皆白浊之因于虚也。热者当辨心肾而清之，虚者常求脾肾而固之举之。

溺　浊

如泔，为胃中湿热下流，二陈汤加萆薢、黄柏、泽泻、姜汁。精浊如膏，乃精溺并出，涩痛甚者，先清火，抽薪饮。久则涩痛去，精浊未止，宜固摄，固阴煎、元菟丹。胃中湿热浊痰，下渗膀胱，为溺浊，与肾无干。若黏腻如膏，心动即遗，或溺后遗出，皆精病，与浊无干。肥人多白浊，系湿痰，二术二陈汤。瘦人多赤浊，系肝火，龙胆泻肝汤。心虚遗浊者，金锁玉关丸。脾虚下降者，补中益气汤。心脾两虚者，菟丝煎。虚寒带浊者，五味丸。淋沥湿浊者，威喜丸。浊久足膝痿弱，漩脚澄下如糊者，六味丸加萆薢、麦冬。茎中大痛，溺赤，脉滑数，宜清热利水，生地、麦冬、山栀、知母，加六一散。肾虚淫火易动，精滑黏腻如膏，九龙丹收摄之。若忍精不泄而成白浊者，四苓散。丹方治白浊，杞子钱半，菟丝子、车前子、韭子各一钱，莲子二十粒，共入猪尿脬内煮，加葱酒啜汁，并食猪脬、莲子，连服二三次效。赤浊者，猪苓汤，并加麝香、杜牛膝，以通瘀腐之在隧窍者。有溺时结块，阻窍作痛，块中蓄水泡者，必醉酒使内，酒湿乘虚袭入精窍也。治同上。

族某 劳淋，初用分清饮，涩痛已减。后服单方，通利太过，反致溺后精沥，腰足酸软，畏冷，左脉虚涩少神，肾气不摄，乃成虚滑，摄固为宜。

沙苑子　菟丝子　杞子　莲子　补骨脂　熟地砂仁末炒　杜仲

数服而效，后加鹿胶、潞参、归身、茯苓、山药，乃固。

王 便浊而数，且痛，午后寒热不时，头眩神倦，脉弱，自秋延春，兼溺血点。乃劳力伤阴，阴火迫注膀胱。先用分利法。

导赤散加赤苓、莲须、归尾、赤芍、丹皮、栀子、灯草。

二服眩痛止，去木通、竹叶，改熟地、归身，又加萆薢。

三服诸症俱瘳。又令服六味丸愈。

陈 色苍体长，木火之质，阴分易亏。五旬外纳宠，急图嗣续，月前因浊成淋，溺数而欠，着枕仍然遗泄，延至血水滴沥而痛，是为血淋。精室既伤，心火犹炽，诊两尺，左弦右数，宜腰膝痿软，足心如烙也。夫不痛为溺血，痛为血淋。虽肾虚挟火，然导赤分清，如方凿圆枘，五苓八正，亦抱薪救焚。急用生料六味作汤，可济燃眉。

熟地六钱　生地三钱　怀山药炒，二钱半　茯苓三钱　丹皮　泽泻各一钱　生莲子不去心，一两　莲子须　麦冬各二钱　五味子五分

数服痛止淋减，汤丸兼进而安。

江　溺前涩痛，茎端宿有瘀腐。向服瞿麦汤痛减，导火下行故也。然脉来洪实搏指，不特膀胱瘀热未尽，抑且心肾根源未清，故痛减淋不减也。宜收心节欲，勿扰肾脏，戒酒薄味，静养可安。

茯苓　生地　石斛　萆薢　莲须　甘草梢　灯心　泽泻

数服而效。

（《类证治裁》）

罗国纲

淋 证 会 约

罗国纲，字振召，号整斋，清代医家

气淋，小便涩，常有余沥，欲尽不尽。石淋，茎中痛，溺如砂石，最难得出。膏淋，日夜流膏。劳淋，劳倦即发，痛引气冲。血淋，溺如血也。盖气淋由中气下陷，当补而升提之。石淋由欲火煎熬，七情郁结，及饮食燥热而然。血淋由小肠与膀胱积热，而且心热移于小肠，兼心火而治之，得其源也。膏淋不涩不痛，乃命门之不固也，而兼乎湿者有之。至于劳淋，或禀质素弱，或劳心劳力，或房劳之后，发则气由小腹上冲，痛引外肾。所急者，在自知摄养，治之者必以脉（盛大实者生，虚小而涩者死）以证，而察其寒热虚实，庶不致误。且淋证当分在气、在血而治之，以渴与不渴为辨。如渴而小便不利，热在上焦气分，肺金生之，宜用淡渗之药，如茯苓、泽泻、灯心、通草、车前、瞿麦、萹蓄之类，清其肺，以滋水之上源也。不渴而小便不利者，热在下焦血分，肾与膀胱主之，宜用气味俱阴之药，如滋肾丸：黄柏、知母各二两（酒浸阴干），肉桂二钱为末，蜜丸，空心服。方中用肉桂者，以欲降肾火，桂与火邪同体，此寒因热引也。姑举此以为例，触类而长之可也。凡一切淋病，小便赤涩而痛者，必有热证，方以清热为急。若膏淋自流，不得以热论。有劳于脾者，如思虑过用，负重远行之类，宜补中益气汤与五淋散分进。专因思虑者，止用归脾汤。若嗜欲甚而施泄太过，劳于肾者，宜用黄芪汤。肾虚而寒者，须金匮肾气丸。至于血淋，如小腹硬，茎中痛者，是瘀血也，用怀牛膝三两煎膏，合酒服，大效。但虚人能损胃耳，宜四物汤加桃仁、红花（酒炒）、通草、牛膝、车前、丹皮。血虚者，用六味地黄丸加侧柏叶、车前子、白芍。血鲜而脉数有力者，乃心与小肠实热，宜山栀、丹皮、黄连、黄柏、生地、木通、车前、泽泻、赤茯苓。血黑而右尺沉迟者，下元虚冷也，服金匮肾气丸。然亦有内热过极，反兼水化，而血黑者，未可便为虚冷也。又有膏淋阻塞溺孔者，须各以脉证辨之。

黄芪汤　治房劳过甚，致阴阳两虚而遗精者。

黄芪蜜炒　熟地各钱半　茯苓　天冬　肉桂各一钱　小麦炒　当归甘草炙，各八分　五味子三分　生姜五分

水煎出，用龙骨细研末一钱，合服。如有汗者，加净麻黄根（蜜炒）一钱。如汗冷者，加附子七八分。如发热自汗或口渴者，加石斛二钱。

沉香散　治膏淋阻塞溺孔，而出不快，脐下妨闷。

沉香　陈皮　黄芪蜜炙，各三钱半　瞿麦一两　桑白皮　韭子炒，各三钱　滑石八钱　黄芩　甘草各二钱半

为末，每服二钱，米饮调下。

又方　沉香五钱　滑石一两　黄芪蜜炙，四钱　磁石煅，醋淬七次，五钱荆芥穗三钱半

为末，用肉苁蓉（酒洗，去甲，蒸捣和药末）加炼蜜为丸，酒下。

车前子散　治诸淋痛甚。

车前子四钱　淡竹叶　荆芥穗　赤茯苓　灯草

水煎，空心服。

又方　治血淋，并诸淋而热痛者。

茵陈　淡竹叶　木通　山栀　猪苓　瞿麦各一钱　甘草五分　灯心三分　滑石三钱

空心服。如大便闭者，加大黄。

萆薢分清饮　治膏淋，兼治白浊。

萆薢三钱　石菖蒲　乌药　益智仁各钱半　甘草梢八分

煎服。淋沥不已，以水性就下也，惟燥可去湿，故用菖蒲、乌药，以平湿土之敦阜。益智入肾，可纳气归源。肾经得令，则自闭藏，而小便有节。至于使水道入于膀胱，分清渗浊者，萆薢之力也，故名萆薢分清饮。

八正散　治心经邪热，脏腑闭结，小便赤涩，癃闭不通，五淋并治。但出小便不痛者，忌服。

车前子　瞿麦　萹蓄　滑石　大黄煅　山栀　甘草　木通

等份为末，灯心汤下。

神效琥珀散　治石淋、砂淋。

琥珀　肉桂　滑石　大黄炒　葵子　腻粉　木通　木香　磁石煅，酒淬七次

等份研末，每服二钱，灯心、葱白汤调服。

加减八味丸（新）　治命门火衰，肾无关键，其淋如膏，不痛不涩，日夜频流，却不自知，两尺脉虚而涩。宜补肾阴阳，而少加涩品，使下遗之路不虚滑也。

熟地八两　枣皮　怀山药各四两　茯苓三两或不用　附子四两　肉桂三两　补骨脂盐炒，三两　杜仲盐炒，三两　莲蕊少则用莲须，三两　牡蛎煅，醋淬，如是者三次，净粉，三两　巴戟去心，酒浸，四两　金樱子去刺，半生者佳，三两

蜜丸服。或加菟丝子（酒蒸）四两。

六一散　治石淋。

滑石六两　甘草一两

共研细末。或加辰砂（细研水飞）三钱，空心水调服。

又方

黄蜀葵花、子俱执，二两

为细末，每服一钱，食前米饮下。

备拣古来治淋诸证至简至稳神方于后，以便取用。

茎中痛甚，用怀牛膝浓煎，入麝香少许，服之立效。此味乃治淋之圣药也。但虚体，当兼补剂用之。膏淋如油，用甘草三钱，滑石一两，海金沙八钱为末，每服二钱，麦冬汤调下，日三服。若热淋切痛，甘草汤调海金沙服。石淋，用瞿麦，多多煎服。石淋，以滑石为主，利小便也；以山栀为臣，降心火从小便出也。凡淋病便闭，苎麻根煎服。砂淋、石淋，以胡椒三钱，朴硝一两，为末，每服二钱，开水调下。石淋，用桃树胶如枣大，夏以凉水吞之，冬以热水吞之，日三服。取胶法：于春桃盛时以刀割树皮，久则其胶溢出，采之，以桑灰汤浸过，晒干用。凡淋痛闭塞者，以浮水石为末，甘草煎汤调服。砂石淋痛，用九肋鳖甲醋炙研末，酒调，日三服，石自出，神效。痛为血淋，不痛为尿血。尿血者，由心肾气结，或忧思房劳所致，多属虚寒，不可专作热治。有小便频数，茎中切痛，与淋证小便涩而痛者不同。此因贪色，或过食辛热，积有热毒腐物，乘虚入于小肠，故便时作痛。用草薢二两，盐水炒为末，每服二三钱，外以葱汤频洗谷道，则便数及痛自愈。

（《罗氏会约医镜》）

吴 麓

膏淋、溺浊、血淋临证医案

吴麓（1751~1837），字渭泉，江苏如皋人，清代医家

少农陈鉴轩　患淋浊经年，痛涩虽除，而膏液不已，且神疲气怯、食少懒言。凡清火疏利之剂，靡药不尝，病势日甚。余诊之曰：脉沉迟弱，皆由耗伤真阴，脾肾亏损，中气下陷，命火阳衰，下元不固使然。即宜朝服补中益气汤，晚进八味地黄丸加人参。但当温补元阳，则淋浊自可渐止。

文　溺出浑浊如脓，尿管痛不可忍，尺脉数大。想系房劳强忍精血之伤，致有形败浊阻于隧道，故每溺而疼，所服清湿热、利小水之剂无效者，以溺与精同门异路耳。即服地髓汤，一名苦杖汤。用杜牛膝一两槌碎，以水二盏，煎浓汁一盅，去渣入麝香少许，空心服。以麝香入络通血，杜牛膝亦开通血中败浊也。连服数剂而痛浊皆除。

严正钦　述溺血三月，赴吴门就医，教服两头尖、猪脊髓、龟、鹿胶、海参淡荣膏无效。且痰多食减，胃脘满闷，小便赤色带血，溺管淋痛。余曰：脉数滑大，乃下焦结热，热甚搏血，流入胞中，与便俱出而成血淋。方书云：凡血出命门而涩者，为血淋；不痛者多为溺血是也。当投小蓟饮子加牛膝、海金沙，服十数剂，便清血止。惟茎中气虚下陷，清阳不升，改服补中益气汤及归芍六君子得痊。

（《临证医案笔记》）

何其伟

阴伤淋痛案

何其伟（1774~1837），字书田，清代医家

某　阴虚湿热下注，遗溺砂淋并发，君相二火内炽，六脉细弱。当用知柏八味法。

大熟地　炒知母　山药　牡丹皮　泽泻　白莲粉　炙龟甲　炒黄柏　茯苓　川萆薢　牡蛎

某　少阴络伤，膀胱气滞，所以小溲作痛。茎中上连少腹，若不通利，终恐溺后带血。青年患此，非旦夕可以奏效。

原生地　川连　炒黄柏　甘草梢　赤苓　琥珀末　炙龟甲　知母　牡丹皮　车前子　泽泻

复诊：前用滋阴通便法，小便已利，少腹胀满渐松，而下元不固，梦寐中连次遗溺。此气虚不能摄阴也，法当气阴并补。

西党参　炙甘草　炒生地　牡丹皮　南芡实　制淤术　白茯苓　沙苑子　怀山药　煅牡蛎

某　阴络内伤，溺浊久缠，兼下血块，真水亏竭也。急须节劳调治。

炒阿胶　牡丹皮　川断肉　煅牡蛎　茯神　枣仁　炙龟甲　炒知母　怀山药　象牙屑　远志　柏子霜

某　肾主两便，小溲淋沥而大便不爽，非阴虚而何？脉左尺沉

细，此其明证也。

上肉桂　淡苁蓉　肥知母　炒怀膝　车前子　大熟地　白归身　炒黄柏　广陈皮　琥珀末

某　阴虚溺痛，以滋肾法加味治之。

上肉桂　炒熟地　萸肉　炒黄柏　泽泻　血珀末　西党参　炙龟甲　知母　车前子　茯苓

（《郭山草堂医案》）

蒋宝素

泄中寓补治淋浊，血淋痛涩竭淋煎

蒋宝素（1795~1873），字问斋，清代医家

某 精败为浊，水腐为淋。淋出溺道，浊出精道。阴亏火盛，湿热互扰，淋浊交流，涓滴作痛。泄中寓补，通以济塞主之。

大生地　木通　生甘草梢　滑石　粉丹皮　福泽泻　云茯苓　怀山药　山萸肉

昨服导赤、六一之泄水，六味地黄之补肾，泄中寓补，通以济塞。夜来淋浊皆少，平旦至日中较轻，日中至黄昏亦减，玉茎痛涩亦缓，溲色夜黄昼清，已获效机。依方进步。

大生地　粉丹皮　福泽泻　云茯苓　车前子　怀牛膝　白通草　琥珀

依方进步，又服四剂，淋浊悉平。惟阴茎时觉微疼，肝肾阴伤未复，湿蕴余热未清。再以六味、三才、二至，以善其后。

大熟地　粉丹皮　福泽泻　怀山药　山萸肉　云茯苓　天门冬　人参　女贞子　旱莲草

年甫念三 六岁时，暑月闭癃，涓滴作痛，溲赤带血，乃热郁也。以后每年发一二次，十岁外逐次较重。溲浑赤中有血丝，血块鲜瘀不一，玉茎痛塞半月方平。今春三月完姻后举发，血色鲜红，痛甚。痛则为血淋，乃阴分重亏，水不涵木，木复生火，火逼精关，危

68

候。拟《医话》竭淋煎加减主之。

大生地　赤茯苓　建泽泻　怀牛膝　车前子　萹蓄　瞿麦　滑石　生甘草梢　血余炭　藕汁

三进加减竭淋煎，血淋痛涩俱平。盖不药亦尝自愈，每发不过十余日即已。郁热随血而解故也。久之郁热复聚，肝木复燥。肝主小便，乙癸同源。水不济火，火烁金伤，清肃不降，移热膀胱，气化失常，故屡发不已。病势已退，当专补阴。少壮年华，戒之在色。

大熟地　粉丹皮　福泽泻　怀山药　云茯苓　琥珀　怀牛膝　血余

为末，水叠丸。早晚各服三钱，灯心汤下。

（《问斋医案》）

王旭高

泻阴火，升清阳
补心阴，益肾元

王旭高（1798~1862），名泰林，清代医家

包 劳碌气虚，湿热随之下陷。淋浊初起觉痛，今而不疼，但觉气坠，小便频数，色黄而浑浊不清。仿东垣补脾胃、去湿浊、泻阴火、升清阳方法。

黄芪_{盐水炒} 柴胡 升麻 沙参 茯苓 芡实 萆薢 黄柏 知母 灯心

食盐冲服一捻。

张 操觚莲幕，形逸心劳。肾水下亏不能上承于心，心阳内亢而反下趋于肾，即坎离之不交也。不交则诸病生，由是而下为淋浊尿血，宗筋绊痛；上为眩晕咳嗽，心中震跃，诊脉左小右大，内伤虚症何疑！今远道初归，跋涉劳顿，且拟和平补益，庶无畸重畸轻之病。

马料豆 甘草梢 茯神 怀山药 麦冬 建莲肉 沙参 红枣 鲜藕 枇杷叶

又：心阴耗损，君不制相，相火妄动，强阳常举，精浊时流，肛门气坠，大便溏薄，心中嘈辣，咳嗽无痰。右脉空大，两尺皆虚。法宜补心阴以制相火，益肾气以固元精。

西洋参　黄柏　五味子　知母　牡蛎　大生地　龟甲　麦冬

另补骨脂盐水炒，韭菜子盐水炒，研末，炼蜜为丸。每服三钱。

渊按：纯属虚象，宜加熟地、山茱萸。

（《王旭高临证医案》）

吴　达

勿执渗利，疏木达郁

吴达，字东旸，清代医家

　　壬午小春既望，夜将半，顾容斋先生命舆邀诊，至则所诊者乃金陵吕秋樵孝廉也。秋翁患淋沥，医云湿热下注，方有生地八钱，畏未敢服，因自服五苓去桂加制军之方，小溲点滴不通，至晚胀急愈甚，坐立不安，不得已绕屋而行，足不停趾，因延予治。诊其脉，尺大寸小，濡涩不调。用胆草、苓皮、猪苓、车前、苡、斛、黄柏、生草；佐以桂枝、羌活、防风、柴胡、杏仁、陈皮；以姜皮、枇杷叶为引。诘朝秋翁乘舆自来，小便通调，淋浊亦止。易以渗湿达木之方，调理而安。夫淋浊、癃闭等证，举世皆用利湿之法，而不思达木，岂知利湿之品，其性趋下，有愈利而愈闭者。经云：肾司二便，其职在肝。若不达其风木之郁，脾气之陷，下窍焉得通调，湿火何能两解乎？故余用渗湿之品，而佐柴、桂以达木；下陷已结之火，用胆草、黄柏、生草梢等以清之；再得杏、陈利其肺胃升降之气。有不霍然而愈者乎？

　　周少愚，湿热淋痛，脉象弦细而数。夫弦为风木之象，郁而生火则数；木火郁于湿土，湿被木火蒸淫而为热；木生风火，不得上升，下注而泄于小便，则成淋浊。其下注者，风之力也；痛甚者，火之郁也。方用术、苓等以理脾；亦用柴、桂等升木；其下陷之火，用丹皮、栀、柏以清之。两剂痛定，而余沥未清，前方去丹皮，减柴、桂，病如失。世于湿热证，每每畏用桂枝，以为辛热。不知桂枝乃木之枝干，其性入足厥阴肝经，故肝木之下郁者，必得此以疏通之而上行，不若肉桂辛热，能入下焦，专治寒凝气滞血凝等证。两桂相较，其用迥然不同。故有湿郁木火之证，非桂枝不为功。至于风邪伤卫，发热无汗，又用之以和营泄卫。若遇阳明燥甚，内有木火为患，及湿郁火升者，误用之又为害不浅，所宜明辨也。

（《医学求是》）

王孟英

淋证医案选录

王孟英（1808~1867），名士雄，清代医家

陈芰掌　患淋久不愈，延至溽暑。孟英诊之，曰：易事耳。予补中益气汤而愈。

周菊生令正　患少腹酸坠，小溲频数而痛。医投通利不效，继以升提温补，诸法备试，至于不食不寐，大解不行，口渴不敢饮水，闻声即生惊悸。孟英脉之，曰：此厥阴为病也。不可徒治其（足）太阳。先与咸苦以泄其热，续用甘润以滋其阴，毫不犯通渗之药而愈。

胡振华　以花甲之年，患溺后出血水，甚痛。自云：溲颇长激，似非火证。孟英察脉有滑数之象。予元参、生地、犀角、（山）栀、楝（实）、槐蕊、侧柏、知母、花粉、石斛、银花、甘草梢、绿豆等药，旬日而痊。逾四载，以他疾终。

陈足甫　溲后见血，管痛异常，减餐气短。孟英以元参、生地、知母、楝实、银花、侧柏叶、栀子、桑叶、丹皮、绿豆为方，藕汤煎服，二剂，病大减，乃去丹皮、柏叶，加西洋参、熟地，服之而瘳。

朱湘槎令媳　患溲涩痛，医与渗利，反发热，头痛，不饥，口渴，夜不成眠。孟英诊之，脉细数。乃阴虚肝郁，化热生风，津液已烁，岂容再利？与白薇、栀子、金铃（子散）、知母、花粉、紫菀、麦冬、石斛、菊花，服之即愈。

许培之祖母 年逾七旬，久患淋漏，屡发风斑。孟英持其脉，弦而滑，舌绛口干。每以犀角、生地、二至（丸）、（黄）芩、（青）蒿、白薇、元参、龟甲、海螵（蛸）之类，息其暴；甘露饮增损，调其常。人皆疑药过凉。孟英曰："量体裁衣"，病属阳旺，气血有余，察其脉舌，治当如是。病者乃云：十余年前，偶患崩而广服温补，遂成此恙。始知先天阳气虽充，亦由药酿为病。

秋杪 患寒热如疟，善怒不眠，苦渴易饥，却不能纳食。孟英察脉，弦数倍常，予清肺蠲痰，柔肝充液之法，渐以向安。

（《王氏医案》）

郑寿全

石淋清热化气，血淋扶阳为重

郑寿全（1824~1911），字钦安，晚清医家

淋证一条，诸书载有劳淋、砂淋、血淋、气淋、石淋之别，是因病情而立名者也。余欲求一定之要，诸书俱未明晰，再三追索，统以阳不化阴，抑郁生热为主。大凡病淋之人，少年居多，由其世欲已开，专思淫邪，或目之所见，耳之所听，心之所思，皆能摇动阴精，邪念一萌，精即离位，遂不复还，停滞精道，不能发泄，久久抑郁生热，熬干阴精，结成砂石，种种病形，当小便时，气机下降，败精之结于经隧者，皆欲下趋，然尿窍与精窍，相隔一纸，精窍与尿窍异位同源（同从玉茎而出），尿窍易开，精窍不易启，不知好色之人，元阳日耗，封锁不固，当君火下照，尿窍已开，精窍亦启，尿欲速出，而精窍又开，两窍相启，彼此牵强，欲行不行，而痛故愈甚也。此二窍原不并开，此证全是并开之故，两相欲下，停精之结与未结，化与未化者，皆欲下趋也。稍有而结者，有砂、石之形，郁热熬而成之也。好色过度，精未化者，血淋之源也。治砂、石贵以清热为先，而化气之品，亦不可少。治血淋须以扶阳为重，交通上下，而固元尤当知。此病皆由自取，当其痛如刀割，虽云可怜，未始非好色之果报也。古方每以八正、五淋散，功专清热，亦多获效。余意此证当于清热利水中，兼以化精化气之品，鼓其元阳，俾二窍不同时并开为主。余治此

证，常以滋肾丸倍桂多效；又常以白通汤，专交心肾亦多效；又常以大剂回阳饮加细辛、吴萸、安桂多效。是取其下焦有阳，而开阖有节，不至两相并启也。但服回阳等方，初次小便虽痛甚，而尿来觉快者，气机将畅，而病当解也。此道最微，理实无穷，学者须当细心求之，勿执余法为一定，恐未必尽善，而辨认总以阴阳两字，有神无神，两尺浮大，有力无力为准。

（《医法圆通》）

张聿青

利湿化瘀，养阴摄下以蠲淋痛

张聿青（1844~1905），名乃修，晚清医家

左 小溲结块如脂，膏淋重证也。

海金沙三钱　块滑石三钱　木猪苓二钱　泽泻一钱五分　淡秋石六分
赤白苓各三钱　黑山栀一钱五分　磨沉香四分，冲　大淡菜二只

又：结块已退，而溲带血。

车前子三钱　炒丹皮二钱　甘草梢五分　海金沙三钱　泽泻一钱五
分　牛膝炭三钱　赤白苓各二钱　块滑石三钱　淡竹叶一钱

徐左 向有淋证，兹则马口不净，临溲作痛。湿热并阻膀胱，势
难欲速图功。

车前子三钱　茯苓三钱　泽泻一钱　甘草梢八分　细木通八分　制半
夏一钱五分　橘皮一钱　瞿麦三钱　牛膝炭四钱　淡竹叶一钱五分　朴硝一钱

又：阴柔苦泄，胃纳如常，然大便带红。脏阴虽亏，而腑中之湿
热未清。以退为进。

侧柏炭一钱　炒槐花二钱　茯苓三钱　丹皮炭一钱五分　生牛膝四钱
橘白一钱　泽泻二钱　当归炭一钱五分　大补阴丸三钱

分两次开水下。

徐左 淋浊之证，痛者为火，不痛者为湿。小溲之后，马口不
净，其为湿流于下，显然可见。

草薢　橘皮　生薏仁　猪茯苓　制半夏　块滑石　建泽泻　二妙丸

二诊：小溲虽不甚痛，而马口不净。还是湿热混淆，驾轻走熟。再利水而固精宫。

制半夏　焦苍术　川草薢　川黄柏　猪苓　生熟薏　车前子　上广皮　赤白苓

徐左　下坠之气，仍不见松，气一下注，直入尿管，辄痛不能忍，有时由尿管而抵及肛门，亦然作痛，小溲滴沥不爽。右脉濡滑，左部细弱无力。良以肾气亏损，不能收摄。再咸润摄下。

干苁蓉三钱　大茴香盐水炒，八分　厚杜仲三钱　炒黑当归一钱五分　炒杞子三钱　菟丝子盐水炒，三钱　川断肉三钱　炒青盐一分五厘

二诊：盐润摄下，注痛稍退，而小溲仍沥不爽。肾气既虚，病根愈难彻也。

两头尖炒包　生蒲黄　当归尾　赤白苓　泽泻　柏子仁　生牛膝　川草薢　韭菜根

三诊：小溲尚觉塞滞。水道之中，必有凝瘀内阻。再排湿化瘀，分清精水。

川草薢　滑石　冬葵子研，三钱　细木通　牛膝梢　泽泻　石菖蒲盐水炒　甘草梢　西血珀三分　酒炒湘军二味先调服，五分

四诊：小溲已能约束，惟水道尚在窒塞，理宜逐步进逼。然天暑脉虚，不若暂为退守，乘机进治。

川草薢　泽泻　生米仁　细木通　车前子　南楂炭　制半夏　黑山栀　牛膝梢　淡竹叶

五诊：湿浊瘀腐不化，小溲仍然窒滞，漩脚浊腻。再利水而排湿化瘀。

川草薢二钱　白茯苓三钱　益智仁八分　瞿麦二钱　车前子二钱　萹蓄五分　牛膝梢三分　泽泻盐水炒，一钱五分　石菖蒲盐水炒，三分

木通五分　两头尖炒包，一钱五分

改方加单桃仁一钱五分，酒炒大黄二钱。

六诊：溲后每有牵腻之物渍于马口，为湿浊未楚之征。然小溲数而难固，心火陷入于肾，肾阴不摄。从心肾主治。

台参须八分　云茯神三钱　生山药三钱　潼沙苑盐水炒，三钱　细生地四钱　柏子霜三钱　远志肉七分　带心莲子打，三钱

李左　脉证相安，惟小便仍有牵腻之物。良以瘀腐未清。宜重药轻投。

制半夏　赤白苓　生薏仁　川萆薢　泽泻　猪苓　当门子七厘，杜牛膝汁半小酒杯调温服

此病已用通利数次矣。乃入房忍精，注于夹膜，故用此法祛之。

二诊：服药后果有白物牵腻纠纠，离马口而下，惟隔日仍然。前方出入。

麝改五厘，牛膝汁一调羹入调。

施左　淋浊而于溲毕作痛，阴虚湿热下袭也。

秋石四分　牛膝梢三钱　生薏仁四钱　官桂四分　磨沉香冲，四分　萆薢二钱　甘草梢五分　车前子三钱　藕汁冲，一酒杯

二诊：淋痛稍退。再清下焦湿热。

制半夏一钱五分　云茯苓二钱　牛膝梢三钱　泽泻一钱五分　广皮一钱　甘草梢五分　车前子三钱　龟甲心炙，先煎，五钱　二妙丸开水先服

（《张聿青医案》）

曹沧洲

疏泄湿热瘀浊，养阴健脾固涩

曹沧洲（1849~1931），字智涵，清末民初医家

淋　　浊

某左　淋浊作痛，茎肿，湿热深重，非旦夕计功也。

上川连盐水炒，七分　知母二钱　甘草梢一钱　鲜生地打，七钱　黑山栀一钱半　银花二钱　滑石四钱　西血珀调冲，三分　川黄柏盐水炒，一钱半　大竹叶一钱半　川草薢三钱

评按：此湿热下注，水道不利之淋浊证。治以清热利湿，方合导赤散、草薢分清饮化裁甚当。

某右　初诊：淋浊四旬余，浊色黄白不一，溲时痛，脉弦，阴分已伤，湿热犹阻，当先清化分利。

龙胆草一钱　细生地四钱　车前子包，三钱　川通草一钱　川柏二钱　知母盐水炒，二钱　淡竹叶三钱　瞿麦三钱　西血珀冲，五分　甘草梢四分　粉草薢四钱

二诊：淋痛得瘥，浊下未已，脉细，宜标本两治。

细生地四钱　川石斛四钱　川断三钱　料豆衣三钱　川柏二钱　淡竹叶三钱　赤芍三钱　茯苓三钱　知母盐水炒，二钱　甘草梢包，五钱　车前

子三钱　朱灯心三分

评按：初诊湿热阻滞，肝脾失和，兼阴血受损，故方选导赤散、龙胆泻肝汤、萆薢分清饮意变通，重用生地以养阴。二诊淋痛得瘥，但脉细为阴伤未复，浊下不已为湿邪未尽，故在前诊用药基础上，以川石斛、川断加强养阴扶正，减瞿麦、血珀之通利峻剂，改之以利湿而不伤阴之朱灯心、料豆衣，甘草梢加量，皆圣手妙心之举。

某左　淋浊四月余，并不作痛，浊色带绿，脉软弦。此气不化湿，尤易伤阴也，宜标本两治。

西洋参生，一钱　甘草梢四分　川柏一钱半　知母盐水炒，一钱半　粉丹皮一钱半　漂白术一钱半　远志炭七分　粉萆薢三钱　茯神四钱　细生地四钱　金樱子盐水炒，一钱半

评按：淋浊湿热源于土失健运，中焦化源本已不足，淹缠之邪更易耗伤气阴，故属本虚标实俱盛之证。治当兼顾并重。方中西洋参清火益气养阴为君，茯苓、白术健脾化湿，生地、丹皮养阴泻热，而知母、黄柏、萆薢之清肾利湿，合少量金樱子之固涩，为反佐之法。且肾虚则封藏不固，也可淋沥不尽也。方证妙合可见。

血　　淋

某左　少腹痛血淋不净，宜疏泄分利法。

鲜生地一两　四制香附一钱半　枳壳一钱半　川柏一钱半　知母以上两药盐水炒，一钱半　两头尖二钱　陈皮一钱　川楝子一钱半　朱灯心三分粉萆薢五钱

评按：此属肝郁肾热，血分不宁。故重用鲜生地凉血止血；知母、黄柏清肾热，而香附、川楝子疏肝行气；得枳壳、陈皮、两头尖则气分愈畅，少腹痛可除；朱灯心、萆薢清利湿热。全方之妙，主在

重用鲜生地一两，可谓中流砥柱，不仅血热得清，而且受损之阴血可复，诸行气药之香燥也得其制。

气　　淋

某左　少腹胀，小溲淋沥不畅，腰酸，脉濡，宜疏泄分利。

制香附二钱　瞿麦三钱　甘草梢四分　车前子三钱　川楝子醋炒，二钱冬葵子一钱半　两头尖三分　茯苓四钱　延胡索一钱半　滑石四钱　枳壳一钱半　朱灯心三分

评按：此肝失疏泄，气机不畅，兼湿热下注之气淋证。故清热利湿与行气疏肝并重。方取金铃子散加味；参石韦散意而独不用石韦，但保留冬葵子、瞿麦、车前子、滑石者，可能是防石韦苦重过寒影响气机之故。

（《吴门曹氏三代医验集》）

贺季衡

淋浊大法清利，虚实夹杂，通固兼施

贺季衡（1856~1933），名贺钧，清代医家

先祖认为，本病的病因主要为湿热（火），病机特点为脾、肾与膀胱的功能失常。临床辨证施治时，凡初起湿热（火）蕴结，以致膀胱气化不利者属实，治予清热利湿，通淋泄浊；病久脾、肾虚弱，膀胱气化无权者属虚，治予培补脾肾；虚实夹杂者，则标本兼顾。并根据各个证候的特点，配合运用行气、止血、固涩等类药物。

孙男 淋浊两旬，溲痛，茎头肿，左胯结核，脉沉数，舌红中黄。湿火下注肠腑，不宜兜涩，通利为先。

青宁丸过口，四钱　细木通一钱五分　黑山栀二钱　甘草梢八分　川草薢四钱　正滑石五钱　瞿麦四钱　萹蓄四钱　赤苓四钱　净车前四钱　琥珀研，四分

二诊：溲痛已安，淋浊未已，茎头破肿流血，左胯结核，脉尚沉数，舌红中黄。湿火未清，当再通利分化。

青宁丸过口，三钱　川黄柏一钱五分　川草薢四钱　甘草梢八分　大麦冬二钱　黑山栀二钱　瞿麦四钱　赤苓四钱　净车前四钱　龙须草二钱正滑石五钱　灯心二十茎

三诊：茎头溲痛及淋浊俱退，左胯结核亦消，脉尚数，舌红。湿火初清，肾阴未复也。当再清养化浊。

84

细生地五钱　大麦冬二钱　赤苓四钱　黑山栀二钱　甘草梢八分　冬桑叶一钱五分　泽泻二钱　怀牛膝一钱五分　细木通一钱五分　青宁丸入煎，三钱　龙须草三钱　灯心二十茎

孙男　肾之阴气久亏，湿热乘虚下注，溲时作痛，水道点滴不利，会阴胀痛，波及魄门，脉沉弦细滑，舌根腻。当通固兼施。

淡苁蓉三钱　川黄柏盐水炒，一钱五分　青升麻五分　云苓三钱　中生地五钱　川草薢三钱　怀膝炭一钱五分　大麦冬二钱　粉丹皮一钱五分　泽泻二钱　灯心十茎

二诊：昨为通固兼施，会阴肿痛已减，而溲时尚作痛，水道不利，脉弦细，舌根黄腻。肾气固伤，湿浊未尽之候。

中生地五钱　川黄柏一钱五分　大麦冬二钱　泽泻一钱五分　黑山栀二钱　粉丹皮一钱五分　石竹花三钱　怀牛膝一钱五分　川草薢四钱　云苓三钱　龙须草三钱　琥珀研冲，五分

三诊：日来水道已通调，溲痛亦减，间有余浊未清，会阴穴尚有坠胀意，脉弦细，舌苔腐黄。肾气已伤，积湿未除也。守原意更增固肾品。

大生地五钱　菟丝子四钱　川草薢四钱　净萸肉盐水炒，一钱五分　川黄柏盐水炒，一钱五分　云苓三钱　龙须草三钱　潼沙苑四钱　怀牛膝一钱五分　旱莲草四钱　黑料豆四钱　连心莲子十粒

四诊：进固肾化湿，溲痛、会阴穴作胀俱退，惟魄门尚或坠痛，精关或不固，脉弦细虚数，舌苔前半已化。仍守旧章，更进为事。

大生地五钱　川黄柏一钱五分　潼沙苑盐水炒，四钱　旱莲草四钱　菟丝子盐水炒，四钱　炙甘草八分　楮实子三钱　女贞子四钱　槐角三钱　大白芍二钱　云苓三钱　莲子十粒

另：知柏地黄丸三两，每服三钱，开水下。

孙男　病后劳碌，心肾之阴未充，积湿易于下陷，气化于是不

行。淋浊作痛，溲后尤甚，腰俞酸楚，脉弦滑，两尺少力，舌心腻黄。虚中夹湿之候，与寻常淋浊不同。

大生地五钱　川黄柏一钱五分　川萆薢四钱　怀膝梢盐水炒，一钱五分　甘草梢八分　台乌药一钱　云苓三钱　粉丹皮一钱五分　泽泻二钱　龙须草三钱

二诊：溲后之痛虽减，而沥浊如故，气从下陷，腰俞尾闾酸楚，脉弦滑尺濡，舌心腻黄已化。此积湿渐化，心肾未充。以原方增入苦咸通补下元之品。

淡苁蓉四钱　云苓三钱　怀膝梢一钱五分　川萆薢四钱　川杜仲五钱　泽泻盐水炒，一钱五分　小茴香盐水炒，八分　海蛤粉四钱　川黄柏盐水炒，一钱五分　大麦冬二钱　人中白一钱五分

徐男　始而溲后痛，继之溲血甚多，血止又沥白浊，溺管痛，少腹胀，午后寒热，不汗而解，食少形瘦，脉弦细小数，舌红唇燥，或呛咳多痰。肾阴已伤，气火下迫，积热未清之候。久延非宜。

大麦冬二钱　怀膝炭二钱　甘草梢八分　京赤芍二钱　川楝子一钱五分　黄柏炭一钱　川萆薢三钱　炒苡仁五钱　泽泻二钱　琥珀研冲，四分

二诊：午后寒热已减，溲后沥浊亦少，曾经溲血，溺管仍痛，少腹胀，矢气则松，脘闷气逆，口渴舌红，或呛咳多痰，脉沉细小数。业经已久，肾阴暗伤，气火下迫，余浊又未清之候。速效难求。

大麦冬二钱　黑山栀二钱　小茴香盐水炒，八分　怀膝梢二钱　赤苓四钱　旋覆花包，一钱五分　粉丹皮一钱五分　地骨皮四钱　甘草梢八分　川萆薢四钱　灯心二十茎

另：知柏地黄丸二两、滋肾丸一两，和匀，每服三钱，开水下。

赵男　高年喘咳平后，肾气已伤，肺热未尽，不能通调水道，下输膀胱，是以小便点滴，色赤觉热，溺管刺痛，脉弦大鼓指，舌红苔浮。非寒虚气秘者比，故得金匮肾气丸法反甚。据此见端，当防

溲血。

西洋参一钱五分　肥知母一钱五分　怀膝梢一钱五分　粉丹皮一钱五分　泽泻一钱五分　黑山栀二钱　云苓三钱　蛤壳先煎，五钱　大麦冬二钱　淡秋石一钱　上血珀研细，冲，五分

二诊：昨从肾气已伤，肺热移于肠腑立法，小溲点滴作痛已十去其四，惟须二便齐来，可见肾之约束已不固矣，两脉寸关部尚大，肺金余热未清。当守原法略入升提之品，所谓导下必须启上也。

北沙参四钱　青升麻五分　大白芍二钱　粉丹皮一钱五分　煅牡蛎先煎，八钱　海蛤粉四钱　女贞子四钱　净萸肉一钱五分　怀膝炭一钱五分　潼白蒺藜各三钱　赤石脂四钱　灵磁石先煎，三钱

严男　房劳受惊，精蓄为腐，淋浊作痛，或有硬粒如石，或带血丝，溲勤作痛，气陷于下，尾闾坠胀，脉弦细小数，舌苔灰黄。此肾之阴气已亏，分泌失职，加以湿浊混处精宫所致。

淡苁蓉四钱　大麦冬二钱　大生地五钱　粉丹皮一钱五分　怀牛膝盐水炒，一钱五分　青升麻蜜炙，八分　川黄柏一钱五分　泽泻一钱五分　川草藓四钱　云苓三钱　净车前四钱　淡秋石八分

二诊：从肾之阴气已亏，湿热混处精宫立法，淋浊及血条俱止，气坠溲勤亦退，惟两腿少力，头目筋跳，夜分遗溺，易于惊怖。此乃肾阴未复，而肝阳有余故也。

大熟地盐水炒，五钱　川黄柏盐水炒，一钱五分　云苓神各三钱　粉丹皮一钱五分　潼白蒺藜各三钱　旱莲草四钱　女贞子四钱　生牡蛎先煎，五钱　煅龙骨先煎，五钱　泽泻一钱五分　怀牛膝盐水炒，一钱五分　莲子十粒　淡秋石八分

丸方：滋水抑木，乙癸同调。

大熟地淡秋石二钱合拌炒，二两　净萸肉一两五钱　潼白蒺藜各二两　粉丹皮二两　怀膝盐水炒，一两五钱　云苓神各二两　旱莲草四两　泽泻一

两五钱　大麦冬二钱　西洋参勿见火，另研，一两　煅龙骨五两　川黄柏盐水炒，一两五钱　女贞子四两　大白芍二两　连心莲子三两

上味研末，蜜水法丸。每服三钱，开水下。

钟男　膏淋半载不愈，溲其半则痛，澄之如糊，倾之难净，兼之呛咳多痰，脉细数，舌红。肺肾两亏，积湿混处精宫，肺气逆，无以通调水道也。

大麦冬二钱　煅牡蛎先煎，五钱　泽泻二钱　怀膝梢一钱五分　川草薢四钱　净车前盐水炒，四钱　云苓四钱　川黄柏盐水炒，一钱五分　肥知母三钱　甘草梢八分　连心莲子十粒

另：威喜丸二两，每晨米饮下二钱。

二诊：膏淋虽少，而溲时仍作痛，气注魄门，如欲便状，浊兼之呛咳多痰，脉细数，舌红。肺肾久亏，湿随气陷也。

南沙参四钱　大麦冬二钱　云苓四钱　泽泻二钱　怀牛膝一钱五分　煅牡蛎先煎，五钱　川杜仲四钱　菟丝子四钱　小茴香盐水炒，八分　川草薢四钱　甘草梢八分　莲子心五分

三诊：膏淋渐少，溲痛亦安，气注魄门亦折，咳亦减，惟阳事不兴者已久，脉细数，舌红。肾之阴气两亏，守原意更增益阳摄下之品。

大生地盐水炒，五钱　菟丝子盐水炒，三钱　川杜仲三钱　鹿角霜三钱　云苓三钱　泽泻二钱　川草薢四钱　小茴香盐水炒，八分　煅牡蛎先煎，五钱　净萸肉一钱五分　鱼鳔胶一钱五分

另：桂附八味丸二两、知柏八味丸二两，和匀，每服三钱，开水下。

吴男　心肾两亏，精液下注，致发膏淋。溲后澄浊如膏，甚则状如腐肉，腰俞酸楚，切脉沉细小数，舌红中槽。一派虚象，非湿毒可比。

大生地五钱　川黄柏盐水炒，一钱五分　煅牡蛎先煎，五钱　大麦冬二钱　川萆薢三钱　料豆衣三钱　菟丝子盐水炒，三钱　川杜仲三钱　潼沙苑盐水炒，二钱　泽泻盐水炒，二钱　云苓三钱　连心莲子十粒

另：知柏地黄丸三两，每服三钱，开水下。

钱男　溲后沥精作痛，少腹坠胀，腰俞酸楚，入夜溲勤，腑行燥结，脉沉细，舌白。延今两月，肝肾已伤，湿热混处精窍所致。速效难求。

淡苁蓉四钱　怀牛膝一钱五分　川萆薢四钱　黑料豆四钱　台乌药一钱　川楝子一钱五分　粉丹皮一钱五分　泽泻一钱五分　云苓三钱　大麦冬二钱　大熟地秋石五分化水炒，五钱　莲子心八分

另：威喜丸一两，每服三钱，开水下。

二诊：溲后沥精已减，腰俞酸楚亦折，而少腹坠胀及入夜溲勤如故，腑行不润，脉沉细。湿热混处精宫，肝肾又亏所致。

大熟地秋石五分化水炒，五钱　淡苁蓉四钱　怀牛膝一钱五分　台乌药一钱　益智仁一钱五分　川楝子一钱五分　川萆薢四钱　黑大豆四钱　大麦冬二钱　泽泻一钱五分　云苓三钱　连心莲子十粒

按：本例属虚实同巢，治用标本兼顾。熟地甘而微温，用秋石拌炒，既能补肾，又能滋阴降火。威喜丸亦为标本兼顾，通涩兼施之法。

王男　胞痹溺涩色白，少腹胀，心痛，业已年余，烦劳或饮冷则甚，脉沉细缓。乃肾虚，寒湿久羁下焦，水道不宣，满于胞内，阳气不达，以致或通或清，所谓劳淋冷淋是也。拟温命肾，以宣气化。

东洋参二钱　巴戟肉一钱五分　上肉桂五分　韭菜子二钱　益母草三钱　石菖蒲八分　台乌药一钱　小茴香八分　川萆薢四钱　菟丝子四钱　云苓三钱　煨姜两片

服两剂，原方加熟附子二钱。

李男 年逾六旬，始患血淋，继之沥浊，溺管刺痛，溲前及溲后皆然，步履则气从下陷，切脉沉滑无力，右关尺渐数，舌苔满腻而白。此心肾两亏，清气不升，湿热下渗为浊也。与壮年及初淋者，大相径庭。

大生地秋石炒，五钱　菟丝子四钱　炙紫菀三钱　泽泻二钱　当归二钱 川黄柏一钱五分　甘草梢八分　潼沙苑四钱　川萆薢四钱　怀牛膝一钱五分 龙须草四钱

另：补中益气丸三两，每服三钱，开水下。

（贺桐孙主编《贺季衡医案》）

张锡纯

治 淋 浊 方

张锡纯（1860~1933），字寿甫，晚清民国医家

淋之证有五：血淋、石淋、膏淋、气淋、劳淋是也。此五淋者，皆其自身气化失和，非有毒气之传染也。乃自花柳风腾，梅毒蔓延，毒淋之证，到处甚多。而治淋者亦遂但知有毒，淋而不知有五淋，即偶有五淋，亦但以毒淋之方治之，鲜有效者。夫五淋之中，血淋、石淋最为难治。然石淋千百人不一见，而血淋实为恒有之病，医者不可不留意也。

一、理血汤

治血淋及溺血、大便下血，证之由于热者。

生山药一两　生龙骨捣细，六钱　生牡蛎捣细，六钱　海螵蛸捣细，四钱
茜草二钱　生杭芍三钱　白头翁三钱　真阿胶不用炒，三钱

溺血者，加龙胆草三钱。大便下血者，去阿胶，加龙眼肉五钱。

血淋之证，大抵出之精道也。其人或纵欲太过而失于调摄，则肾脏因虚生热。或欲盛强制而妄言采补，则相火动无所泄，亦能生热。以致血室（男女皆有，男以化精女以系胞）中血热妄动，与败精溷合化为腐浊之物，或红、或白、成丝、成块，溺时堵塞牵引作疼。故用山药、阿胶以补肾脏之虚；白头翁其性寒凉，其味苦而兼涩，凉血之

中大有固脱之力，故以清肾脏之热；茜草、螵蛸以化其凝滞而兼能固其滑脱；龙骨、牡蛎以固其滑脱而兼能化其凝滞；芍药以利小便而兼能滋阴清热，所以投之无不效也。此证，间有因劳思过度而心热下降，忿怒过甚而肝火下移以成者，其血必不成块，惟溺时牵引作疼。此或出之溺道，不必出自精道也。投以此汤亦效。

溺血之证，不觉疼痛，其证多出溺道，间有出之精道者。大抵心移热于小肠，则出之溺道。肝移热于血室，则出之精道。方中加生地黄者，泻心经之热也。若系肝移热于血室者，加龙胆草亦可。

一人，年三十许，患血淋。溲时血块堵塞，努力始能溲出，疼楚异常。且所溲者上多浮油，胶黏结于器底，是血淋而兼膏淋也。从前延医调治，经三十五人，服药年余，分毫无效，尪羸已甚。后愚诊视，其脉弦细，至数略数，周身肌肤甲错，足骨凸处，其肉皮皆成旋螺高寸余，触之甚疼。盖卧床不起者，已半载矣。细询病因，谓得之忿怒之余误坠水中，时当秋夜觉凉甚，遂成斯证。知其忿怒之火，为外寒所束，郁于下焦而不散，而从前居室之间，又有失保养处也。拟投以此汤，为脉弦，遂以柏子仁（炒捣）八钱，代方中山药，以其善于养肝也。疏方甫定，其父出所服之方数十纸，欲以质其同异。愚曰：无须细观，诸方与吾方同者，惟阿胶、白芍耳，阅之果然。其父问何以知之？愚曰：吾所用之方，皆苦心自经营者，故与他方不同。服三剂血淋遂愈，而膏淋亦少减。改用拙拟膏淋汤，连服二十余剂，膏淋亦愈，而小便仍然频数作疼。细询其疼之实状，谓少腹常觉疼而且坠，时有欲便之意，故有尿即不能强忍，知其又兼气淋也。又投以拙拟气淋汤，十剂痊愈。周身甲错，足上旋螺尽脱。

溺血之证，热者居多，而间有因寒者，则此方不可用矣。曾治一人，年三十余，陡然溺血，其脉微弱而迟，自觉下焦凉甚。知其中气虚弱，不能摄血，又兼命门相火衰微，乏吸摄之力，以致肾脏不能封固，血随小便而脱出也。投以四君子汤，加熟地、乌附子，连服二十余剂始愈。

又有非凉非热，但因脾虚不能统血而溺血者。方书所谓失于便溺者，太阴之不升也，仍宜用四君子汤，以龙骨、牡蛎佐之。

大便下血者，大抵由于肠中回血管或血脉管破裂。方中龙骨、牡蛎之收涩，原可补其破裂之处。而又去阿胶者，防其滑大肠也。加龙眼肉者，因此证间有因脾虚不能统血而然者，故加龙眼肉以补脾。若虚甚者，又当重用白术，或更以参、芪佐之。若虚而且陷者，当兼佐以柴胡、升麻。若虚而且凉者，当兼佐以干姜、附子，减去芍药、白头翁。

一少妇，大便下血月余，屡次服药不效。愚为诊视，用理血汤，去阿胶，加龙眼肉五钱治之。而僻处药坊无白头翁，权服一剂，病稍见愈。翌日至他处药坊，按方取药服之，病遂痊愈。则白头翁之功效，何其伟哉！

附录：

直隶唐山张某来函：张某年二十八岁，于冬月初，得膏淋，继之血淋。所便者，或血条，或血块，后则继以鲜血，溺频茎疼。屡经医者调治，病转加剧。其气色青黑，六脉坚数，肝脉尤甚。与以理血汤，俾连服三剂，血止，脉稍平，他证仍旧。继按治淋浊方诸方加减治之，十余剂痊愈。

二、膏淋汤

治膏淋。

生山药一两　生芡实六钱　生龙骨捣细，六钱　生牡蛎捣细，六钱
大生地切片，六钱　潞党参三钱　生杭芍三钱

膏淋之证，小便溷浊，更兼稠黏，便时淋涩作疼。此证由肾脏亏

损，暗生内热。肾脏亏损则蛰藏不固，精气易于滑脱。内热暗生，则膀胱熏蒸，小便改其澄清。久之，三焦之气化滞其升降之机，遂至便时牵引作疼，而浑浊稠黏矣。故用山药、茨实以补其虚，而兼有收摄之功。龙骨、牡蛎以固其脱，而兼有化滞之用。地黄、芍药以清热利便。潞参以总提其气化，而斡旋之也。若其证浑浊，而不稠黏者，是但出之溺道，用此方时，宜减龙骨、牡蛎之半。

三、气淋汤

治气淋。

生黄芪五钱　知母四钱　生杭芍三钱　柴胡二钱　生明乳香一钱　生明没药一钱

气淋之证，少腹常常下坠作疼，小便频数，淋涩疼痛。因其人下焦本虚，素蕴内热，而上焦之气化又复下陷、郁而生热，则虚热与湿热，互相结于太阳之腑，滞其升降流通之机而气淋之证成矣。故以升补气化之药为主，而以滋阴利便流通气化之药佐之。

四、劳淋汤

治劳淋。

生山药一两　生茨实三钱　知母三钱　真阿胶不用炒，三钱　生杭芍三钱

劳淋之证，因劳而成。其人或劳力过度，或劳心过度，或房劳过度，皆能暗生内热，耗散真阴。阴亏热炽，熏蒸膀胱，久而成淋，小便不能少忍，便后仍复欲便，常常作疼。故用滋补真阴之药为主，而少以补气之药佐之，又少加利小便之药作向导。然此证得之劳力者易治，得之劳心者难治，得之房劳者尤难治。又有思欲无穷，相火暗动而无所泄，积久而成淋者，宜以黄柏、知母以凉肾，泽泻、滑石以泻

肾，其淋自愈。

或问：以上治淋四方中，三方以山药为君，将山药之性与淋证最相宜乎？答曰：阴虚小便不利者，服山药可利小便。气虚小便不摄者，服山药可摄小便。盖山药为滋阴之良药，又为固肾之良药，以治淋证之淋涩频数，诚为有一无二之妙品。再因证而加以他药辅佐之，所以投之辄效也。

五、砂淋丸

治砂淋，亦名石淋。

黄色生鸡内金鸡鸭皆有肫皮而鸡者色黄，宜去净砂石，一两　生黄芪八钱　知母八钱　生杭芍六钱　蓬砂六钱　朴硝五钱　硝石五钱

共轧细，炼蜜为丸，桐子大，食前开水送服三钱，日两次。

石淋之证，因三焦气化瘀滞，或又劳心劳力过度，或房劳过度，膀胱暗生内热。内热与瘀滞煎熬，久而结成砂石，堵塞溺道，疼楚异常。其结之小者，可用药化之，若大如桃、杏核以上者，不易化矣。须用西人剖取之法，此有关性命之证，剖取之法虽险，犹可于险中求稳也。

鸡内金为鸡之脾胃，原能消化砂石。硼砂可为金、银、铜焊药，其性原能柔五金、治骨鲠，故亦善消硬物。朴硝，《神农本草经》谓其能化七十二种石。硝石，《神农本草经》不载，而《名医别录》载之，亦谓其能化七十二种石。想此二物性味相近，古原不分，即包括于朴硝条中，至陶隐居始别之，而其化石之能则同也。然诸药皆消破之品，恐于元气有伤，故加黄芪以补助气分，气分壮旺，益能运化药力，犹恐黄芪性热，与淋证不宜，故又加知母、芍药以解热滋阴，而芍药之性，又善引诸药之力至膀胱也。

按：此证有救急之法。当石堵塞不通时，则仰卧溺之可通。若仍

不通，或侧卧，或立，或以手按地，俾石离其堵塞之处即可通。

六、寒淋汤

治寒淋。

生山药一两　小茴香二钱　当归炒捣，三钱　生杭芍二钱　椒目炒捣，二钱

上所论五淋，病因不同而证皆兼热。此外，实有寒热凝滞，寒多热少之淋。其证喜饮热汤，喜坐暖处，时常欲便，便后益抽引作疼，治以此汤服自愈。

七、秘真丹

治诸淋证已愈，因淋久气化不固，遗精白浊者。

五倍子去净虫粪，一两　粉甘草八钱

上二味，共轧细，每服一钱，竹叶煎汤送下，日再服。

曾治一人，从前患毒淋，服各种西药两月余，淋已不疼，白浊亦大见轻，然两日不服药，白浊仍然反复。愚俾用膏淋汤，送服秘真丹，两次而愈。

八、毒淋汤

治花柳毒淋，疼痛异常，或兼白浊，或兼溺血。

金银花六钱　海金沙三钱　石韦二钱　牛蒡子炒捣，二钱　甘草梢二钱　生杭芍三钱　三七捣细，二钱　鸦胆子去皮，三十粒

上药八味，先将三七末、鸦胆子仁用开水送服，再服余药所煎之汤。

此证若兼受风者，可加防风二三钱。若服药数剂后，其疼瘥减，而白浊不除，或更遗精者，可去三七、鸭蛋子，加生龙骨、生牡蛎各

五钱。

鸦胆子味至苦，而又善化瘀解毒清热，其能消毒菌之力，全在于此。又以三七之解毒化腐生肌者佐之，以加于寻常治淋药中，是以治此种毒淋，更胜于西药也。

九、消毒二仙丹

治花柳毒淋，无论初起、日久，凡有热者，服之皆效。

丈菊子捣碎，一两　鸦胆子去皮仁，破者勿用，服时宜囫囵吞下，四十粒

上药二味，将丈菊子煎汤一盅，送服鸦胆子仁。

丈菊俗名向日葵，其花善催生，子善治淋。

邻村一少年患此证，便时膏淋与血液相杂，疼痛颇剧，语以此方，数次痊愈。

十、鲜小蓟根汤

治花柳毒淋，兼血淋者。

鲜小蓟根洗净，锉细，一两

上一味，用水煎三四沸，取清汤一大茶盅饮之，一日宜如此饮三次。若畏其性凉者，一次用六七钱亦可。

曾治一少年患此证，所便者血溺相杂，其血成丝、成块，间有脂膜，疼痛甚剧，且甚腥臭。屡次医治无效，授以此方，连服五日痊愈。

按：如毒淋之兼血淋者，而与鸦胆子、三七、鲜小蓟根并用则效。

小蓟于三鲜饮下曾言之。然彼则用治吐血，此则用治毒淋中之血淋，皆极效验，而其功用实犹不止此也。一十五六岁童子，项下起疙瘩数个，大如巨栗，皮色不变，发热作疼。知系阳证，俾浓煎鲜小蓟

根汤，连连饮之，数日全消。盖其善消血中之热毒，又能化瘀开结，故有如此功效也。

十一、澄化汤

治小便频数，遗精白浊，或兼疼涩，其脉弦数无力，或咳嗽，或自汗，或阴虚作热。

生山药一两　生龙骨捣细，六钱　牡蛎捣细，六钱　牛蒡子炒捣，三钱　生杭芍四钱　粉甘草钱半　生车前子布包，三钱

十二、清肾汤

治小便频数疼涩，遗精白浊，脉洪滑有力，确系实热者。

知母四钱　黄柏四钱　生龙骨捣细，四钱　生牡蛎炒捣，三钱　海螵蛸捣细，三钱　茜草二钱　生杭芍四钱　生牡蛎四钱　泽泻一钱半

或问：龙骨、牡蛎收涩之品也。子治血淋，所拟理血汤中用之，前方治小便频数或兼淋涩用之，此方治小便频数疼涩亦用之，独不虑其收涩之性有碍于疼涩乎？答曰：龙骨、牡蛎敛正气而不敛邪气，凡心气耗散、肺气息贲、肝气浮越、肾气滑脱，用之皆有捷效。即证兼瘀、兼疼或兼外感，放胆用之，毫无妨碍。拙拟补络补管汤、理郁升陷汤、从龙汤、清带汤，诸方中论之甚详，皆可参观。

一叟，年七十余，遗精白浊、小便频数，微觉疼涩。诊其六脉平和，两尺重按有力，知其年虽高，而肾经确有实热也。投以此汤，五剂痊愈。

一人，年三十许，遗精白浊，小便时疼如刀刺，又甚涩数。诊其脉滑而有力，知其系实热之证。为其年少，疑兼花柳毒淋，遂投以此方，加没药（不去油）三钱，鸦胆子（去皮）四十粒（药汁送服），数剂而愈。

十三、舒和汤

治小便遗精白浊，因受风寒者，其脉弦而长，左脉尤甚。

桂枝尖四钱　生黄芪三钱　续断三钱　桑寄生三钱　知母三钱

服此汤数剂后病未痊愈者，去桂枝，加龙骨、牡蛎（皆不用煅）各六钱。

东海渔者，年三十余，得白浊证甚剧。旬日之间，大见衰惫，惧甚，远来求方。其脉左右皆弦，而左部弦而兼长。夫弦长者，肝木之盛也。木与风为同类，人之脏腑，无论何处受风，其风皆与肝木相应。《内经·阴阳应象论》所谓"风气通于肝"者是也。脉之现象如此，肝因风助，倍形其盛，而失其和也。况患者自言，因房事后小便当风，从此外肾微肿，遂有此证，尤为风之明征乎。盖房事后，肾脏经络虚而不闭，风气乘虚袭入，鼓动肾脏不能蛰藏（《内经》谓肾主蛰藏），而为肾行气之肝木，又与风相应，以助其鼓动，而大其疏泄（《内经》肝主疏泄），故其病若是之剧也。为拟此汤，使脉之弦长者，变为舒和。服之一剂见轻，数剂后遂痊愈。以后凡遇此等症，其脉象与此同者，投以此汤无不辄效。

（《医学衷中参西录》）

王仲奇

治 淋 心 法

李右　青安寺路。肝气下迫子脏，阴道失输，淋溲有血，少腹胀痛，腰俞、尾骶酸而作坠，脉弦。治以输阴利窍。

龟甲炙黄，先煎　紫贝齿煅，先煎　瞿麦　甘草梢　地肤子　血余炭包　卷柏炒　茯苓　刘寄奴　马鞭草　络石藤　杜牛膝根　西珀屑研细，蜜丸吞

二诊：淋溲胀痛较瘥，但仍频数不爽，血已见少，微有未尽，腰俞、尾骶酸坠亦舒，脉濡而弦。仍以输阴利窍可也。

龟甲炙黄，先煎　紫贝齿煅，先煎　瞿麦　刘寄奴　石菖蒲　血余炭包　卷柏炒　马鞭草　益智仁　川萆薢　甘草梢　杜牛膝根　西珀屑研细，蜜丸吞

何　汉口，精为肾之本，肾之用。肾脏有亏，精气失守，随溺而泄。治以强肾、输阴、分利，然须自修慎摄，庶几有豸。

龟甲炙黄，先煎　紫贝齿煅，先煎　茯苓　川黄柏炒　石菖蒲　益智仁　血余炭包　络石藤　忍冬藤　地肤子　粉萆薢　甘草梢

二诊：精气失守，随溺渗泄，淋溲作痛弗爽，肾亏髓减，腰疼髀酸，脉濡弦。仍以强肾封髓，输阴利窍。

龟甲炙黄，先煎　紫贝齿煅，先煎　桔梗　潼沙苑　菟丝饼　益智

仁　川黄柏　炒续断炒　川杜仲炒　血余炭包　地肤子　川萆薢　甘草梢

左　初诊（佚）。

二诊：湿热稽延，精室莫固，浊仍下而色黄，肛左有痔患，先时左睾丸及胯褶缝均肿，则知病因必起于败精与血瘀也。

石决明煅，先煎　石菖蒲　法半夏　川黄柏炒　白蒺藜　川萆薢　远志肉炙　野茯苓　猪苓　全当归　川石斛　忍冬藤　红花

三诊：淋属肝胆，浊属心肾，诸恙向安，浊独未尽。更以丸剂缓图，推陈出新。

法半夏　金扁斛　川萆薢　全当归　远志肉炙　石菖蒲　野茯苓　猪苓　川黄柏炒　白蒺藜　益智仁　甘草梢

上药研末，用南沙参熬水泛丸，每早、晚以开水送下二钱。

四诊：浊已，脉络犹牵强而痛，宗筋易举，夜寐不安。此精亏阳强，筋失营养之弊。

败龟甲炙，先煎　鹿角煨　生首乌　金扁斛　怀牛膝炒　川萆薢　柏子仁霜　川杜仲炒　南烛子　茯神心木　天冬　甘草梢　猪蹄筋　莲须

钱　海宁路。心藏神，主血脉，肾藏精，主骨髓。淋浊复发，虽经见止，而百骸俱痛，心神失宁，心悸少寐，入夜则火升颧赤，头眩耳鸣，两睾丸酸痛，脉弦。心肾兼治可也。

龙齿煅，先煎　石决明煅，先煎　茯神　龟甲炙黄，先煎　川黄柏炒　忍冬藤　川萆薢　白蒺藜　仙遗粮　鹿衔草　白茄根　石楠叶　飞辰砂冲　甘草

二诊：淋浊复发虽经见止，而留毒稽延弗去，筋骨百骸俱痛，两睾丸作酸，心悸未宁，夜寐稍安，头眩耳鸣较静，脉濡弦。仍从心肾兼治可也。

龟甲炙，先煎　石决明煅，先煎　茯神　川黄柏炒　鬼箭羽　仙遗粮
白蒺藜　川萆薢　海桐皮　鹿衔草　络石藤　石楠叶　飞辰砂冲
白茄根

三诊：两睾丸作酸稍减，心悸较宁，头眩耳鸣略静，惟胸胁背
胛日来疼痛较甚，小溲频数，肠鸣便溏，脉软弦。淋浊复发，虽经见
止，而留毒稽延，仍从心肾两治。

白蒺藜　威灵仙　鬼箭羽　鹿衔草　海桐皮　络石藤　茯
神　仙遗粮　川楝子煨　肉果煨　川萆薢　石楠叶　白茄根

（《王仲奇医案》）

范中林

四逆散加味治疗少阴证淋病

范中林（1895~1989），蜀中现代名医

肖某某　女，36岁。四川广汉县某小学教员。

小便不畅已10余年，重则尿黄窘迫，欲解不出。尿道灼痛，淋沥不尽。经多方检查治疗，疗效不显。1960年8月来诊。

诊治：每昼夜小便数十次，量极少，有时仅数滴，涩痛，腰及小腹亦觉疼痛；下阴糜烂，白带多；四肢不温；舌尖边红，苔白滑。此为少阴阳郁，气机不利。法宜宣通气机，化阴通腑。以四逆散加味主之。

柴胡24g　白芍24g　枳实24g　甘草9g　桔梗30g　茯苓30g
4剂。

另以自制九成丹涂下阴患部。

服后，小便通利，诸症悉解。下阴糜烂已好转。再以少量丹药涂于患处，半月后获愈。

《伤寒论》云："少阴病，四逆，其人或咳，或悸，或小便不利，或腹中痛……四逆散主之。"本例之小便不利，四肢不温，并腹中痛，为邪入少阴，阳为阴郁。少阴为三阴之枢，邪气滞于中，清浊不分。加之患者久病不愈，郁积而气机阻滞日甚。投四逆散举下陷之阳邪，疏不宣之气机。以柴胡启达阳气，兼解郁滞；芍药养真阴，调解肝

脾，俾土木和而气机流畅；柴枳同用，一升一降，清浊分行。仲景原方注：小便不利加茯苓。恐其力缓，仅渗湿不足以畅气机。肺为水之上源，行呼吸，主一身之气，喜清肃，取下行为顺。今外邪固束，则水道难于通调，故重用桔梗，辛开苦降；茯苓利水，与桔梗之开提相合，亦为一升一降。水邪消，诸症自平矣。

《素问·灵兰秘典论》曰："膀胱者，州都之官，津液藏焉，气化则能出矣。"可见小水虽由膀胱所司，若无气机之转化，焉能排出而为溺？故小便之病变，与肾、肝、脾、肺、三焦之气化，关系密切。在临证中，对各种原因之小便失利或不禁，往往以相关脏腑经络全面考虑。范老认为，凡尿频、尿急、欲出不尽，或闭塞不通，排尿涩痛；小腹、两胁、腰部或胀或痛或酸；上述诸症，不必悉具，皆可以四逆散辨证加减论治。

王某某 女，67岁。山东省荣城县居民。患者10多年来，经常小便频急，重则淋沥涩痛，点滴不尽。曾多次验小便，均属正常。先后服大量抗生素和利尿药，并以补肾气、除湿热等法论治，时好时坏。近来病情加重，转来求诊。

诊治：1978年12月5日。近1个月来，约隔半小时解小便一次，量极少，一昼夜排尿总量仅300多毫升，色黄如浓茶。小便灼热，欲解不尽；四肢不温，少腹胀满疼痛，日夜不宁。舌质淡红稍暗，苔白滑。此为邪入少阴，阳郁不伸，水气不化。法宜宣通气机，化阴通腑。以四逆散加味主之。

柴胡 10g　白芍 10g　枳实 10g　甘草 3g　桔梗 15g　茯苓 20g

4剂。

服后小便通利，病遂获愈。

1979年5月15日随访：其女告之，病愈后，已回山东原籍。最近来信，病未复发。

肖、王二例少阴证淋病，病因、病情和病程大体相似。仅因王例年逾花甲、症状较轻，故药量稍减。均投四逆散加茯苓、桔梗为治。皆一诊而愈。

(《范中林六经辨证医案选》)

胡翘武

从肝治淋，温濡疏清

胡翘武（1915~2002）安徽中医药大学附属医院主任医师，临床家

淋证为常见病患之一，妇女尤多。疗治此病大多从三焦膀胱和肾立论，奏效者固属不少，无效乏验者也不乏其例。从肝论治者罕为当今临床所及，殊不知足厥阴肝经"循股阴，入毛中，过阴器，抵少腹""是主肝所生病者……遗溺，闭癃"（《灵枢·经脉》）。故肝与前阴不无联系。且肝肾又乙癸同源，为子母之脏。肝之疏泄条达与否又无不直接影响三焦水液运行及膀胱气化功能。诚如刘完素《素问玄机原病式》谓："岂知热甚客于肾部，干于足厥阴之经，廷孔郁结极甚……而神无所用……而漩溺遗失，不能收禁也。"故淋之为病与肝体之盛衰、肝用之强弱有着密切关系。治体治用，或补或泻，若能随机应变，效验必在意料之中。兹本临床所及，分述证治如下。

一、肝体不足，腑失滋濡温煦

肝为乙木，虽有将军之称，但其体为阴，在体为筋，功主藏血，与肾藏之精实为一源，故有精血相生之说。若筹谋过度，所欲不遂；或热邪久羁，阴血暗耗；或年迈体弱，久病伤阴之人，肝之阴血暗伤内夺，肝之气阳也不无衰微。肝经因之空虚，厥阴之络失于温煦，宗筋亦为之衰弱，膀胱少阴血之濡养、气阳之温煦，其化津濡窍之职能

自当衰减，溲溺之约利失节，淋溃甚或癃闭之疾作矣。故《景岳全书·遗溺》篇曰"肝肾阳气亏败则膀胱不藏，而水泉不止"。薛立斋在言遗溺证时曾有"窃谓肝主小便，若肝经血虚，用四物山栀"之说，足见小便约利失节之恙每关于肝体不足。

张某 女，52岁。

小便频急涩痉经年不已，近月加重，更兼腰膝酸软，中西诸法频投罔效，尿常规正常，曾诊断为"尿道综合征"。转余诊时，诸症有增无减，所示方药皆八正、草薢分清、五苓之属。见其神情委顿，面色㿠白少华，头昏目眩，耳如蝉鸣，四肢不温，口干乏津，纳谷不馨，舌淡红苔白薄，两脉虚细且弦。此七七之妇，天癸始竭，肝体不足，气阴两伤，膀胱少肝血之濡养，乏气阳之温煦，小便之约利失节，而有此恙之发也。函拟温补肝之气阳，兼养肝之阴血，冀肝虚得补，气阳始复，经脉得充，肝用有节，州都始复其约利津液之职也。

当归 10g　肉桂 6g　熟地 20g　旱莲草 10g　益智仁 10g　枸杞子 10g　黄芪 20g　炙甘草 6g　炒白芍 10g

服药5剂后，淋证十愈七八，他症也见好转，舌淡红嫩无苔，脉虚弱且细。复予上方加阿胶10g（另炖），以助温养肝血，求阳得阴助则生化无穷，又10剂遂愈。

二、肝气怫郁，疏泄不及州都

肝除疏泄胆汁，条达情志，疏理中土外，尚有调节气血，运行三焦水液作用，故膀胱气化除直接受肾控制外，与肝之疏达条畅亦不无关系。若所欲不遂，情志抑郁则肝气失条达之性，气机阻滞，水道通调受阻，疏泄不及州都，膀胱约利不能，所蓄之水津则无以正常排泄，或频急涩痛，或淋沥不畅，且小便频急涩痛之证常随情志之抑欢而进退。此证多有七情伤感病史可询，治此非利水通淋清热消炎之剂所能奏效，当于疏肝理气法中觅方择药，始可收功。如余听鸿曾以疏理肝气之法治愈一例因讼而郁怒伤肝，致小便不通3日之孀妇后，深有感慨地说："所以治病先求法外之法，不利其水而水自通，专于利水而水不行，此中同有精义存焉，非浅学所能领略也。"临证时，凡淋证之属于此机者，投以此法也无不收立竿见影之效。

王某 女，38岁。

与夫口角争吵后，肾盂肾炎之宿恙又发，小便频涩且痛，伴恶寒发热、腹痛便结之症。尿常规：白细胞（＋），红细胞（＋），蛋白（＋）。用消炎及清热通淋之中西药2周，寒热症状虽减，但淋涩及腹痛之症不除。来余诊时，默默寡语，纳减寐差，胸胁痞满，小腹隐痛，常以太息为快，口干且苦，四末不温，但手心灼热，心烦懊恼。询之有七情伤感病史。忽悟肝气郁结，疏泄条达之机被遏，三焦决渎失调，气化不及膀胱为其致病之由也，非疏达肝气不为功，拟四逆散加味：

柴胡10g　枳壳10g　炒白芍10g　大黄6g　蝉衣6g　桔梗6g　香附10g　路路通10g　川楝子10g　黄芩10g　甘草6g

3剂症减，又5剂即已，尿常规也趋正常。

三、湿热蕴肝，膀胱气化遏闭

肝寄相火，其性刚烈，湿热痰火之邪壅蕴肝经，易使肝阳偏亢，相火内炽，邪热充斥上下。如膀胱遭肝经湿热痰火之下扰，约利受阻，所藏之津液无以气化，而致淋涩不畅矣。张景岳曰："凡气实者，气结于小肠膀胱之间而壅闭不通，多属肝强气逆之证，惟暴怒郁结者有之。""至若气实而闭者，不过肝强气逆移碍膀胱。"是故淋证因湿热痰火壅遏而致肝强气逆者屡见不鲜，从肝立论可收桴鼓之应。

范某 男，42岁。

慢性前列腺炎4年，因治少效，加之远途驾驶，及肥甘酒醴不忌，致小便涩痛且频之症有加无减，来诊时已一月有余。患者形体丰硕，面色紫暗，两额疼痛，青筋暴露，目胀痛且赤，口苦咽干，喜冷饮，口中秽浊之气颇重，溲黄便结，会阴处坠痛且湿，舌红苔黄糙，脉弦滑且数，此肝经湿热内蕴，邪火上下充斥，膀胱遭湿热之壅遏，气化失节，约利受阻，而有溲频痛之变也。亟拟清泻肝经湿热，或有向愈之望。

龙胆草 10g　木通 10g　黄芩 10g　车前子包煎，15g　柴胡 10g　大黄后下，10g　川牛膝 10g　赤芍 10g　山栀 10g　菊花 15g　瞿麦 10g　滑石 20g　甘草 6g

7 剂。药后大便频泻，小便日趋正常，他症也都轻减，原方去大黄、菊花，龙胆草减为 6g，加生地 15g，炮甲 6g，苦参 30g，肉桂 3g。30 剂后，非但小便之症未见再发，慢性前列腺之宿恙也十愈七八。

四、寒滞厥阴，水道阴凝不化

水液之运行必得气阳之温煦方可循三焦而下入州都，膀胱才能气化津液，启闭有节。肾阳亏虚固然少其温化，厥阴寒滞，络脉闭阻，膀胱亦有不化之时，是故溲频急痛因寒凝肝经，肝用被遏，疏泄气化不及州都，膀胱阴凝，约利失度者，也为其机因之一。温散厥阴寒凝或可收理想之效。

黄某　男，38 岁。

小便淋涩不畅，时或尿血，伴腰酸疼痛两周。三月前上述症状曾发一次，摄片诊断为左侧输尿管下端结石，经解痉剂缓解。此次发病意欲中药排石以杜后患，某医予八正散加味 14 剂，诸症依然。转诊余时见其面色青晦，目光淡暗，自云睾冷丸缩，尿道涩痛，左腹时有抽掣样疼痛，腰膝酸软，四末厥冷，舌淡暗润，苔白薄，两脉弦紧。一派阴寒之邪凝滞厥阴之象，苦寒清泄之方岂堪频投，治当辛热之剂温散厥阴寒凝，甘温之品助益肝经气阳，俾其体温用达而奏疏运水道，气化膀胱之效。遂拟吴茱萸汤合当归四逆汤化裁：

吴茱萸 10g　桂枝 10g　当归 10g　细辛 6g　炒白芍 15g　炙甘草 6g　党参 10g　乌药 10g　小茴 15g　红枣 5枚　生姜 10g

3剂腹痛止，睾冷丸缩除，手足转温，尿血未见。药证合拍，毋庸更张，继予原方加木贼草 12g。7剂后竟排出如黄豆大小之褐色结石1枚，诸症至此痊愈。

（胡国俊　胡世云　整理）

柴浩然

三期分治病证同辨，清利湿热贯穿始终

柴浩然（1923~1993），山西运城地区医院主任医师

柴浩然老师治疗肾盂肾炎，注意病证结合，强调病因治疗，以清利湿热贯穿始终，突出阶段性辨证论治特色，颇有独到之处。

急性发作阶段

急性发作阶段，多为急性肾盂肾炎初期和慢性肾盂肾炎急性发作，以突然发作的尿频、尿急、尿痛、腰痛、脓尿或血尿，并伴恶寒发热，甚或寒战高热，周身不适，倦怠乏力，头痛头晕等为临床特征。柴老认为，此阶段病机虽以下焦湿热，毒邪内蕴肾与膀胱为主，但发病又与受寒劳累，感受外邪密切相关。所以，急性发作阶段的治疗，在突出清利湿热的前提下，及早地解除表证，祛散外邪，是提高疗效，防止迁延或转成慢性肾盂肾炎的关键。

《伤寒论》曾谓："淋家，不可发汗，汗出必便血。"明确提出淋家禁用汗法。本病急性发作阶段能否解表祛邪？柴老认为应从三方面加以认识。一是"淋家"指素患小便淋涩疼痛之人，因反复发作，肾阴受损，膀胱蕴热，误汗更能伤阴助热，迫血妄行，发生血尿。如慢性肾盂肾炎，经久不愈，虽有表证，阴伤热蕴，即应慎用汗法。而急性

肾盂肾炎初期可灵活掌握，不能一刀切。二是"不可发汗"，据仲景汗法用药分析，多为辛温发汗之法，而后世辛凉宣泄，解表透邪之法与之不同，则不受此限。三是在清利湿热的前提下，复用辛凉宣泄，解表透邪之品，非但无害，反有相得益彰之功。

　　本病急性发作阶段，如何清利湿热，解表祛邪，以标本兼顾呢？柴老的经验是，急性发作阶段症见尿频、尿急、尿痛、腰痛、脓尿等，证属"热淋"者，以八正散为清热利湿的基本方；上症又见肉眼血尿，证属"血淋"者，以小蓟饮子为清热凉血、通淋止血的基本方。然后根据兼挟表证的轻重与不同证型，分别选用相应的解表方药，与之相合，增强其解表祛邪的针对性。一般来说，表证见恶寒发热，周身不舒，头痛乏力，苔薄黄，脉浮数者，多选用银翘散合八正散或小蓟饮子加减；有时为避辛温解表之品，银翘散中可去荆芥穗；若为血淋，亦可将荆芥穗改用荆芥炭，银花改用银花炭，意取解表与止血双功。表证见寒战高热，无汗身疼，舌苔白腻，脉浮而数，常选用新加香薷饮合八正散或小蓟饮子。表证见寒热往来，头晕乏力，口苦咽干，不思饮食，苔薄黄微腻，脉弦滑而数，则用小柴胡汤合八正散或小蓟饮子。

　　此外，对于下焦湿热较轻，寒热表证不甚明显，但有受凉遇冷等诱因，亦应考虑解表祛邪，柴老则用自拟经验方：

　　香薷 6g　白茅根 30g　白术 9g　丝瓜络 30g　竹茹 15g　银花或银花炭 15g　荷叶 15g　生甘草 6g

　　此方较平，清透与渗利兼顾，以免上法药过病所。

非急性发作阶段

　　非急性发作阶段，多为急性肾盂肾炎尿路刺激症状缓解，寒热表证消失，或慢性肾盂肾炎反复发作，经久不愈，临床表现以小便淋沥涩痛不适，腰酸困痛，精神倦怠，时轻时重，尿菌尚未转阴，或时见隐性血尿等症。此阶段由于下焦湿热蕴结，未能廓清，或因下焦湿热久羁，肾阳受损，形成下焦湿热羁留，肾阴日见损伤的虚实夹杂证候。对此，柴老认为，根据下焦湿热与肾阴受损的因果关系，权衡二者的主次轻重，是本阶段辨证论治的核心。

急性肾盂肾炎经治至非急性发作阶段，因下焦湿热蕴结，难以廓清，而损及肾阴不甚者，应以清利湿热为主，暂不益肾养阴，意在邪去阴自复。此时用药宜甘寒清热，淡渗利湿，既避苦寒清热之品，又不用过度分利渗泄之药。柴老常用自拟经验方：

丝瓜络 60g　晚蚕沙 30g　明知母 9g　川黄柏 9g　冬瓜皮 45g　五爪龙系高粱之根茎，甘淡性平，有利水渗湿之功，30g　白茯苓 30g　白通草 9g　白茅根 45g　赤小豆 30g　甘草 6g

慢性肾盂肾炎反复发作属非急性发作阶段，因下焦湿热久羁，肾阴受损，此时若单纯清利湿热，惟恐苦寒渗利更伤肾阴；如单纯益肾养阴，又虑阴凝腻滞留连湿热之邪，故宜在甘寒清热，淡渗利湿的同时，兼顾益肾养阴。柴老常用自拟经验方：

鲜白茅根 120g　嫩丝瓜 30g　生薏仁 30g　西瓜翠衣 30g　滑石粉 6g　川黄柏 6g　晚蚕沙 9g　白通草 9g　怀牛膝 15g　路路通 9g　银花炭 30g　生甘草 9g　小黑豆 30g

慢性肾盂肾炎经久不愈，湿热羁留难去，肾阴日益受损，以致正虚邪恋，阴伤及血。此宜清利湿热与滋阴凉血并重，在选药组方时，注意滋阴而不腻涩，坚阴又不碍中，清络固血，甘淡渗利，以作正本清源之治。柴老常用自拟经验方：

鱼腥草 30g　旱莲草 9g　马尾连 9g　女贞子 9g　丝瓜络 24g　明知母 9g　川黄柏 6g　穿心莲 9g　鲜白茅根 60g　白通草 9g　粉丹皮 9g　藕节 15g　生甘草 6g

一般来说，非急性发作阶段的病程较长，湿热之邪很难速去，肾阴受损不能立复。以上三方针对此特点，均用白茅根、丝瓜络（二者鲜用更佳），既清利湿热，又柔养肾阴，且兼清络止血，为一举多得之佳品。余如冬瓜皮、茯苓、通草、蚕沙、滑石、生薏仁等清利湿热药，皆为甘寒渗利，药性平和之品；旱莲草、女贞子、怀牛膝等养阴滋阴药，亦非质地厚腻，阴凝敛邪之品，故长期守方服用，略事化裁，可收祛邪以尽之功。

恢　复　阶　段

急、慢性肾盂肾炎，经治尿菌转阴，脓尿消失，自觉症状或轻或无，即属于恢复阶段。由于本病治疗时间较长，以至进入恢复期后，患者产生厌药情绪，放松饮食起居调摄，忽视善后治疗，致使部分患者病情复发。柴老认为，恢复阶段尽管尿菌转阴，脓尿消失，并不完全等于彻底治愈。此时还应加强善后治疗与生活调理，以巩固疗效，防止死灰复燃。柴老根据本病的病因与体质情况，主张恢复阶段以益肾养阴为主，兼顾清利湿热，以固本善后，常用知柏地黄丸，或在此方基础上加味。

熟地 120g　净萸肉有时改用女贞子，60g　怀山药 60g　茯苓 60g　丹皮 60g　明知母 60g　川黄柏 60g　泽泻 60g　怀牛膝 60g　车前子 60g　生白术 30g

共为细末，炼蜜为丸，每服 9g，1 日 3 次，空腹开水送服。

胡某　女，37 岁，干部，1992 年 9 月 18 日初诊。

3 天前淋雨受凉后突然畏寒发热，周身不舒，头痛腰痛，同时出现尿频、尿急、尿痛。查体：体温 38.4℃，肾区叩痛。小便色黄，舌质红，苔薄黄，脉浮滑而数。尿常规：蛋白（＋），白细胞（＋＋＋），红细胞少许。诊为急性肾盂肾炎，证属热淋，辨证为下焦湿热，毒邪内蕴，兼挟风热表证。方用银翘散合八正散加减：

银花 24g　连翘 15g　薄荷 9g　竹叶 9g　牛蒡子 6g　荆芥穗 6g　芦根 15g　木通 9g　车前子 9g　萹蓄 9g　瞿麦 9g　滑石 9g　大黄 6g　栀子 9g　甘草 6g

2 剂，水煎服。

9 月 21 日二诊：上方服后，恶寒发热消失，头痛腰痛减轻，尿路刺激症状明显减轻，舌无变化，脉变滑数。治宜甘寒清热，淡渗利湿。

鲜白茅根 120g　丝瓜络 30g　晚蚕沙 15g　明知母 9g　川黄柏 6g　冬瓜皮 45g　白通草 9g　赤小豆 30g　白茯苓 24g　滑石 9g　路路通 9g　甘草 6g

12 剂，每日 1 剂，水煎空腹服。

10 月 5 日三诊：自觉症状基本消失，尿常规：蛋白（-），白细胞（-）。改拟益肾养阴，清利湿热。

生地黄 15g　女贞子 12g　山药 12g　白茯苓 12g　粉丹皮 9g　建泽泻 6g　知母 9g　黄柏 6g　麦冬 12g　丝瓜络 30g　白茅根 30g　赤小豆 30g

10 剂，隔日 1 剂，水煎服。半年后随访，痊愈，未再复发。

刘某　女，33 岁，干部，1987 年 7 月 13 日初诊。

患者 3 年前曾突发寒战高热、尿频、尿急、尿痛等症状，经某医院诊为急性肾盂肾炎，用抗生素后减轻，后因治疗不彻底，反复发作，又经多方治疗未收显效。诊时症见小便频而量少，尿后有未尽之感，尿色浑浊，时有涩痛，或带有血珠，腰部酸痛，午后头晕，舌质红，苔薄微黄，脉濡细而数。诊为慢性肾盂肾炎，证属下焦蓄积湿热，时久肾阴复损，治宜益肾滋阴，清利湿热，兼以清络止血。

鲜白茅根 120g　嫩丝瓜 30g　生薏仁 30g　西瓜翠衣 30g　滑石 6g

川黄柏 6g　晚蚕沙 9g　白通草 9g　怀牛膝 15g　路路通 9g　银花炭 30g
生甘草 9g　小黑豆 30g

10 剂，水煎服，效不更方，继服 10 剂。

8 月 16 日复诊：上方服至 10 剂时，小便畅利，尿频、尿痛、尿血消失，尿色淡黄而清，精神转佳，余症均有减轻。为巩固疗效，改用知柏地黄丸加味。

熟地 120g　净萸肉 60g　怀山药 60g　茯苓 60g　丹皮 60g　明知母 60g　川黄柏 60g　泽泻 60g　怀牛膝 60g　车前子 60g　生白术 30g

共为细末，炼蜜为丸，每服 9g，1 日 3 次，饭前白开水送下。1 年后因他病来诊，谓病愈未再复发。

运用经方治疗尿道综合征

尿道综合征，又称无菌性尿频排尿困难综合征，其病因目前尚未明了，亦缺少特效的治疗方法。柴浩然老中医从"劳淋"或"虚淋"辨证着眼，运用经方治疗本病，常获满意的疗效。现介绍其验案 3 则，以窥一斑。

一、肾阴不足，水热互结，猪苓汤滋阴清热利水

段某　女，53 岁，干部。1993 年 8 月 13 日初诊。

患者 75 天前无明显诱因出现尿频不畅，尿后余沥不尽伴小腹拘急下坠。某地区医院膀胱镜检查：膀胱壁有小梁、小房，三角区充血，尿道外口狭小。诊为尿道综合征。经肌内注射庆大霉素，口服诺氟沙星 3 周，并行尿道扩张术，均无治疗效果。刻诊除上症外，尚有口渴欲饮，心烦急躁，失眠多梦。舌质暗红，苔白而干，脉弦细涩略数。辨证为肾阴不足，水热互结。治宜滋阴清热，利水通淋。方用《伤寒

论》猪苓汤加味：

猪苓 9g　茯苓 15g　泽泻 9g　阿胶烊化, 9g　滑石 9g　瞿麦 9g　萹
蓄 9g　竹叶 9g　甘草 6g

4剂，水煎空腹服。

8月19日二诊：上方服后，尿频、小腹拘急及下坠感明显减轻。
效不更方，仍用上方加生白芍 15g，4剂，水煎服。

8月24日三诊：除每日午后小腹有轻度拘急下坠感外，余症均消
失。守方续服，上方去瞿麦、萹蓄，4剂，水煎服，并嘱多饮水。半
年后随访，患者述上方服完，病即告愈，未再复发。

患者素体阴虚内热，复因膀胱气化不行，以致水热互结，尿频不
畅，余沥不尽。对此，若单纯滋阴清热，恐涩敛水湿之邪；如仅用利
水渗湿，又有伤阴助热之虞。所以方用猪苓汤，渗利水湿与清热养阴
并举，利水而不伤阴，滋阴而不敛邪。酌加瞿麦、萹蓄、竹叶利水通
淋；白芍、甘草缓解小腹拘急与尿路刺激症状，使阴复热清，水去淋
通，其病渐愈。

二、肾阳虚衰，水气不化，肾气丸温阳化气利水

苏某　女，28岁，护士。1992年11月20日初诊。

患者1年前始见小便余沥不尽，尿意频仍，临厕时间较长，骶部
酸困不适，间断选用抗生素等无效。1992年10月20日经某医学院第
一附院泌尿科膀胱镜检：膀胱黏膜正常，三角区可见三处白色丘疹样
改变，于三角区黏膜下注射泼尼松龙 25mg+2% 利多卡因 5ml，缓行
TOR 术，并妥善止血。印象：膀胱三角区炎性增生。术后症状未见减
轻，复查后又考虑尿道综合征。刻诊症见：尿频，余沥不尽，小腹拘
急，骶部酸楚，时有头晕恶心，下半身常有冷感。舌质淡红微青，苔
白润，脉沉细无力。辨证为肾阳虚衰，水气不化。治宜温阳化气，利

水通淋。方用《金匮》肾气丸加味：

熟地 24g　山萸肉 12g　炒山药 12g　茯苓 12g　泽泻 6g　丹皮 9g　桂枝 3g　熟附子 3g　丝瓜络 15g

3 剂，水煎服。

11 月 23 日二诊：上方服后，症状显著减轻，饮食增加，精神好转。上方去丝瓜络，加车前子 9g，怀牛膝 15g。5 剂，水煎服。

11 月 28 日三诊：上症续减，下肢转温，改用肾气丸原方：

熟地 15g　山萸肉 12g　山药 12g　茯苓 9g　泽泻 6g　丹皮 6g　肉桂 3g　熟附子 3g

8 剂，水煎服。

12 月 5 日四诊：除大小便后骶部轻度酸困感外，余症皆失。为巩固疗效，仍用上方 8 剂，隔日 1 剂，水煎服。1 年后随访，病愈未作。

患者肾阳素虚，下元失于温煦，以致水气不化，尿意频仍，余沥不尽，又经膀胱镜检及 TOR 术后，肾气复有损伤。本案受《金匮》转胞治疗的启迪，紧紧抓住肾阳虚衰，水气不化的病机，始终以《金匮》肾气丸温补肾阳，化气利水，首诊加丝瓜络清利水道，二诊去丝瓜络滑利之品，加车前子、怀牛膝利水通淋。待兼夹邪气清利之后，继用肾气丸原方善后，以至痊愈。

三、脾虚肝郁，水运失常，当归芍药散健脾解郁

姚某　女，58 岁，农民。1992 年 5 月 9 日初诊。

患者 2 年前出现尿频，余沥未尽，伴小腹拘急较甚，疲惫乏力，胃脘痞满不适，时轻时重，每因情志不畅加剧。始用诺氟沙星治疗，症状有所缓解，继用无效。经某地区医院诊为尿道综合征。刻诊除上述症状外，尚有时欲太息，饮食减少。舌质淡红，苔白润，脉沉弦而弱。辨证为脾虚肝郁，水运失常。治宜健脾解郁，利水通淋。方用

《金匮》当归芍药散加味：

当归 15g　炒白芍 15g　川芎 9g　炒白术 24g　泽泻 9g　茯苓 24g　佛手 6g　合欢花 6g　荷叶 9g　白茅根 30g

4剂，水煎服。

5月14日二诊：上方服后，尿频、小腹拘急减轻，胃痞略轻，余症无明显变化。上方去白茅根，加炒内金 9g，海金沙 9g。4剂，水煎服。

5月19日三诊：上症减轻，饮食增加，精神好转，仍用上方稍事化裁，调整用量：

当归 15g　炒白芍 12g　川芎 5g　炒白术 18g　泽泻 9g　茯苓 18g　炒内金 9g　海金沙 9g　路路通 9g　荷叶 9g　炙甘草 6g

8剂，水煎服，隔日1剂。

6月8日四诊：上症基本消失，惟情志时有波动，因夏收农忙，嘱服逍遥丸5盒，以巩固善后。后据其邻里来诊，告知病愈。

患者素体脾虚肝郁，情志不畅，其病除尿频、余沥未尽外，又见小腹拘急较甚。本案着意于抓主症，借用《金匮》治疗"妇人腹中诸疾痛"的当归芍药散，健脾解郁，利水祛湿。酌加佛手、合欢花、荷叶疏肝解郁，白茅根、炒内金、海金沙、路路通利水通淋，以收标本兼顾之效。善后治疗考虑本案发病与情志密切相关，故嘱用逍遥丸，长期服用，以资巩固。

（柴瑞霁　整理）

万 铭

斟酌显证潜证，权衡扶正祛邪

万铭，南京市鼓楼医院主任医师

穷 源 竟 委

一、湿热邪毒，蕴结膀胱是主要外因

"膀胱者，州都之官，津液藏焉，气化则能出矣"，其位处于下焦，与肾相表里，分别清浊，有贮尿和排尿的作用。若外阴不洁，房事不当，湿热邪毒从下窍而入，蕴结膀胱；或饮食不节，嗜酒肥甘，湿热内生，下注膀胱，使膀胱气化失司，则出现尿频、尿急、尿痛，甚者湿热邪毒由腑上逆至脏，伤及肾元。故《诸病源候论·诸淋候》中说："肾虚则小便数，膀胱热则水下涩，数而且涩，则淋沥不宣。"笔者统计52例急性尿路感染患者，发病时皆以尿频、尿急、尿痛为主要临床表现，其中黄腻或薄黄腻等湿热舌苔者48例，占92.3%，已婚女性患者38例，占73%，而且发病时尿常规异常率及尿菌培养阳性率为100%。万师认为，湿热邪毒胶结为患，蕴结膀胱是急性尿路感染的主要外因。

二、肾元不足，气阴两虚是发病内因

中医学认为，疾病的发生必有其内在因素，"邪之所凑，其气必虚""两虚相得，乃客其形"。肾为"先天之本""生命之根""主津液"，其经脉络膀胱，与膀胱互为表里。大凡膀胱、小溲的病变，从其发病的内因而言，当责之于肾。肾为"封藏之本""受五脏六腑之精而藏之"，精能化气，肾在水液代谢中温化开合的作用是由肾气（阳）来完成的，而肾气的物质基础则为肾精（阴），所以肾的实质与功能实指肾精（阴）和肾气（阳），而肾虚就是指肾的气阴两虚。妇女成年以后，或由于月经、妊娠、产褥等因素耗伤肾之气阴，或因劳力、劳心过度，房室不节戕伤肾之气阴。从受邪性质来看，是湿热邪毒为患。湿浊为阴邪，遏伤阳气，热毒为阳邪，耗灼阴津。湿热邪毒蕴结下焦，最易耗伤肾之气阴。因而万师认为，急性尿路感染的发病、预后和转归都与肾虚密切相关。

三、血脉不畅，瘀血内阻是内隐证候

致病菌侵入下尿路，引起局部组织变性坏死，同时很快发生炎性充血，结果身体组织和器官得不到足够的血液灌注，形成全身或局部瘀血，从而产生全身或局部组织和器官的代谢紊乱和功能活动障碍。"阳络伤则血外溢，阴络伤则血内溢"，或表现为血尿，或表现为局部内隐血脉不畅、瘀血内阻的证候。传统论治血瘀证多受"初病在气，久病入血"及"初病在经，久病入络"说的影响，其实急性尿路感染有隐匿的局部"血脉不畅"的血瘀证，临证不必拘以"新病少瘀""久病才瘀"，即使没有固定性刺痛、舌质瘀紫、脉涩或结代等征象，也应该尽早投以活血化瘀药物。据报道，活血化瘀药有免疫双向调节、抗炎抗菌、抗结缔组织增生等多种药理作用，这为万师的"新病化瘀"

说提供了依据。

综上所述，万师认为，急性尿路感染的主要外因是湿热邪毒蕴结膀胱；发病内因是肾气不足，气阴两虚；血脉不畅，瘀血内阻是内隐证候。湿热邪毒胶结为患，肾元不足气阴两虚，及局部血脉不畅、瘀血内阻，是整个病变过程的三个主要方面。湿热邪毒，瘀血内阻为标，肾之气阴两虚为本，本虚标实。病位在肾与膀胱，病理机转是因虚致病，邪侵正伤。反复发作，日久终为虚实夹杂之证，转趋慢性尿路感染。

扶正祛邪，标本兼顾

急性尿路感染是在肾虚的前提下感受湿热邪毒而发病的，尽管它不同于虚实夹杂之证，但根据"扶正即所以祛邪，祛邪即所以扶正"的理论，以及"未病先防，既病防变"的预防思想，以扶正祛邪，标本兼顾法治疗该病是一条值得探索的途径。

一、辨证旨在抓住本质

证即证候，是指疾病本质的反映。证有自身发展变化的规律。外无临床表现，用传统辨证方法不能发现的证称潜证；有明显症状和体征，用传统辨证方法能确定的证称显证。潜证与显证是同一证候发展变化的不同阶段，其病机相同。

万师认为，急性尿路感染是由于肾虚感受湿热邪毒而发病，最终将耗伤肾之气阴。因此，针对这样一个病机，从证的本质而论，可以认为膀胱湿热证与肾虚湿热证是尿路湿热证发展变化的不同阶段，其中肾之气阴两虚是由潜证发展到显证的，尽管其病机相同，但膀胱湿热证、肾虚湿热证毕竟是两个独立的显证，治则及组方用药上应该有所区别。膀胱湿热证，以清利化瘀，解毒通淋为主，佐以扶正培本。

荔枝草 30g　车前草 30g　鸭跖草 30g　半枝莲 15g　生大黄后下，5g
益母草 15g　生黄芪 30g

发热甚者（>38℃）加银花 15g；浮肿者加茯苓皮 20g，或生苡仁 20g。

肾虚湿热证则宜益肾、清利并举，旨在标本同治。

荔枝草 30g　鸭跖草 30g　车前草 30g　益母草 15g　生大黄后下，5g　生黄芪 30g　怀山药 12g　制黄精 15g　知母 10g

气虚甚者加党参 15g，或白术 10g；阴虚甚者加生地 10g，或黄柏 10g；浮肿者加茯苓皮 30g，或玉米须 30g；头昏痛者加石决明（先煎）30g。

二、治疗重在祛邪扶正

急性尿路感染属于淋证范畴。对于淋证的治疗，古有"忌补"之说。万师认为，急性尿路感染患者皆应以清利、益肾、化瘀法为基本治则，并且贯穿整个治疗过程。据报道，治疗急性尿路感染，单纯运用清利祛邪法或益肾清利法在疗效上大致相仿（$P>0.05$）。况且急性尿路感染是因虚发病，适当佐加扶正药物，一方面可提高自身的免疫力，扶正以祛邪；另一方面因清热解毒、利湿通淋药物性味大多偏于寒凉，大剂量内服有碍脾运，酿生内湿，生黄芪、怀山药等兼可健脾助运，淡渗利湿，以防克伐正气。据此，万师认为，治疗急性尿路感染不必囿于"淋证忌补"说，祛邪的同时佐加扶正药物，不会有恋邪之弊。生黄芪、制黄精、怀山药、知母等药物性味较平和，作为益肾扶正的主药有补而不滞，滋而不腻，平补气阴的特点。至于配伍活血化瘀之生大黄、益母草，是借其改善局部血液循环，促使组织自身的修复。而且生大黄性寒力专，通腑导滞，膀胱乃州都之腑，以通为用，腑通则湿热邪毒自去矣。

（万毅刚　整理）

许国华

针对湿热重清利，补肾化气酌缓急

许国华（1918~　），温州市名老中医

泌尿道感染包括尿道炎、膀胱炎、肾盂肾炎和输尿管炎。本病多由细菌感染所致，以尿频、尿急、尿痛等症为主要临床表现，属中医的"淋证"范畴。温州名老中医许国华先生对此病积有丰富的治疗经验。我师认为，湿热是本病的主要病因，肾与膀胱是本病的主要病位，湿热注于肾与膀胱，以致下焦气化失常，水道不利。因而在治疗上立足下焦，着眼湿热，突出清利，既祛邪而又据各阶段病机，权衡缓急，收效满意。

急性期清利，务辨证型差异

急性期的泌尿道感染，责之湿热蕴盛，此时肾阴尚未耗损。临床表现为小便频急，灼热刺痛，一般多有不同程度的发热，苔多黄或黄腻，脉多滑数。湿热之邪或自外受，或自内生，下注于肾与膀胱，燔灼水道，阻滞气化，故见尿频急痛；湿热蕴结，脉络受损，则有血尿或小便镜检见红细胞，湿热郁滞化毒则小便镜检见脓细胞；湿热互蒸，充斥全身，邪正相搏，则见不同程度的恶寒发热。肾盂肾炎多伴有腰痛重滞。中医所述除劳淋外，文献上很少提到腰痛，许师认为这可能是肾盂肾炎在当时不很多见。湿热浸肾，外府受累亦可见腰痛重滞，叩痛更著，所以一再强调本病腰痛重滞应从湿热论治。此期治疗虽以祛邪为首务，然此期证型多变，务必辨其差异，区别用药。

以膀胱刺激症为主要表现者，许师常辨其湿热之偏重。以湿为主者，苔多厚腻，尿黄，脉濡滑，常用八正散加味为治。一般认为本方之大黄是直攻后窍，故大便不实者每多去之。许师认为少量大黄能清热通淋，引药下行而利其湿，除伴腹泻外，每方必用。又丹溪用八正散多加木香，意在气行水行，许师易以乌药，认为更能气化膀胱。尿检红细胞较多者加大蓟、小蓟、茅根，脓细胞多者加土茯苓、鱼腥草、败酱草。腰痛者重用萆薢，《本草正义》谓："萆薢性能流通脉络而利筋骨，入药用根，则沉坠下降，故主治下焦。虽微苦能泻，而质轻气清，气味轻皆淡，则清热理湿，多入气分，少入血分。"《本经》曰"腰背痛，乃肾有湿热，浊气不去，而腰膂为之疼痛。"许师用此药治淋证腰痛，疗效较佳。若湿热化火，小便灼热刺痛比较突出，并且症见头痛、性情烦躁、口苦、尿黄赤、舌红苔黄等，用龙胆泻肝汤清泻肝经湿热，寒热显著者加重柴胡、黄芩。

尿路感染有不以膀胱刺激症为主，而以发热恶寒为主要表现者。许师对此，分辨热度之高低，如湿热互蒸表现为低热不退，头重胸闷，纳差恶心，四肢沉重，苔腻等，常用三仁汤，寒热交作加青蒿、黄芩，但热不寒加炒栀子、豆豉。如高热烦渴，面红唇赤者，用河间桂苓甘露饮（茯苓、猪苓、泽泻、桂枝、滑石、白术、石膏、寒水石、甘草），腰痛甚者，以桂枝易羌活通络除湿，疗效相当满意。

张某 女性，43岁。

1968年春初诊：小便频急、热痛，发热，心烦，腰痛，叩击更甚，苔黄舌红，脉数。尿检脓细胞（+++），白细胞（++），红细胞（+），曾用西药未效。此乃湿热下注，热重于湿，治宜清热通淋，予龙胆泻肝汤加减：

龙胆草 6g　黄芩 6g　黄柏 6g　苍术 6g　泽泻 6g　炒栀子 9g　车前子 9g　茵陈 12g　柴胡 4.5g　土茯苓 15g

二诊：尿时疼痛稍减，然体温升高（39.5℃），面红唇赤，口渴心烦，脉洪大有力。湿热弥漫，拟桂苓甘露饮加味：

寒水石 15g　生石膏 15g　茯苓 9g　猪苓 9g　竹叶 9g　冬术 6g　泽泻 6g　滑石 12g　桂枝 4.5g　甘草 3g

三诊：药后热解渴除，诸症转轻，尿微频急热痛，腰痛，余邪未清，以加味二妙丸出入化裁数剂而愈。

亚急性期清利，要在顾护肾阴

急性期过后，无明显发热恶寒，或低热持续不退。临床表现为腰酸疼，小便短少，尿检仍不正常。此时，湿热尚盛，肾阴已损。许师认为，此期病机，主要是湿热耗损肾阴，治疗用药，在清利湿热的同时，略加补肾滋阴。如果清利而忘顾肾，每每湿热不去而肾阴受戕。根据此证特点，选用朱丹溪加味二妙丸为主方，随症加减。此方出《丹溪心法》，由黄柏、苍术、牛膝、萆薢、当归、防己、龟甲组成。原方主治"两脚湿痹，或如火燎，从足跗热起，渐至腰胯，或麻痹酸软，皆是湿热为病。"许师以萆薢、土茯苓、贯众、防己、薏仁、苍术、怀牛膝、黄柏、川断为方，更具深意。

林某　女性，34岁，工人。

1970年6月初诊：肾盂肾炎史多年，时发时止，昨晚起尿频尿急，解时热痛，腰重坠，大便迫急，苔黄，脉细数，无发热恶寒。尿检蛋白（+），白细胞（+++），脓细胞（++），证系湿热下注，肾阴受损，拟丹溪法：

　　萆薢 30g　仙鹤草 30g　贯众 12g　薏仁 12g　土茯苓 15g　败酱草 15g　苍术 6g　黄柏 6g　乌药 6g　牛膝 9g

　　服药 3 剂症状消失，尿检转阴。

慢性期清利，补肾不忘气化

　　慢性期以腰区疼痛为主症，或伴神疲乏力，头昏耳鸣，尿道刺激症状未痊愈或仅有急滞感，或无明显症状。尿常规检查正常或不正常。此期的病机主要是肾阴不足，气化无权，但湿热余邪尚未全清。许师认为这时治疗以补肾为主，清利为辅。补肾阴时，万不可忘却"气化"二字，盖肾者主水，肾阴不足必伴有气化失司。因此，许师在补肾阴的同时佐以助益气化，用知柏地黄汤合滋肾通关丸加减为治（知母、黄柏、肉桂、生地、怀山药、萸肉、土茯苓、泽泻、旱莲、川断）。认为知柏地黄加肉桂，不但增加气化通淋作用，同时也防止阴药碍胃，比单用知柏地黄汤效果好得多。

　　周某　女性，成人。

　　1973 年 8 月初诊：慢性肾盂肾炎，腰痛，少腹胀，尿频、尿短、头晕耳鸣。尿检脓细胞少许，红细胞（+），脉细数，舌红苔薄，证属肾阴亏损，湿热未清，法宜滋肾通关：

　　知母 6g　黄柏 6g　萸肉 6g　生地 15g　车前子 15g　山药 12g　肉桂 1.8g　仙鹤草 30g　红枣 5 枚　川断 9g

　　服上药 5 剂，诸症告愈。

　　值得指出，个别患者长期尿中红细胞不消失，要考虑到尿路结石，这些病例无肾区绞痛等典型尿路结石症状，往往被忽略。许师曾遇两例西医诊为慢性肾盂肾炎的患者，尿中红细胞长期不消失，查看小便化验单都有盐类结晶，怀疑尿路结石，分别以知柏地黄汤加肉桂、海金沙、石韦和自拟二金二石汤（金钱草、海金沙、石韦、滑石、牛膝、琥珀、乌药、旱莲草、虎杖）治愈。因此，临床上应加以注意。

（蔡定芳　整理）

徐嵩年

治淋守四要，建功有效方

徐嵩年（1909~2003），上海中医药大学龙华医院主任医师

治淋四要

一、论治需辨证与辨病相结合

（1）泌尿系统感染的共同特点是血尿，应按热淋和血淋辨证论治。在急性发作时，可按实证治疗，重在祛邪，应予清热、消炎、利湿；并按临床见症，热重于湿者，重在清热；湿重于热者，重在利湿。故在急性阶段时，总以清湿热、利小便为首务。慢性期间应从虚证调理或虚实兼顾，在调整机体阴阳偏盛的基础上，再用清热、消炎、利尿、渗湿的药物，往往能收到较好疗效。尤其是后期患者，若应用调补脾肾之品，对减轻肾功能损害会有一定的作用。

（2）尿路感染系菌毒所致，故不论何型，一般均可配合清热、消炎、解毒之品，如能在用药中适当结合药敏试验，挑选对感染菌更有效的药物治疗，往往可提高疗效。如柴胡、黄芩、黄连、车前子、金银花、蒲公英、知母等，对大肠埃希菌、变形杆菌等9种菌株有抗菌

作用；地榆对铜绿假单胞菌有抑菌作用；马齿苋、败酱草、半枝莲、土茯苓、黄柏、大黄控制大肠埃希菌感染有效；桉叶有广谱的抗菌作用。黄精含有抗菌物质，也有较广的抑菌谱。这些药物均可根据尿培养结果适当选用。

（3）泌尿系结石可按石淋、血淋辨证，一般多从实证论治。经服通淋排石方无效者，可采用中西医结合的总攻疗法，对于体质壮实患者，结石不移动，则难度较大，可能与长期炎症后纤维化、粘连有关。应先服一段时期行气活血、破瘀散结的方药，如穿山甲、三棱、莪术、皂角刺、乳香、没药、苏木、桃仁、牛膝、夏枯草、蜂房等，再行总攻疗法，或可取效。若体质素虚，不宜总攻疗法者，可在排石汤内加用补气活血药物，如升麻、党参、黄芪、牛膝、穿山甲、桃仁等予攻补兼施，寓分利于益肾温阳之中，免致排尿不畅而发生肾盂积水等后患。

（4）根据结石的不同性质，选用可能有溶石作用的药物，如滑石、蝼蛄、车前子、海金沙、瞿麦、石首鱼骨、鳖甲、金钱草、芒硝、桃仁核、乌梅、牛角灰等。

（5）乳糜尿的辨证可参考膏淋、石淋。多数患者只要在发病时注意休息，症状可明显减轻。如乳糜尿患者因稍劳而反复发作，则需与劳淋合参治疗。

（6）前列腺炎患者在急性发作时可参考热淋、血淋辨证论治；在慢性期应参考劳淋治法，予益气滋阴、调理脾肾。

二、治淋需择达药

治疗淋证，除清热、利水、通淋外，各类淋证还应选择某些经验药物配伍，如元明粉、鸡内金治石淋；琥珀粉、牛膝治血淋；鹿角霜、淡秋石治膏淋；黄芪、党参、升麻治劳淋（气淋）等。此外，莲子清心热，制大黄泻实火，黄萆丝止血，均有较好疗效，但辨证时仍须详察虚实，分别寒热而选用。

三、需重利尿祛邪

利尿是治疗淋证的主要方法，一般用中药利尿较西药平稳，常用而有效的利尿药有石韦、车前子、猪苓、滑石、牛膝、泽泻等。其中石韦除利尿作用外，还能改善蛋白尿；车前子能改善肾功能；牛膝有促进平滑肌蠕动的作用。但也观察到，某些利尿药在长期服用后可产生副作用，如瞿麦、萹蓄久服后可出现消化道症状。长期服用利尿药时应注意有无疲乏、精神委顿等气虚现象，这可能与利尿后电解质大量丢失有关，若及时扶正补气，可以减轻这种副反应。

四、需注意升提肺气

在治疗肾盂肾炎时，如急性者发热消退，尿常规好转，而膀胱刺激症状无明显改善者，可用升麻、党参、桔梗等以升提肺气，通调水之上源，能改善膀胱刺激症状，促进膀胱气化，加强利尿作用，有时可获显效。如是慢性者，处方变换不宜过快，一般以3~4周为宜，对已见效者应予守方，疗程一般应达数月。

淋证应首先辨明虚实。若初起发病急骤，排尿时热赤涩痛，尿血色鲜、如丝如条，或有砂石，或有滑腻之物排出，或伴高热，脉数有力，舌苔黄腻者，属实证；久病不愈，遇劳即发，小便淋沥，热涩刺痛不甚，腰酸神疲，或面色潮红，五心烦热，或面色㿠白，形寒怕冷，或少腹坠胀，肛门窘迫，脉细无力，舌质淡红者，属虚证。虚者多是脾肾亏虚，甚则可见气血衰少；实者多是湿热下注，甚则可蕴结成石；反复发作者，多属虚实兼夹之证。

治淋效方

一、热淋

症见小便频数，淋沥不畅，热涩刺痛，尿少、色黄赤浑浊，也可伴有血尿或脓尿，小腹拘急，腰酸腰痛，或寒战发热，或大便秘结，舌红苔腻，脉数。治宜清热泻火，利水通淋。

桔梗 6g　木通 9g　生甘草 6g　滑石 30g　山栀 12g　蒲公英 30g　瞿麦 15~30g　芙蓉叶 15~30g　凤尾草 30g　滋肾通关丸包煎，15g

排尿窘迫，热涩刺痛甚者，加制川军 6~9g 或青宁丸（吞服）3~4.5g，酢浆草 30g。

伴肉眼血尿者，选加生地 15g、淡豆豉 30g、生蒲黄（包煎）15g、地锦草 30g、小蓟 30g、生藕节 15g 等。尿常规见有较多脓细胞者，加龙葵 15~30g、鹿衔草 30g。

寒战高热者，加柴胡 9g、荆芥 15g、淡豆豉 30g。

腰酸腰痛者，选加白薇 15g、失笑散（包煎）15g、川断 15g、桑寄生 30g。

简便方

蒲公英 60g　酢浆草 30g　凤尾草 30g

水煎服。

白毛夏枯草 30g　酢浆草 30g　鲜茅根 30g

水煎服。

如是泌尿系感染可用：

车前子 15g　车前草 30g　蚕豆壳 60g

煎汤服，不效者调服川军粉 6~9g。

二、石淋

症见小便涩痛，尿液浑浊或黄赤，尿中有时排出砂石，或排尿突然中断，尿道刺痛，甚者腰腹绞痛，尿中带血，脉弦滑数。治宜清热利湿，排石通淋。

金钱草 30g　冬葵子 15g　鸡内金 15g　石韦 30g　木通 9g　海金沙包煎，15g　瞿麦穗 30g　朴硝冲，9g　青木香 12g

排尿不畅者，加升麻 9g、党参 12g、滋肾通关丸（包煎）15g。

小便中断或尿中带血者，加制大黄 9g 或青宁丸（吞服）3~4.5g。

腰腹绞痛者，加失笑散（包煎）15g、香附 12g。

尿常规检查，白细胞多者，选加龙葵 15~30g、蒲公英 30g、地丁草 30g、鹿茸草 30g 等。

简便方

冬葵子 90g　石韦 30g　芒硝 15g　甘草 9g　肉桂 6g

共研极细末，和匀，每服 3g，日服 3 次，温开水送下。

鸡内金　芒硝各等份

共研极细末，每服 6g，日服 2 次，温开水送服。腹泻甚者，酌减。

三、血淋

症见小便热涩刺痛，色紫红，或如丝如条，疼痛急胀，舌苔黄，脉数；或久病尿色淡红，镜检血尿，疼痛不堪，小腹坠胀，脉数或滑数。治宜清热利湿，凉血止血。

生地 15g　木通 9g　淡豆豉 30g　小蓟 30g　滑石 30g　炒荆芥 15g 生藕节 15~30g　生蒲黄包煎，15g　地丁草 30g　蒲公英 30g　淡竹叶 9g 鲜茅根 30g

小便涩痛者，加酢浆草 30g、制大黄 9g，或琥珀粉 2.4g 装入胶囊吞服。

伴寒战高热者，加柴胡 9g、山栀 12g、黄芩 12g。

久病血尿，少腹胀痛者，加白薇 15g、丹皮 9g。

伴乳糜尿者，应与"膏淋"合参治疗。

简便方

鲜茅根 60g　鲜车前草 60g　鲜凤尾草 30g

洗净捣汁，温服或煎服。

四、膏淋

症见小便浑浊如米泔水样，或有滑腻之物阻塞尿道，排尿困难，或感尿道灼热刺痛，苔腻，脉滑数者属实证；若病久不愈，劳累即发，淋出似脂似膏，少腹坠胀，灼热刺痛虽减，但仍溺涩不畅，形体渐瘦，头晕力乏，腰膝酸软，舌质淡，苔薄腻，脉细弱者属虚证。实证者，宜清化湿热，分别清浊；虚证者，宜益气举陷，温养脾肾。

1. 基本方

（1）实证

粉草薢 30g　小石韦 15~30g　苍术 12g　海蛤粉包煎, 18g　茯苓 15~30g　干菖蒲后煎, 9g　莲子心 4.5g　黄柏 12g　灯心草 3g　滋肾通关丸包煎, 15g

实证伴血尿者，加荠菜花 30g、鲜茅根 60g。

（2）虚证

升麻 9g　党参 12g　茯苓 15~30g　黄芪 12g　怀山药 15g　带心莲子 12g　杞子 12g　淡秋石 9g　鹿角霜 15g　菟丝子 12g

虚证伴血尿者，加生地 15g、旱莲草 30g、鲜茅根 30g。

2. 简便方

（1）实证：玉米须 30g，荠菜花 30g，车前草 30g，煎服。

（2）虚证：鹿角霜 15g，茯苓 30g，淡秋石 9g。上方剂量增至 5 剂，研成细末和蜜为丸，每服 6g，日服 2 次，温开水送服。

五、劳淋

症见小便淋沥，不甚赤涩，时作时止，遇劳即发，缠绵难愈。如面色潮红，烦热，腰膝酸痛，舌质红，脉细数者，属肾阴不足；面色少华，精神疲乏，少腹坠胀，舌质淡，脉虚弱者，为脾虚气陷。肾阴不足者，治宜滋养肾阴；脾虚气陷者，治宜补中益气。

1. 肾阴不足基本方

怀山药 15g　生熟地各 9g　知母 9g　炙龟甲 15g　黄柏 9g　茯苓 15g　杞子 12g　莲肉 15g

肾阴不足，遗精腰酸者，加菟丝子 12g，猪脊髓 1 条（尺许），酒洗净，隔火炖服。

2. 脾虚气陷基本方

升麻 9g　柴胡 9g　黄芪 12g　党参 12g　白术 9g　炙甘草 6g　陈皮 9g　当归 9g

脾虚气陷，若腹胀不泻者，选加小茴香 6g，或鹿角霜 15g；若小便淋沥不已者，加泽泻 12g，茯苓 30g。

3. 简便方

肾阴不足者，大补阴丸或河车大造丸，每次服 6g，日服 2~3 次，温开水送下，宜常服。若形寒怕冷，舌苔白，脉沉细，兼有肾阳亏虚者，服肾气丸，每次 6g，日服 2~3 次。

脾虚气陷者，补中益气丸，每次 6g，日服 3 次，温开水送下，宜常服。

周仲瑛

通补兼施，澄源化气

周仲瑛（1928~　），南京中医药大学教授，国医大师

淋证属于肾系常见疾病，其病机、治法除具有肾系疾病的普通共性外尚有其个性。一般而言，淋证多属湿热为患，从而导致气滞、血瘀、结石、尿血、淋浊等变证，日久耗气伤阴，则为本虚标实。具体施治宜根据各种类型分别对待。

膏淋——强调辨证，注重单方

传统辨治膏淋多分虚证实证。实证由于下焦湿热阻于络脉，脂液失其常道，流注膀胱，气化不利，不能分清泌浊；虚证属于它病伤肾，下元不固，不能制约脂液所致。可选用程氏萆薢分清饮、地黄丸、金锁固精丸等方。结合临床，膏淋多见于乳糜尿患者。由于乳糜尿患者有虚实相兼、多脏受累、痼久难治的特点，所以简单地施以上述例方是不够的，应在细致辨证的基础上结合辨病选药，较之单纯的一法一方效果显著。辨证以脏腑虚实为纲。对心阴不足，心经有热者用清心莲子饮（黄芪、黄芩、石莲肉、茯苓、党参、麦冬、甘草、地骨皮、车前子），该方上清心经虚热，下渗膀胱湿浊，澄源洁流，经过适当配伍可平调上中下焦多脏功能。方中石莲肉即莲子肉，功能养

心益肾,《本草备要》谓其"清心除烦,开胃进食,专治噤口痢,淋浊诸症",现代报道用于乳糜尿效果较好,如石莲子汤(石莲子、茯苓、车前子、泽泻、萆薢、熟地炭、当归、阿胶珠、蒲黄炭、甘草)。对脾胃虚弱,精微下注者用补中益气汤,通过补气升阳加强中焦的吸收转化功能,使脾胃敦阜,清浊分流;对肝经郁火,湿热下注者用龙胆泻肝丸,以清肝泻湿。曾治一闵姓患者,患乳糜尿多年,辗转治疗不效,投此方十余剂而小便转清。对肾气不足者用菟丝子汤(菟丝子、茯苓、山药、莲肉、枸杞),平补微敛,缓助气化;肾元不固者用震灵丹(禹余粮、代赭石、紫石英、赤石脂、乳香、没药、五灵脂、朱砂),温肾涩精,镇逆通脉;久淋虚怯者用无比山药丸(山药、苁蓉、熟地、山萸肉、茯神、菟丝子、五味子、赤石脂、巴戟天、泽泻、杜仲、牛膝),助阳化气,收摄精微,或在培补脾肾的基础上加用水陆二仙膏固涩肾精。

辨病治疗即在辨证选方基础上配合单验方。临证常用水蜈蚣、飞廉、葵花梗芯等。水蜈蚣辛平,功能解毒行瘀,消肿止痛,通窍利尿,以干品60g单煎或20~30g配入复方治疗乳糜尿效果较好;飞廉祛风清热,利湿消肿,凉血散瘀,过去多作为清热解毒药和创伤药使用,新中国成立以后始用于治疗乳糜尿;葵花梗芯是民间验方,以治血尿、乳糜尿及尿路结石,揣其色白质轻,与通草同属植物茎髓,其渗利下走的作用类似。

潘某 男,50岁,职工。1986年4月诊。

患乳糜尿数年,经病原学检查诊为血丝虫病。曾经多方治疗效果不显。刻诊尿液浑浊殷红,排尿有灼痛感,腰酸腿软,下肢轻度浮肿,面色萎黄,舌红苔薄,脉细兼数。查尿常规:蛋白(++++),红细胞(+++),白细胞(++)。证属阴虚火灼,损伤血络,肾失封藏。治从大补阴丸合犀角地黄汤加减。

盐水炒知柏各 10g　　大生地 15g　　水牛角片先煎, 12g　　粉丹皮 10g　赤芍 10g　　龟甲先煎, 12g　　明阿胶烊冲, 10g　　大小蓟各 12g　　萆薢 10g　水蜈蚣 30g　　飞廉 10g　　墨旱莲 10g　　六一散包煎, 15g

服 14 剂, 膏淋显著减轻, 小便间或微浑。查尿常规: 蛋白 (++),红细胞 (+), 白细胞少许, 其他见症亦有改善, 原方续服。

上方服 30 剂后, 诸症悉缓, 小便转清, 查尿常规: 蛋白(+), 红、白细胞均阴性。上方去大、小蓟, 加菟丝子、金樱子各 10g。续服 2个月后逐渐痊愈, 恢复正常工作。

石淋——标本并举, 通补兼施

石淋基本病机在于湿热下注, 化火灼阴, 煎熬尿液, 结为砂石,淤积水道。治宜清利湿热, 排石通淋。由于湿热蕴结下焦, 妨于气化功能, 导致气滞血瘀水停, 所以在清利湿热的同时, 必须配以化气行水, 活血通脉, 以消除下焦气机郁滞的胶结状态。石淋日久易于伤肾, 故治疗必须标本兼顾。治标以清利湿热为主, 可选用八正散、石韦散等。化气, 用乌药、沉香, 前者"破瘀泄满, 止痛消胀"(《玉楸药解》), 善行下焦结气; 后者"温而不燥, 行而不泄, 扶脾而运行不倦, 达肾而导火归元, 有降气之功, 无破气之害"(《本草通玄》), 二者配合, 助气化, 除水湿, 行结石。行水, 用石韦、滑石, 石韦主"五癃闭不通, 利小便水道"(《本经》); 滑石"疗五淋"(《药性论》),二者合用, 即石韦散(《古今录验》), 功擅利水气, 化结石, 通肾窍。活血, 用王不留行、穿山甲, 前者"利小便"(《纲目》), 行血通经,善于下走; 后者"破气行血"(《滇南本草》), 散瘀止痛。对气滞血瘀症显者, 常用琥珀、沉香等份研末混匀调服, 每次 2g, 日服 2 次, 有较好的理气行血, 通淋止痛功效。对石淋久延, 浊热蕴结, 伤阴耗气者宜通补兼施，从补肾入手，旨在培本固元，通过激发肾气，加强排石利水作用。有虚者常用炙鳖甲，养阴软坚化石，《肘后方》以此为单方治石淋，杵末酒送服。阳虚者使用鹿角片，温通激发肾气，促使砂石排泄。气虚者配以胡桃肉，温气补肾，张锡纯谓其"消坚开瘀，治心腹疼痛，砂淋、石淋梗塞作疼，肾败不能漉水，小便不利"，民间作单方治石淋也有一定效果。另外，可使用单味鱼脑石，研末吞服，每服 3~6g，效果亦佳，《开宝本草》谓其"主下石淋"。

徐某 女，42 岁，职工。1989 年 10 月诊。

患者反复发作性腰部绞痛伴肉眼血尿 2 个月。曾摄腹部平片发现右肾结石数枚（0.4cm×0.6cm 左右），伴少量肾盂积水。现症腰部酸痛，经常发作，少腹拘痛不适，小便赤涩，脉弦，舌质红苔薄黄腻。证属下焦湿热，蕴结成石，阻于尿道，气化不利。治拟清利湿热，排石通淋。

苍术 10g　川柏 10g　川牛膝 10g　石韦 10g　冬葵子 10g　瞿麦 12g　沉香 6g　乌药 6g　琥珀研末分吞，3g　王不留行 10g　滑石包煎，15g　泽兰 15g　泽泻 15g　车前子包煎，12g

服 14 剂，腰痛发作渐缓，血尿也有改善，仅偶尔镜检可见红细胞（+），尿黄，小便微有灼痛，舌脉如前，原方续服。

上方服 20 剂后，腰痛消失，小便常规检查未见异常，复查腹部平片已无结石阴影。

总而言之，无论何种淋证，治疗总宜标本兼顾，通补合用，在调养通利的基础上，参以化气、利水、活血、消石等法，方能取得较好疗效。

任继学

调理肝肾愈久淋

任继学（1926~2010），长春中医药大学教授，国医大师

益肾疏肝，渗化止淋

肾为水火之脏，体具阴阳，其与膀胱互为表里，以为升降阴阳之用。肾盂肾炎在急性阶段若失治误治，邪气内伏，久则伤肾，肾气受损，导致肝失肾水之涵，肾乏相火资助，终致肝脏失于疏泄，膀胱气化不固。症见腰酸肢乏，尿频尿急，涩而不畅，尿有余沥，小腹坠胀，大便时干，劳则加甚，舌红赤，苔多黄白相兼而薄，脉多见沉弦无力。证属肝肾失调。法宜益肾疏肝为主，佐以渗化之品。药用荔枝核15g，橘核15g，川楝子15g为君，以疏肝理肾，利于膀胱气化功能；用海金沙10g，威灵仙10g，地肤子10g为臣，以渗利驱湿，并有益精益气之功；佐以牛膝20g解毒化瘀，以除尿路涩痛；以官桂5g为使，养阳资气，以利正复。

温肾壮阳，疏肝止淋

淋证之用，一般多责诸湿热，每以清热除湿为治，然久病及肾，

命火衰微，相火下达，肝失疏泄，以致邪气内伏于膀胱而成。症见尿频、尿急、短少，少腹坠胀隐痛，伴见腰酸胀痛，怯寒肢冷，头痛便溏，食少纳呆，面色青灰，舌体胖大有齿痕，苔白，脉沉而弱。证属命火式微，肝气不适。治宜温肾壮阳，疏肝止淋。药用官桂 15g、盐茴香 15g、附子 10g、牛膝 15g 为君，补肾壮阳以治其本；用柴胡 15g、前胡 10g、羌活 5g 为臣，疏肝达气以理其用；佐桂枝 15g 温阳通脉启命火，通草 10g、萹蓄 10g 利水而通淋。诸药协和，可收振复正气，驱散邪气之效。

常某 女，49 岁。

初诊：1990 年 10 月 18 日。患者 10 年前浴后出现尿频、尿急、尿路灼痛，某医院确诊为"尿路感染"，经用抗生素治疗症状缓解。每遇寒冷或劳累则发作，且伴腰痛。经常服用抗生素，但愈发愈频。10 天前又复发作，服前药不效，遂求治于我院一病区，经以清利通淋之法（八正散）治之不效。症见腰痛绵绵，畏寒膝冷，尿频尿急，尿涩痛，小腹坠胀，周身沉重，夜卧多梦。诊见：表情急躁，口唇红干，双眼睑浮肿，舌体胖大，苔薄白，脉弦细。

余谓：肾气受损，邪气留连，下焦亏损，阳气不化，阴寒凝结，土气壅塞，膀胱气化不利。宜温阳化气，佐以解毒之品。

虎杖 15g　怀牛膝 20g　海金沙 15g　羊藿叶 15g　荔枝核 15g　官桂 10g　盐茴香 15g　土茯苓 200g　砂仁 15g　公英 50g　地丁 15g

水煎服。

二诊：上方服 2 剂，腰痛、尿频、尿痛大减，小腹坠感如前，仍觉疲乏无力，前方加黄芪（蜜炙）15g、升麻 5g。水煎服。

上方伍用补中益气丸治疗 2 周，症状如失，病始告愈。

尤松鑫

治淋勿胶执，圆机可应变

尤松鑫（1939~　　），南京中医药大学教授

膏浊早投温摄无功

　　膏淋、尿浊虽有区分，但临证却难截然分开，且其治法雷同，在西医学多属乳糜尿或乳糜尿合并感染等情况。按说此证初起属实，宜清热利湿，分清泄浊；日久转虚，应固摄脾肾，但临证时虚、实把握得当，也并非容易。时日稍久，医者便喜投培益之品。如其不效，则愈增之，增而无效，则感无所措手足。其实，当中亦不乏认证不确，施补过早者，如能以退为进，转治其实，有时反能收效。尝治一患者，高姓，男，52岁，自扬州来。诉尿如米泔，甚则夹奶酪样块状物，反复发作已3年有余，发剧则伴小便涩痛。尿检：尿中有大量脂肪及蛋白，乙醚试验阳性。当地医院诊断为乳糜尿（丝虫病所致）。已经多种中西药治疗，仍反复发作，近2个月来处于持续发作状态。观近期所服中药处方，均属培益脾肾之品，方意多与补中益气汤、六味地黄汤相类。诊见患者虽已病发3年，但形体尚属壮盛，面色发红，口干苦，常有口臭，舌苔黄腻。特别引人注目的是鼻准红赤，上生小疮。证属湿热内蕴无疑，遂摒去补益之法，改用萆薢分清饮并配以龙

胆泻肝汤意泻肝清火，分清泄浊。药用：萆薢、菖蒲、茯苓、龙胆草、生地、山栀、黄柏、苍术、益智仁、车前子、泽泻、木通、甘草等。服药5剂后，旋来复诊，喜形于色。口苦、口臭消失，尿常规正常，乙醚试验转阴。乃疏原方带回服用，1个月后再来复诊，云疗效巩固，未见复发。

阳和汤亦愈劳淋

劳淋为诸淋日久，伤及脾肾而致，故遇劳即发。前人虽有阴虚、气虚，甚或阳虚之分，然多数医者往往困于"淋有五，皆属热"之说。每乐于选用育阴滋肾之法，当然也有不少场合选用补中益气汤以健脾益气；而于温阳药剂，则似用得较少。曾治一女性患者刘某，57岁。因尿频、尿急反复未愈10余年，近期发作月余来诊。曾服八正散、知柏地黄汤等中药，未效。肌内注射卡那霉素并服用呋喃坦啶时，可以控制症状，但停药不久便会复发。症见尿频数不爽，无明显刺痛感，尿色淡黄，伴腰酸痛。苔薄白，脉细软。尿常规检查，脓细胞（0~3），尿培养大肠埃希菌10万以上。因同时伴见右腿掣痛周余，行走不利，且诉腰腿部有明显冷感，右直腿抬高试验阳性，乃改投温经散寒、除湿通络之阳和汤。药用：炙麻黄、炒熟地、鹿角片、炒干姜、当归、白芥子、炙桂枝、制附子、炙甘草等。服药1周，右腿掣痛消失，行走自如，尿意亦感通畅。复查尿常规已经正常，尿培养转阴。后改用金匮肾气丸善后。随访半年，未见复发。

石淋腰痛投四逆辈获效

小便涩痛，尿中排出砂石，是石淋的特点，但现在有了X线检查，虽尿中尚无结石排出，经摄腹部平片而见到有尿路结石阳性，也就可以断定了。石淋一般辨证属湿热蕴结下焦，煎熬水液而成。故多采用清热利湿，通淋排石的方药进治，如八正散、石韦散之类。然而临床上也并非尽数如此。曾治一卢姓患者，男，27岁。因剧烈右侧腰腹痛3日未解，前来受诊。X线摄片证实右侧输尿管中段有结石1枚（0.3cm×0.5cm）。一旁襄诊的西学中班唐姓主治军医，拟方八正散加金钱草、石韦、海金沙。意在清利湿热，通淋排石。诊见：时值3月天气，比较温和，而患者却身穿棉衣、裤，外披棉大衣，全身蜷缩，非常怕冷，饮食不思，尿少、便溏，日行2~3次，脉沉弦而迟，舌苔白滑。一派阴寒内聚之象。复观前诊病历，已服八正散类方药2剂，未效。遂改学员之清利之剂，径投四逆之辈，重在温阳散寒，行气化湿。药用：制附子、干姜、猪苓、茯苓、白术、半夏、沉香、木香、甘草等，其中附子药用10g。嘱服2剂。药后复诊，腰腹疼痛完全消除，已不再穿裹棉大衣，前后判若两人。后以附子理中汤化裁续服。半月后自行排出结石1枚，病即告愈。

刘树农

清利疏导，以复气化

刘树农（1895~1985），上海中医药大学教授

关于淋证的病因则认为系"热在下焦"。结合西医学，本证多出现于泌尿系感染、结石、乳糜尿和前列腺炎等疾病过程中。我除遵循古训，确认本证病因为"湿热下注"外，还体会到中医学上所谓"膀胱气化"，实质上是指有关排尿方面的各项功能。排尿功能的失常，是由于有关排尿方面的器官，受各种致病因子的影响，产生了病理变化，如前面所说的感染、结石、肿物等都可引起，因而在治疗上一面祛除病因，一面着意于消除病理改变，常用清热利湿，凉血活血，散结消肿等方法，取得了较为满意的疗效。此外，这些致病因子去除以后，膀胱等的病理改变有的不能随之完全恢复，仍可有小便淋涩等症状存在，这在中医看来，还是属于膀胱气化不利，故需要继续清利和疏导，以恢复其功能，此适用于慢性病及体质较差的患者。

焦某 女，成年。

初诊：尿路感染反复发作，小便淋沥不爽，少腹胀痛，以左侧为甚，夜尿5~6次。尿常规检查：白细胞少，蛋白少量。苔薄脉弦。湿热下注，膀胱气化不利。治宜清解湿热，调理膀胱气化。

萆薢12g　乌药9g　石菖蒲9g　知母9g　黄柏9g　木通3g　萹蓄9g

灯心草 12g　车前草 12g　滑石包煎, 12g　粉丹皮 9g

方中萆薢、乌药、菖蒲为萆薢分清饮五味中之三味，既祛湿热，又调整膀胱气化功能，知柏泄湿清热，丹皮泻血中伏火，木通、萹蓄、滑石、车前、灯心等，均善除下焦膀胱之湿热。

二诊：尿常规检查：白细胞 2~5，蛋白少量。服前药已获效，但噫嗳时作，拟予前方中佐以和胃之品。

前方加左金丸（分吞）1.8g、炒黄芩 9g、旋覆花（包煎）9g。

噫嗳时作，自是痰气交阻，胃失和降。故加入苦辛通降之左金，下气、消痰、除噫嗳之旋覆花，黄芩取其苦能健胃。

三诊：尿路感染每易发作，湿疹瘙痒流水，少腹胀痛，头晕（有高血压史），夜寐尚安，舌苔腻质红，脉细弦，证属湿热蕴结，治拟清利湿热为主。

粉萆薢 9g　台乌药 6g　知母 9g　黄柏 9g　飞滑石包煎, 12g　地肤子 12g　当归 6g　紫丹参 9g　石菖蒲 3g

湿疹流水，自是湿热浸淫于血分，外发于肌肤，故于原方加入除膀胱热、利小便、去皮肤中热之地肤子，活血行血之丹参、当归。

四诊：药后症减，头晕目花，左下腹胀痛仍有，舌红苔中裂，膀胱湿热仍重，再宗前法。

前方加连翘 9g、晚蚕沙（包煎）9g。

经谓"诸痛痒疮，皆属于心"。连翘专清心家之热，而清心之品，皆通于小肠，又能导下焦之湿热。吴鞠通谓晚蚕沙下走少腹之浊而化湿浊，故用于因湿热蓄积之少腹胀痛。

服药后症情明显好转。

朱某　男，75岁，就诊日期：1976年6月8日。

患前列腺炎半年多，尿频尿急而涩，少腹胀痛，别无所苦。前医用参、芪、菟丝、将军干、石韦等药，或攻或补，数十剂无效。刻诊精神健旺，既无明显虚象，亦非膀胱癃闭，因知蛮补与峻通均不对证。湿热蕴蓄于膀胱，气化不利。治法：祛湿热，理气化。

草薢 9g　石菖蒲 1.5g　乌药 9g　蒲公英 9g　夏枯草 9g　银花 9g　白芷 1.5g　细木通 3g　黄柏 3g　滋肾通关丸分吞，3g

草薢泻血分之湿热，菖蒲利窍，乌药化气。根据西医学诊断，推知其前列腺必有红肿，因运用凉血清热之蒲公英合银花、白芷、夏枯草使之内消。木通通利九窍、血脉关节，亦能散痈肿。通关丸以黄柏之苦寒，清肾中之伏热，以知母之苦寒，滋肺经之化源，而以两者十分之一的肉桂，辛温作引经之用，以利膀胱之气化。

上方连服 20 余剂，诸恙大减，改用通关丸 3g，草薢分清丸 6g，分早晚两次服，症情完全缓解，迄今未复发。

胡某　女，成年。

初诊：1977 年 3 月 11 日。于 1977 年 2 月 28 日起患"尿路感染"，经治疗后尿常规检查正常，但自觉腰酸，少腹有下坠感，形寒怕冷，神疲乏力。苔薄黄腻，脉弦数。膀胱湿热未清，气化不利。

粉草薢 12g　乌药 9g　石菖蒲 3g　细木通 3g　黄柏 3g　知母 6g　蒲公英 15g　夏枯草 15g　淡竹叶 3g　生地 3g

4 剂。

本方重点在清利湿热，稍佐乌药、菖蒲以化气。

二诊：1977 年 3 月 15 日。服前药后，自觉好转，但久立即见头晕乏力腰酸，苔薄黄，脉左弦右细，拟潜育合渗利之剂。

炙龟甲 9g　黄柏 4.5g　石决明 9g　沙参 9g　麦冬 9g　冬青子 9g　泽泻 12g　旱莲草 12g　蒲公英 9g

7 剂。

脉症合参，阴虚偏多，故用龟甲、石决明合二至丸育阴潜阳。

三诊：1977年3月22日。诸恙见减，原方出入。上方加嫩钩藤12g，去石决明。7剂。

当时由于石决明缺货，故易轻清而凉、平肝风、除心热之钩藤。

服上药后，诸恙消失。

曹向平

忍冬竹叶清邪热，顾扶正气以应机

曹向平（1916~？），南通大学医学院教授

尿路感染乃细菌感染性疾病，类于古代热淋、血淋之属，女性较多，每发于月经期或有带下之患者。其病因一般认为与邪热湿浊相关，临床表现普遍存在发热、尿频尿急等尿路刺激症状，甚或尿血。根据中医理论，并结合多年的临床观察，曹老认为该病多由于邪热而成，或因他脏导致湿热下注，或因月经、带下而外阴不洁，以致邪热湿浊蕴结于肾与膀胱。该病虽与湿浊有关，但却根于邪热，以肾与膀胱气化失司，州都之水下行不利，必有湿浊随之而生。回顾古代对淋证的认识，朱丹溪在《丹溪心法》中谓"淋有五，皆属于热"。巢元方《诸病源候论》有："诸淋者，由肾虚而膀胱热故也。"都强调邪热致病说。张景岳则更明确指出："淋之初病，则无不由乎热剧，无容辨矣。"据此病因病机，曹老提出清热祛邪为该病治疗大法，并以甘寒清热为治疗原则，自制忍冬竹叶汤。

忍冬花 15~30g　淡竹叶 10~15g　瞿麦 10~15g　萹蓄 10g　虎杖 15g
生苡仁 10~15g　甘草梢 3g

如血尿明显者，加大小蓟、茜草根；涩痛明显者，加琥珀拌木通；大便实者，加青宁丸；发热甚者，合小柴胡去姜、枣，重用柴胡；偏湿浊不化者，合三仁汤进退。

"尿路感染"虽以肾及膀胱为病所，但表现可以各异。虽同一淋证，古人有曰热在下焦，有曰三焦有热，清代名医张璐则曰："心肺蕴热不能滋其化源，小便赤涩如血而少。"而曹老选用忍冬竹叶汤则具三方面意义：其一，忍冬花清热解毒，清疏兼顾，无论上、中或下焦之热皆可清之，合淡竹叶则清心导赤利尿，二者相辅相成。可达邪清浊去之目的。其二，实验证明，忍冬花有广谱抗菌作用，对葡萄球菌、链球菌、大肠埃希菌有较强的抑制作用，并对病毒有灭活之功，无疑对尿路细菌感染有利。其三，"尿路感染"为邪热为病，又有肾虚为内在条件，本病中、后期每易出现阴津不足之象，选用甘寒，又避苦寒等伤津耗液之弊，故此，本法又优于八正散。

"尿路感染"发病、发展颇具规律性，虽大部分于急性期经治而愈，但也有部分或因治疗不当，或因感染菌株耐药，可呈迁延难愈之势，甚则少数反复不愈，或遇劳即发，耗损肾气，肾气衰败而致肾功能减退。故对此病治疗，虽应以清热祛邪贯穿始终，但尚需视正邪之势，体质差异及合证、兼证之不同而分阶段、分证型辨证遣方，随证损益。一般可分急性、迁延、慢性三期。急性期多见于初发，主以甘寒清热，利尿通淋为原则。迁延期多见于上尿路感染，菌尿难以消失者，一般就诊时病程已一月兼旬，常伴有腰痛、乏力等气血或阴津消耗之象。此期治疗仍应清热祛邪为主，但需顾护正气，于忍冬竹叶汤中配滋肾、益气之法。如益气加黄芪、白术；滋肾加大生地、炒知母；腰痛甚者加白芷、威灵仙；尿菌不转阴者可加秦皮、白头翁、白花蛇舌草一二味。大凡以二分祛邪，一分扶正组方。迁延阶段经治疗症状消失、尿菌转阴，如素质脾气虚弱，予服补中益气丸；肾阴不足予服知柏地黄丸一至两月，以增强体质，可防止复发。至于慢性期，除常见慢性肾盂肾炎，部分尚表现为肾功能减退，多因邪热或湿浊久恋，劫肝肾之阴或耗脾肾之气，导致肝脾肾等脏腑亏损。故本期治疗除急性发作仍以清热解毒为主外，多以补虚固本为要，有邪热之象或尿检脓细胞数增多者，兼用清利，配忍冬、竹叶组方，并根据脏腑辨证选方用药。慢性期肾之精气亏损，患者常具顽固性腰际疼痛。对此，曹老除辨证内治，同时配以外治法，如用生大黄、炒白芷、桂心、芙蓉叶研粉蜜调，外敷肾区，多于连敷1周而疼痛减轻或消失。于慢性肾盂肾炎也具明显效果，可能与该方寒温并用，通络化瘀有关。

辨证论治为中医之精髓，但尿路感染乃邪毒所侵，因此须注意结合辨病，其意义不仅在于谨守病机，甘寒清热能有效地治疗本病，还在于部分患者尿检异常，但却无明显症状，或经治疗症状消失而菌尿不消。此时重视辨病，专以清热祛邪方可控制病情或巩固疗效。辨病辨证相结合，既有较强的针对性，又发挥了中医辨证论治之特长，这是曹老治疗尿路感染获效之基础。

此外，对于尿路感染常见症状治疗，曹老在选药上颇具匠心，如腰痛者，不用川断、寄生而选用白芷、威灵仙，又白芷祛风定痛，燥湿化毒，近代药理研究报道其可抑制多种杆菌，同时威灵仙又可祛风止痛利尿，且《开宝本草》谓其可疗"膀胱宿脓恶水"，实有清利膀胱而止腰痛之功，用之一举两得。对于尿道灼痛者，以琥珀粉拌木通，化瘀浊而通利。尿培养大肠埃希菌阳性者，常加用秦皮、白头翁，两药虽习用于治痢，但俱能清化湿热，于尿培养大肠埃希菌阳性，用之往往获效。其外治法的运用，为尿路感染治疗创造了新的治疗途径，这也是曹老学习前人经验与长期临床积累之一得，值得我们借鉴。

（郝传铮　整理）

万文谟

清利宜彻当慎苦寒，务参化瘀不远辛温

万文谟（1923~　），武汉市第九人民医院主任医师

淋证的临床表现，以小便频数短涩，滴沥刺痛为主。急性阶段多见湿热蕴结下焦证候，故清热利湿为治疗大法。如西医学中的泌尿系感染及前列腺炎等疾患，常在清利以后症状明显缓解。但值得注意的是，若停用清利过早，病情反复较大，检查患者尿液，往往有脓白细胞等物，吴鞠通《温病条辨》所云"治外感如将"，有祛邪务尽之意，用于本病以彻底清除病灶，防止复发，似有一定的指导意义。据146例急性泌尿系感染患者统计，其中114例以脓尿、菌尿为观察湿热未尽的指标，治以清利为主，半年内复发率为2.63%；32例在症状缓解后脓尿、菌尿未净而停用清利之品，半年内复发率为3.75%，说明清利法治疗淋证的作用是不能忽视的。另一方面，选择高效药物，避免大剂苦寒，也是应该留意的。笔者习用鱼腥草、白花蛇舌草、凤尾草、石韦、滑石、土茯苓、忍冬藤等药。这些药物有较好的清热解毒，利尿通淋之功，有的还有止痛、止血、排石、消肿、抗菌、抗病毒等作用。其中滑石是较好的渗利之品，每遇溺窍涩痛不爽的患者，屡用屡效。《本草纲目》云："滑石利窍，不独小便也，上能利肌腠之窍，下能利清溺之窍。"《医学衷中参西录》认为滑石"无论汤剂丸散，与脾胃相宜"。这些论述，验之临床是可信的。

徐灵胎云："治淋之法，有通有塞，要当有别，有瘀血积塞溺管者，宜先通"。慢性肾盂肾炎除肾间质中灶状分布的炎症外，并有纤维化。病变部位的血管有增生性末梢动脉炎，可导致栓塞，使肾脏血液供应不良。现代研究认为炎症局部肿胀的组织细胞充血、渗出，均可导致血流障碍，产生血瘀，在感染后并发前列腺炎、肾结石、肾囊肿、尿血等病时祛瘀活血药物常被采用。笔者每遇急慢性泌尿系感染、结石及前列腺炎等疾患，酌加益母草、赤芍、丹参等物，疗效较好。即或是瘀血较轻，亦不宜过用收涩之剂，尽量选择化瘀止血之品，或在止血药中酌加益母草等药以防血止留瘀之弊。

郑某 男，59 岁，农民。

患者于 1985 年 3 月 5 日经"B 超"提示前列腺炎（恶变？），肛门指检有结节状肿块，前列腺液有脓球（+++）。因不愿手术探查而就诊于中医。据云起病 5 个月左右，症见小便点滴不爽，尿时有刺痛感，尿后白浊少许，腰骶隐隐作痛，口干少饮，心烦不寐，大便通利，纳食尚可。视其舌苔黄腻，舌质瘀紫，切其脉象弦细而数。辨证为湿热血瘀，蕴结下焦，肾阴亏损。治宜清利湿热，活血养阴。

白英 30g　白花蛇舌草 30g　石韦 30g　土茯苓 30g　益母草 30g　丹参 30g　夜交藤 30g　女贞子 30g　赤芍 15g　虎杖 15g　生地 15g　元参 15g　六一散 15g　桃仁 10g　红花 10g

服 6 剂以后，小便较前通畅，心烦不寐好转。原方去生地、元参，加首乌、半枝莲各 30g，再服 6 剂，诸症缓解，腻苔已退。后以白花蛇舌草、半枝莲各 60g，六一散、赤芍各 15g，煎汁当茶频服，并用知柏地黄丸调理。半年后恢复正常，继续参加农业生产劳动，至今 4 年未见复发。

前贤淋证属热的论述较多，也有属寒属虚的见解。如《景岳全书》云："淋久水止，及痛涩皆去，而膏淋不已，淋如白浊者，此惟中气下陷及命门不固之证也"。又如《医学心悟》有"冷淋"一证，为"寒气兼闭，水道不行……金匮肾气丸主之"。这些论述，说明温补法治疗淋证也是不可偏废的。

康某 57岁，干部。

患者于1972年4月经X线诊断为左侧输尿管上段结石如黄豆大，尿检有脓球、红细胞，初服大量清利之品60余剂，未见结石排出，并因结石嵌顿而出现肾盂积水。1973年3月17日来我院初诊：症见腰部胀痛，纳食欠佳，疲乏无力，稍见形寒畏冷。苔薄白根腻中心微黄，脉沉细，两手欠温。中医诊断为：①淋证；②腰痛。辨证为老年肾阳不足，寒湿内滞，兼有膀胱湿热未清。治以温补肾阳为主。用金匮肾气丸加减：

黄芪30g　熟地15g　枸杞15g　淫羊藿15g　黄柏6g　肉桂6g　附片6g　小茴香6g　茯苓6g　泽泻6g

连服12剂，腰腹痛缓解，形寒畏冷明显好转。再依原方加金钱草90g，郁金9g。服完2剂，即见结石排出，X线复查已不见结石影。服金匮肾气丸合补中益气丸调理1个月而康复。

《景岳全书·淋浊》云："治淋之大法……凡热者宜清，涩者宜利，下陷者宜提升，虚者宜补，阳虚者宜温补命门"。说明淋证初起实证热证较多，可清可利，病久或苦寒分利太过，则耗伤肾阳，致气化不利，石不得出，水积肾盂，故先温肾益气以恢复气化，继而抓紧时机，于温补中酌加清利排石之品。

李浚川

治湿热为病，法惟通利

李浚川（1926~　　），武汉市职工医学院教授

淋证，是泛指小便淋沥涩痛的病证，方书分为五淋——石淋、气淋、血淋、膏淋、劳淋。严格地讲，这并不是一种疾病的不同证型，而是包括了西医学所称之泌尿系结石、泌尿系感染、前列腺炎、乳糜尿、肿瘤等，甚至还包括性病所致的淋证。所有这些，都笼统称为淋证，对探索淋证的治疗规律，确定疗效，总结经验，无疑是很困难的。因此，笔者认为有必要限定淋证的范围，使病证名尽可能规范化。换句话说，首先要正名，如果名不正，则言不顺，治疗也将无所措手足了。以临床常见的淋证来说，属湿热性的居多，有急性、慢性的不同。据此，应以急性湿热淋和慢性湿热淋命名较妥。这既与西医学之急、慢性泌尿系感染相对应，又可有确切的辨证标准，也便于探索和总结辨证施治规律。

一、急性湿热淋证

以发病急、小便急迫频数而又涩滞不利，甚者尿时疼痛为特征。根据临床见证，大体可分为肝火挟湿型和下焦湿热型。前者多伴口苦咽干，目赤易怒，苔黄脉弦等；后者多伴发热、少腹拘急，苔黄腻，脉数等。二者见症虽异，从病机来说，都以湿热阻滞为主，故治疗大

法，总宜通利，具体来说，以清热化湿、通淋利尿为主，适当照顾兼证。

如肝火挟湿者，龙胆泻肝汤加减：

胆草 6g　柴胡 6g　木通 10g　车前 15g　茅根 50g　生地 15g　银花 15g　泽泻 10g　虎杖 12g　草梢 6g

水煎服，每日 1 剂。见血尿者，可加小蓟 12g，蒲黄 6g；大便闭结加生军 6g 泡汤兑煎剂服。

下焦湿热者，用石韦散加减：

石韦 12g　冬葵子 12g　瞿麦 10g　滑石 12g　车前子 15g　银花 15g茅根 50g　连翘 10g　虎杖 12g　苦参 12g　草梢 6g

水煎服，每日 1 剂。发热者加竹叶 10g，板蓝根 12g；尿赤者加生地 15g，益母草 12g。

二、慢性湿热淋证

以反复发作，时发时愈或持续不愈为特点。一般根据病情，可分为湿热蕴结型和阴虚内热型。前者以慢性病急性发作为特点，伴有腰酸腰痛，午后低热，小便短赤，频数。

湿热蕴结，用防己黄芪汤加清热通淋药：

防己 10g　黄芪 15g　银花 15g　连翘 10g　虎杖 12g　车前 15g　茅根 50g石韦 12g　草梢 6g

水煎服，每日 1 剂。若舌苔黄腻，属湿热甚者，加苦参 12g，黄柏 10g；随着病情减轻，再易山药、茯苓甘淡利湿健脾之剂，边扶正，边祛邪，缓缓调治。

阴虚内热用知柏地黄汤加味：

生地 15g　山药 15g　萸肉 10g　茯苓 12g　泽泻 10g　丹皮 6g　黄柏 6g知母 10g　茅根 50g　车前 15g　虎杖 12g

水煎服，每日 1 剂。有低热者加白薇 6g，地骨皮 10g。病情减轻后，可继续服用，或服知柏地黄丸剂。复发时，再服煎剂。

以上对淋证的辨证论治，分型简单，处方用药有规律可循，又便于观察疗效。笔者长期以来，对本病按以上方治疗，无不收效显著，屡试不爽。

"治淋大法在通淋"，就是针对急、慢性湿热淋证提出的。方中多用茅根、车前、虎杖等，有非常好的通利作用，无论急性还是慢性均宜应用；银花、连翘或黄柏、苦参等，清化湿热作用亦佳，急慢性均可选用。只是慢性多虚，适当配合益气或滋阴之味即可。本病主证有小便频数，不可误认为肾气不固，因而大进补涩，以致"误补益疾"。

朱进忠

热重少阳，气阴两伤
虚多挟实，淋证参详

朱进忠（1933~2006），山西省中医研究院主任医师

淋证之名，前人凡见小便滴沥不爽而频痛者统称之名也。以西医之名论之，非但指泌尿系感染中的急、慢性肾盂肾炎，亦且指具有尿频尿痛之前列腺炎、前列腺增生、淋病、肾与膀胱的结核，以及支原体、衣原体感染等所致的泌尿系统疾病。这类疾病尽管复杂多变，其辨治总不能离开以下原则，即：急证发热，治重少阳，淋痛必求大便通畅。

安某 女，25岁。

寒战高热，恶心呕吐，头晕尿痛3天。医诊为急性肾盂肾炎。住院治疗3天无明显效果。察其寒热往来，体温40.2℃，恶心呕吐，脉弦而稍数。审其所用药物除大量西药外，并有大剂中药清热解毒之剂。紧合脉证，思之：脉弦，寒热往来者少阳证也。治拟和解少阳为法。

柴胡24g 半夏10g 黄芩10g 党参10g 甘草9g 生姜9g 大枣7枚

服药1剂，热退，体温37.1℃，恶心呕吐消失，继服1剂，诸症消失。

某医问：此小柴胡汤也，小柴胡汤用于感冒尚可，先生何用其治

疗泌尿系感染也？答曰：仲景之制小柴胡汤，言其能治少阳诸证也，而未言其治感冒与非感冒也，亦未言其不可治细菌性感染之诸疾也，仲景惟恐后人将其局限于感冒，特警曰："有柴胡证，但见一证便是。"又问：前医以大剂抗生素和清热解毒剂尚且无效，先生何仅用一味清热解毒的黄芩，而且量亦仅仅10g却其效如神也？答曰：把清热解毒药说成杀菌药，把温热药说成不是杀菌药，这本身既不符合药理实验的结果，亦不符合临床实践的结果。我认为这些问题很复杂，需要我们认真研究。

刘某 女，49岁。

发热恶寒，头痛身痛，纳呆食减，腹满胀痛，尿热尿痛2个月。医诊为慢性肾盂肾炎急性发作。住院治疗2个多月无明显效果。察其除上症外，并见其时或恶心欲吐，口苦心烦。体温38.5℃，舌苔黄白，脉弦紧。审其所用药物，除大剂抗生素外，尚有中药清热解毒，利水通淋，活血祛瘀等药。综合脉证，思之：脉弦紧者太少俱病也，且有阳明湿热。治宜调理三焦。宗达原饮加减。

厚朴10g 草果10g 槟榔10g 黄芩10g 知母10g 菖蒲10g 甘草6g 柴胡10g 桂枝10g 白芷10g

服药4剂，诸症大减，体温37.1℃，又服20剂，诸症消失，尿培养恢复正常。

宋某 女，42岁。

尿急尿频尿痛1个月。医先予抗生素及中药清热解毒，利水通淋等无效。邀余诊治，察其除上症外，并见脉滑数。急予利水通淋。

木通10g 车前子10g 萹蓄30g 滑石15g 甘草10g 瞿麦15g 栀子10g 灯心草1g

服药3剂，诸症反剧。思之：八正散本有大黄一味，何不加之？因予上方中加大黄12g。

服药 1 剂，诸症若失，继服 4 剂，诸症俱失，愈。

其后，泌尿系感染，每每察其有无腹满与大便秘结或大便不爽，在其方中加入必要的理气、通便药，果然效果极佳。故云：淋痛必求大便通畅。

王某　女，45 岁。

尿急尿频尿痛反复发作，疲乏无力、腰酸腰痛又年余。

医诊为慢性肾盂肾炎，两侧肾盂积水。近半年来，日渐发现身热、疲乏无力有所加重，体温持续在 37.6~38.5℃ 之间，腰酸背痛，尿频尿痛发作更加频繁，且用多种抗生素及中药清热解毒，养阴清热，利湿通淋始终不效。察其除上症外，并见舌苔白，脉弦大紧数尺脉尤甚。因悟脉弦大紧数尺脉尤甚者，气阴俱虚也。前方之不效在于养阴清热而未益气也。治拟补气养阴，除湿清热。

人参 10g　甘草 6g　黄芪 15g　当归 6g　麦冬 10g　五味子 10g　青皮 10g　陈皮 10g　神曲 10g　黄柏 10g　葛根 15g　苍术 10g　白术 10g　升麻 10g　泽泻 10g

服药 2 剂，乏力、身热减，继服 10 剂，发热消失，体温 36.5℃。继予肾康灵胶囊，1 日 3 次，1 次 5 粒。服药 4 个月后，诸症俱失，痊愈，出院。

某医问：疲乏无力，午后低热，阴虚也，何用养阴清热不效，而予补气养阴反效？答曰：肾盂肾炎者多为湿热之病也，湿热者，久久不愈非仅伤阴亦且损气也，且本证舌象不表现阴虚，脉表现为气阴俱虚，故以补气养阴，除湿清热始效也。又阴虚之脉为细数，本证不是也，故但予养阴清热不效也。

黄某　男，73 岁。

数年来，排尿不利。医诊为前列腺肥大。近半个月来，诸症突然加重，排尿滴沥难出，疼痛难忍，腹满胀大，全身浮肿，恶心欲吐，身热身痛。医诊为前列腺增生、泌尿系感染、尿潴留、肾功能不全。前以导尿、抗生素，中药利水通淋等治之不效。察之：舌苔黄白厚腻，脉虚大弦紧而数，体温 38.9℃。综合脉症，诊为气阴两虚为本，湿热蕴结为标。治拟补气养阴以培本，除湿清热以治标。

黄芪 15g　当归 6g　人参 10g　麦冬 10g　五味子 10g　生地 15g　苍术 10g　茯苓 10g　泽泻 10g　丹皮 10g　肉桂 10g　黄连 10g　防己 10g　连翘 10g

服药 1 剂，精神大增，排尿较利，下肢浮肿明显好转，继服 7 剂，诸症大部消失。复与肾康灵胶囊，1 日 3 次，1 次 5 粒。2 年后追访，愈。

某医问：湿热证如此之显著，反用参芪，尿痛如此之严重，反用肉桂，不知也？答曰：仲景之著《伤寒》《金匮》论辨证，言辨证依据时首言脉，次言证，即审复杂病证时必须以脉为主。东垣论杂病，言内伤、外感之鉴别亦首言脉，次言证，并列肉桂于知母、黄柏之中以治癃闭。天士之论温病深重者首论舌质，其意在察更深层次的辨证意义。本病之为湿热，其脉反见气阴两虚，本病之言热，舌质却不见红赤，可见其为夹杂证耳。夹杂证如何辨证？脉为第一，色为第二，舌为第三，证为第四，不可颠倒也。

白某　男，42 岁。

腰痛，疲乏无力，尿道痒痛，尿频尿急，龟头及尿道口发红 5 个多月。医诊为支原体感染。先服西药及中药清热解毒，利水通淋等无明显效果。察其除上症外，并见心烦不安，舌苔黄白，脉弦大紧数尺脉尤甚。综合脉证，诊为气阴两虚为本，湿热下注为标。治拟补气养阴以培本，除湿清热以治标。

黄芪 15g　当归 6g　太子参 10g　麦冬 10g　五味子 10g　生地 15g　茯苓 10g　苍术 10g　黄柏 10g　茯苓 10g　泽泻 10g　丹皮 10g　肉桂

10g　防己 10g　肾康灵 15 粒

服药 4 剂，诸症俱减，继服 30 剂，诸症俱失。

某医问：既为湿热下注，何再用大辛大热之肉桂？答曰：肉桂者为大辛热之品，其能通尿窍故用之。又问：湿热之证用之不生火乎？答曰：本证从脉、舌来看，具有明显的肾阴不足，本证既有湿热，又有肾阳不足，故不但不生火，反而能泻火也。

友某　男，32 岁。

小腹、阴囊、阴茎坠痛，龟头，特别是尿道口红肿疼痛 1 年多。医诊为淋病、支原体感染。前以西药及中药利水通淋、滋阴补肾、清热解毒等均无明显效果。审其除上述诸症之外，并见腰酸腰痛，面色红赤，舌苔白，质稍淡，脉沉细弦尺弱。综合脉症，诊为肾阳亏损，湿热蕴结。治拟培补肾气，佐以利水通淋。

生地 28g　山药 12g　肉苁蓉 15g　土茯苓 15g　泽泻 10g　丹皮 10g
附子 10g　肉桂 10g　川牛膝 10g　五味子 10g　车前子 10g

服药 4 剂，尿痛、阴茎胀痛、龟头及尿道口红肿均减，继服 10 剂，诸症消减近半，后以肾康灵胶囊等治疗近 5 个月愈。

某医问：本病竟用附、桂，吾甚忧之，然其效如神，何故也？答曰：慢性疑难的淋证诸医多视为热，然久用寒凉损乎阳气则大多不予重视，此即所谓独处藏奸者也。如何辨？从脉、舌也。

姚正平

解表祛邪，升清降浊
顾护正气，排石有方

姚正平（1908~1979），北京中医医院名中医

解表祛邪，升清降浊

泌尿系感染，相当于中医"淋证"范畴，其基本病机为"肾虚膀胱热""湿热郁久而生内毒"，临床上可分为3证。

1. 毒热证

膀胱有热，郁久生毒，致成斯疾。症见尿频、尿急、尿道疼痛，尿意不尽，小腹拘急，腰痛，尿色赤浊，口苦干而渴，苔薄黄而干，舌尖红，脉弦数。尿常规检查：蛋白微量，红细胞40~50个/视野，白细胞满视野，治以清热解毒，分清通淋。

当归 12g　连翘 12g　赤小豆 30g　败酱草 30g　蒲公英 30g　木通 9g　炒知母 12g　炒黄柏 12g　萹蓄 30g　车前草 30g　茅根 15g　赤芍 9g　益智仁 12g　川萆薢 9g　乌药 9g

本方由3组药物组成，一为萆薢分清饮。益智仁有固肾气功能，配乌药又名缩泉饮；萆薢利湿浊而治小便浑浊。这组药走膀胱，专为膀胱证候而设，有引经作用。二为当归连翘赤小豆汤。是方从《金匮

要略》"赤小豆当归散"化裁而来，配用蒲公英、败酱草，旨在加强清热解毒作用。三为茅根、赤芍、萹蓄、车前草四味药，有凉血活血、清热通淋作用。若仅有尿常规异常而无明显自觉症状，乌药、益智仁可不用；小腹下坠明显者加大黄3g。

2. 湿热证

体内素有湿郁或外受湿邪，湿郁化热生毒，湿热毒邪下注膀胱成淋证。症见尿频、尿急、尿道疼痛，小便浑浊且尿意不尽，小腹胀，恶心、呕吐，食欲不佳，身倦体重，口渴不思饮，午后发热，舌苔白腻中心黄，脉滑数。治以芳化解毒，分清通淋。

当归 12g　连翘 9g　赤小豆 30g　蒲公英 15g　藿香 9g　佩兰 12g　萹蓄 30g　炒知母 12g　炒黄柏 12g　败酱草 30g　石韦 30g　滑石 18g　甘草 3g　益智仁 12g　川萆薢 15g　乌药 9g

方中藿香、佩兰药味芳香，有化浊除秽作用。六一散清利湿热，若无益智仁可以覆盆子代。症见呕吐转重者可加清半夏12g、白豆蔻6g，以和胃降逆。

3. 风热证

毒热内蕴膀胱，外感风邪不得宣达，内外合邪而致成淋。尿意不尽，腰痛或小腹胀痛，舌苔薄白或白而不腻，舌质红，脉弦大数或浮数。尿常规检查：蛋白微量，红、白细胞多数。治以清热解表，分清通淋。

柴胡 15g　防风 9g　荆芥穗 30g　薄荷 6g　益智仁 12g　乌药 9g　川萆薢 15g　当归 12g　赤小豆 30g　败酱草 30g　萹蓄 30g　石韦 30g　蒲公英 15g　茅根 15g　连翘 12g

方中柴胡、防风、芥穗、薄荷专以清热解表，其他药物职司分清通淋。

以上三证，均用萆薢、益智仁、乌药三味，乃取萆薢分清饮之分清化浊之意。临床使用该组药物，对控制泌尿系感染之尿频、尿急、尿痛的窘迫症状有良好作用。

在治疗中，需注意几个问题：

（1）重用解表，祛邪外出。急性发作期常见恶寒战栗，旋即高热。目前虽有多种抗菌消炎药，但因反复发作或耐药菌株增多等原因，效果不够满意。有些患者高热持续不退，或急性期过后留有低热长期不清。以往曾用清热解毒、利湿通淋、滋阴清热等法治疗，效果并不理想；又按寒热往来之少阳证以小柴胡汤加味，疗效也不好；再转从"抑菌"观点出发，选用一些在实验室中证实有抑菌作用的药物进行治疗，亦无显效。后研析《伤寒论》中几个退热方剂，如麻黄汤、白虎汤、小柴胡汤等，发现都是通过调整机体内部抵抗能力，祛邪外出而达到退热目的。况后人所用之人参败毒散、荆防败毒散治疗高热，也是通过调整机体功能，扶正祛邪收功，方名虽用"败毒"二字，方中并无解毒药物，却同样能治疗因病毒或细菌感染的急性热病。

因此，开始试用荆防败毒散中的四味主药即：柴胡、防风、芥穗、薄荷治疗并发高热者，起初只用一般剂量，药后对体温不高者有效，但对大冷大热者不够理想。后来逐步摸索改用现在的较大剂量，不仅治疗可靠有效，而且并无大汗及其他副作用。

（2）升清降浊，和胃止呕。泌尿系感染患者，常见有恶心、呕吐之症。它不仅影响饮食、用药，更能使病情趋于复杂和严重化，必须尽快予以处理，为下一步治疗创造条件。从中医"浊邪上泛，胃失和降"的理论出发，采取和胃降逆，升清降浊的法则，用小半夏加茯苓汤治疗，可使恶心呕吐缓解。

茯苓 9g　清半夏 30g　生姜 9g　陈皮 6g　炒麦芽 24g　炒谷芽 24g 伏龙肝煎汤代水煎药，60g

煎出药量不可太多，呕吐重者宜用小匙频频喂服。

（3）巩固疗效，勿忘治本。根据"急则治其标，缓则治其本"的原则，在泌尿系感染发作期之后，症情缓解，尿常规检查仅见有几个红、白细胞时，切不可中止治疗，应转入治本阶段。即以补肾为主，佐以少量解毒，以巩固疗效，减少复发。这是一个不可缺少的环节，但往往被忽视。常用处方：

生地 15g　五味子 9g　山药 12g　当归 12g　败酱草 15g　赤小豆 15g　枸杞子 12g　菟丝子 12g　金樱子 15g　狗脊 12g　贯众炭 15g　川断炭 15g　车前草 15g

结石效方排石汤

排石汤方药

川萆薢 30g　鱼枕骨 15g　石韦 30g　海金沙 15g　金钱草 30g　滑石 12g　芒硝 12g　萹蓄 30g　炒知母 10g　炒黄柏 10g

加减法：无海金沙、金钱草时，可改用冬葵子 30g；肾绞痛者，加延胡索、炒川楝、木香、制乳没。

水煎 2 次，早晚分服，每周 5 剂，服 4~6 周后停 1~2 周。

关于排石汤的报道很多，各家用药大同小异，均不外清其积热，涤去砂石的清热利湿通淋之品。惟芒硝一味，现在用者尚少。此药诚能软坚消石，《神农本草经》称朴硝"能化七十二种石"，有泻热荡积破五淋、利二便的作用。初服缓泻，余无不良反应。

适应证：患者尿路通畅，结石直径小于 1cm，结石位置在肾盂、输尿管。

禁忌证：妊娠、心肾功能衰竭者禁用，羸弱者慎用。

根据临床经验，绝大多数结石可整块排出，故首要条件是尿路通畅，无炎症、外伤、肿瘤、畸形等所形成的狭窄梗阻。一般肾盂结石排出率较输尿管结石低；肾实质与肾盏因蠕动力弱，易与结石粘连，排出率更低，尤其是下盏结石。但是，排石汤清除肾内砂石样结石及尿酸盐结石的作用是不可忽视的。不符合上述适应证而强行服用排石汤，导致频发绞痛、出血，甚至梗阻而引起尿闭和血压骤升者并非罕见。

对于不适宜用排石汤与不宜于手术治疗的结石症或因合并症、禁忌证不能用排石汤与手术治疗者，或虽为手术适应证但患者无不适感且肾功能良好、尿路通畅而暂无手术必要者，通过中医辨证施治应力求做到以下两点：

1. 保持尿路通畅，防止感染出血

清除泥沙样结石，消除炎症出血，保持尿路通畅，是防止结石长大与复发、防止肾功能减退的重要措施。当以较排石汤剂量为轻、较少通淋药味的清热通淋剂缓缓图之。

川萆薢 15g　益智仁 12g　乌药 10g　冬葵子 15g　滑石 12g　车前草 15g　石韦 15g　贯众炭 15g　生知母 10g　生川柏 10g

加减法：下焦湿热者，加蒲公英、败酱草、瞿麦，必要时用大黄 3~6g；淋沥不通，气化不利者，加肉桂 2~10g；血尿者，加猪苓、泽泻、阿胶滋阴止血；血热者，加生蒲黄；舌质绛红者，去益智仁、乌药，加生地、木通、赤芍药、甘草；腰胀刺痛者，加丹参、桃仁、广木香、制没药。

如有本虚见证，可与调理脏腑阴阳气血药物同用或交替使用，清补兼施，动静结合。

本方系萆薢分清饮加清热通淋药组成，萆薢分清饮原为丹溪治劳淋、膏淋之设，益智仁、乌药气味辛温入脾肾，与诸多清热通淋之药同用，一可反佐诸药，俾其久服不伤脾胃；另则肾喜温润，顺其温通之性，通淋而兼顾其肾，故可长期使用而无他害。

此方加减运用，间断服用，观察数年至数十年，不少患者肾功能良好，结石无大发展。用于因肾内感染或砂粒样石堵塞而致尿路梗阻、肾功能不良者，可获得一定疗效。

2. 调整脏腑气血阴阳，保持肾脏功能

以体虚为主的肾结石患者，较少或完全没有"膀胱热"的见症。包括多发性肾结石或反复发作性结石患者；因先天性肾与输尿管畸形合并结石患者；因各种代谢功能紊乱而合并结石患者，久服苦寒通淋之品不愈，或几经手术仍然复发的患者。由于症情复杂，加之病程较长，一般都不同程度地伴有肾功能损害，脏腑气血阴阳失衡亦较明显，常有如下几种表现：

（1）阴阳失调：初时火热伤阴，阴虚为主；久则阴损及阳，阴阳两虚。

（2）脏腑失调，病在脾肾：初时在肾，因命门火衰，火不生土，由肾及脾；又苦寒通淋之品，可伤脾胃，故久病往往脾肾两虚。

（3）气血失调：有气滞血瘀，气虚血少等不同表现。

治则总宜补益，少佐祛邪。

生地 12g　熟地 12g　山萸肉 10g　山药 12g　泽泻 12g　茯苓 12g　牡丹皮 10g　肉桂 3g　炒知母 10g　炒川柏 10g　石韦 15g

加减法：如无山萸肉可用五味子 10g 代替；脾虚者，选加黄芪、党参、白术（可加陈皮以防壅滞）；阴阳失调偏阴虚者，加枸杞子、阿胶、龟甲；偏阳虚者，酌加附子、巴戟天、仙茅、仙灵脾等；肾气不足，夜尿频频者，加菟丝子、枸杞子、金樱子；气滞血瘀者，加丹参、当归、制乳没、广木香。

此方以六味地黄丸与滋肾丸为基础加减运用，以期达到滋阴温肾，健脾助运，调理气血的目的。阴阳失调时，以左、右归饮加减。偏阴虚者，以左归滋阴助阳；偏阳虚者，以右归扶阳育阴；肾之水火

既济，可滋养脾土，调和气血。临床证明此法对降低尿素氮，缓解尿毒症，防止肾功能恶化，有一定效果。

李某 男，44 岁。1965 年 11 月 3 日初诊。

1964 年，患者发现右肾结核。1965 年 2 月，因双肾结核、右肾显影不良，行右肾上极切除术，术后发现为干酪坏死灶，并取出结石 1 块；7 个月后，腰痛尿血不止。X 线腹部平片发现双肾多发性结石，转来诊治。诊见腰痛，恶寒肢凉，疲乏，低热，不能久坐久立，食少腹胀，尿频日 10 余次，睾丸肿痛。面色萎黄并见黯黑，舌质淡胖，脉沉细。血压 150/100~110mmHg。酚红试验 32%，尿中红细胞满视野，查尿抗酸杆菌 2 次阴性，1 次阳性。X 线腹部平片示左肾 3 枚、右肾 1 枚黄豆大至花生米大结石。证属阴阳两虚，脾肾俱伤。治以调和阴阳，补益脾肾。予右归饮加四君子汤化裁。

党参　白术　茯苓　陈皮　熟地　山萸肉　泽泻　仙茅　仙灵脾　鹿角胶　附子　石韦　炒知母　肉桂等

服 120 余剂后，血尿逐渐消失，低热亦清，精神体力好转，腰痛减轻，尿次正常，酚红试验 50%。1966 年 5 月恢复工作。以后间断服药，交替使用分清通淋之品。

1970 年至 1978 年曾 5 次肾盂造影，均示：双肾功能良好，结石无动态改变。肾图正常，酚红试验 58%，肾功能恢复。

时振声

五淋治疗心得

时振声（1930~1997），中国中医科学院西苑医院主任医师

淋证有五，即热淋、气淋、劳淋、膏淋、石淋，有的增血淋则为六淋，实际上血淋可以包括在热淋之内，仍以五淋区分为是。热淋、气淋、劳淋，多半是一种病的几个阶段（如尿路感染）；膏淋类似乳糜尿，石淋则属尿路结石。

热淋祛邪，重在清利

热淋，临床上以小便频急、淋沥不尽、尿道热痛为特点，多为膀胱湿热，治疗以清利膀胱湿热为主，可用八正散，使膀胱及小肠湿热，从大小便分利而出。兼气滞者，如小腹胀痛，可加香附、王不留行；兼阴虚者，宜养阴清利，方用知柏地黄汤、猪苓汤，均可加入瞿麦、萹蓄、车前草等清利之品。如为血淋，一般清利膀胱湿热则血可自止，如未止者可酌加丹皮、白茅根、蒲黄、琥珀粉等；血淋属阴虚者，宜养阴清利，凉血止血，方如小蓟饮子、猪苓汤，均可加入丹皮、白茅根等。如湿热弥漫三焦，而且寒热往来者，可根据辨证予蒿芩清胆汤、三仁汤、大柴胡汤等加减治之。一般在急性阶段，通过祛邪为主的治疗，能很快恢复正常（包括尿检及菌尿转阴）。

气淋调肝，重在通滞

气淋，主要表现为小腹胀痛或小腹坠胀，前者多属实证，后者多属虚证，临床上单纯以气淋为主者并不多见，实证多于热淋中可见，虚证多于劳淋中可见，皆当调肝理气。实证可在清利湿热中加香附、沉香、陈皮、川牛膝、王不留行；虚证可在补虚的基础上加乌药、川牛膝、王不留行。由于气滞则多同时伴见血瘀，故调肝中除理气外还包括和血，无论实证或虚证皆可加入牛膝、王不留行，重点在"通"，可使症状缓解。

劳淋扶正，重在补虚

劳淋，为慢性阶段，遇劳则诱发，平时无明显小便涩痛，但可有小腹下坠、尿流不畅、余沥不尽、腰酸腰痛等症状。临床表现以正虚为主，可有肺脾气虚、肾阴不足、肾阳虚损、气阴两虚等不同，在治疗上可根据不同情况，分别扶正补虚。如肺脾气虚者，可用补中益气汤加味；肾阴不足者，可用六味地黄汤加味；肾阳虚损者，可用金匮肾气丸加味；气阴两虚者，可用参芪地黄汤加味等。如小腹坠胀而小便不畅者，可加乌药、牛膝、王不留行等；尿道刺痛，可加牛膝、王不留行、通草；少腹胀痛，可加乌药、没药；腰酸痛，可加桑寄生、川断；如腹部寒凉，可加狗脊、菟丝子；尿黄热痛，可加萆薢、滑石等。如果在慢性阶段急性发作，可按热淋处理。

膏淋之利，重在活血

膏淋，为尿如脂膏、小便涩痛，相当于乳糜尿合并感染。乳糜尿的产生，可以看作是脾虚湿郁化热，湿热下注，气化不利，脂液失于约束所致。由于气化不利必夹有瘀血，因此在治疗上要健脾清利，分清泄浊，但必须合用活血化瘀，方如当归芍药散加萆薢、石菖蒲、车前草；小便热痛可再加入知母、黄柏；小便涩痛可加牛膝、王不留行、通草。亦可用《医学心悟》萆薢分清饮（萆薢、石菖蒲、黄柏、车前草、白术、茯苓、莲子心、丹参），可再加入牛膝、王不留行、滑石、通草。曾单纯用健脾清利、分清泄浊之剂，效果并不理想，但加入活血化瘀之品，则可收明显效果，已屡试不爽，可以重复验证。

石淋之通，重在排石

石淋，为尿路结石。尿中时挟砂石，小便涩痛，或排尿时突然中断，或腰痛剧烈沿少腹向会阴放散，或尿道窘迫疼痛，尿中带血。主要因湿热下注，煎熬尿液，结为砂石，阻滞尿路所致。治以清热利湿，排石通淋。方用二金石韦汤（金钱草、海金沙、石韦、女贞子、旱莲草、瞿麦、滑石、车前子、冬葵子、牛膝、泽兰、王不留行），其中金钱草、海金沙量要大，金钱草可用至60g，海金沙用至30g，有加强排石作用。湿热甚者，加萹蓄、萆薢；腰痛重者，加桑寄生、白芍、甘草；血尿明显，加丹皮、白茅根、藕节、琥珀粉；结石固定不移，加皂角刺、川牛膝、王不留行；偏阴虚，加生地、麦冬；偏阳虚，加巴戟天、菟丝子、狗脊；偏气虚，加党参、生黄芪；夹气滞而小腹胀痛，加沉香、乌药、川楝子、玄胡等。二金石韦汤为余之临床验方，有较好的排石作用。一般石淋初起多为湿热兼夹气滞，属实证，宜通淋排石，忌用补法；日久病情多呈虚象，或虚中夹实，宜用补法或攻补兼施。

苏万方

淋证主热，治从三焦

苏万方（1918~？），上海中医药大学附属龙华医院主任医师

淋证着眼于"热"，治从三焦

一、肃肺泻心，清水之上源

明·王肯堂认为："初起之热邪不一，其因皆传于膀胱而成淋，若不先治其所起之本，止从末流胞中之热施治，未为善也"，并善用清心导赤，肃肺利水之法治淋。肺主清肃，通调水道，为水之上源。肺热则清肃失司，水道不利故尿涩、尿短、尿频。心与小肠相表里，心火旺则移热于小肠，分清泌浊之机不行而有尿短、尿赤及排尿灼痛等症。《丹溪心法·淋》云："心清则小便利。"肃肺通淋，多用桑白皮、黄芩、杏仁、桔梗、银花、知母；清心通淋，多用木通、甘草梢、淡竹叶、生地、连翘、琥珀粉。

对于淋者可否发汗的问题，虽然《伤寒论》《金匮》中有"淋家不可发汗"之说，但淋家新感外邪，症见鼻塞咳嗽，恶寒发热等肺卫表证者，解散表邪，势在必行。荆、防等辛温之品亦非绝对禁忌。

二、清热利湿，澄水之下源

膀胱居于下焦，湿热毒邪极易侵犯，水热互结，致使气化不利，水道不畅则发为淋证。以黄柏、地锦草、萹蓄、通草、石韦、泽泻、蒲公英、半枝莲、鹿衔草、红藤、赤小豆、车前子、鸭跖草、滑石、山栀等清利湿热，利尿通淋。

三、益气升清，调水之中源

治水肿之病，人多重视健脾益气，而治淋证则多忽视之。如《丹溪心法·淋》中谓：淋证"最不可用补气之药，气得补而愈盛，水窍不行，加之谷道闭遏，未见其有能生者也"。令后世医者望而生畏。观淋证日久之人，必有气虚，临床多见肢倦乏力，少气懒言等症，此时不只是可用补气药，还应以补中益气为主。《灵枢·口问》篇中指出："中气不足，溲便为之变"，徐灵胎亦指出："治淋之法，有通有塞，要当分别"。脾主运化水湿，脾失健运可影响水液之代谢。临床常选用黄芪、党参、白术、茯苓、山药、太子参等补中益气之品。并十分重视气机的升降关系，认为淋证日久不愈，浊邪留恋久而不降，缠绵不去，则可导致清阳不升，出现下身坠胀、排尿不尽、咳引溺出等症状。因此每在益气降浊之同时加用升清之药如升麻、柴胡等。

四、养阴生津，补肾之亏损

淋证既由热邪所致，热则伤阴，若再频投大剂利尿化湿之品，势必耗伤津液，此时补养阴津尤属必要。然淋证多为热与水湿互结，湿性黏滞，故只宜清养，故应选用石斛、北沙参、鲜芦根、鲜茅根等滋而不腻之品。又肾主五液，主大小便，肾与膀胱一脏一腑，相互表里，膀胱邪热势必影响到肾阴，故必要时可加用知柏地黄丸，补泻兼施，通涩并用，能补肾清热，实为治疗淋浊经月积年不愈，肾阴不足之良剂。

拟清利方，治淋有殊功

自拟"清利方"以治淋证：

地锦草 30g　萹蓄草 30g　石韦 30g　泽泻 9g　半枝莲 30g　鸭跖草 30g　黄柏 9g

随证加减：尿痛短涩者，加瞿麦 15g，车前子（包）12g，木通 9g；少腹或尿道胀急者，加乌药 9g，枳壳 9g；血尿者加小蓟草 30g，鲜茅根 30g，蒲黄 10g；尿液浑浊者，加萆薢 15g，米仁根 15g；年老体弱或遇劳即发以及下坠欲尿或尿不自禁者，加黄芪 15g，党参 15g，白术 12g，升麻 10g 等；舌红少津或光剥无苔者，加生地 10g，京玄参 10g，麦冬 10g，沙参 10g，石斛 12g，芦根 30g 等。急性感染期每日 2 剂。待急性症状控制后，改为每日服 1 剂。每剂煎两汁，分 2~3 次服完。每日服 2 剂时，分 4~6 次服完。

陈某　女，57 岁。1986 年 12 月 7 日初诊。

有 25 年泌尿系感染史。尿常规检查有红、白细胞。病情反复发作。刻下：尿频尿急尿痛，且伴灼热感，乏力，苔薄脉细。尿常规检查：白细胞（++++）。此乃气阴两亏，湿热下注，拟益气养阴，清利湿热。

生芪 30g　石韦 15g　黄柏 9g　地锦草 30g　石斛 12g　北沙参 12g　半枝莲 30g　山药 12g　红藤 30g　鹿衔草 30g　泽泻 12g　鲜芦根 30g

服 7 剂后，尿频尿痛好转，乏力、腰痛见轻，苔薄腻，脉细。尿常规检查：白细胞（++）。原方加太子参 30g，升麻 9g，白术 9g。又服 7 剂后，症状大减，尿常规正常。以后 3 个月未服药，一直未见发作。

1987 年 3 月 15 日又来诊。近日小便频数，微痛，夜间易醒，且有鼻塞，微恶风，微咳，咽红，苔黄腻，脉细。尿检白细胞（++）。此正虚不能制邪，膀胱湿热滋生，复受外邪，肺失清肃。治拟宣肃肺气，扶正清利。

　　黄芪 15g　　石韦 15g　　光杏仁 9g　　防风 9g　　荆芥 9g　　琥珀粉(吞)1.5g
黄芩 12g　　板蓝根 30g　　连翘 12g　　木通 4.5g　　桔梗 4.5g　　生甘草 4.5g

　　服 7 剂。

　　另：知柏地黄丸（浓缩）8 粒，每日服 2 次。

　　药后，尿常规正常。小便末了时微痛，睡眠欠佳，腰酸乏力，舌淡黄带腻，脉细。改拟清心利尿，扶正祛邪。

　　淡竹叶 9g　　木通 4.5g　　连翘 12g　　生甘草梢 4.5g　　琥珀粉吞, 1.5g
银花 15g　　石韦 15g　　黄芪 15g　　滑石包, 12g　　太子参 15g　　生地 12g

　　服 7 剂后，尿痛已愈，尿常规正常。继用上方 7 剂以巩固疗效。后经多次复查尿常规及中段尿培养，均示阴性，至今未复发。

周炳文

病别急缓识浅深，燮理脏腑顾虚实

周炳文（1916~2008），吉安地区医院主任医师

淋证有五，其主要原因不外"肾虚膀胱湿热"。肾虚是发病之标，其感受湿热的途径有三：即一由尿道膀胱向上逆传的上行感染；二由心经积热，循经向下移于小肠，传于肾注于膀胱的下行感染；三由肠道积热湿毒，遏郁氤氲，弥漫三焦，浸淫于肾的横行感染。但湿热有偏胜，病位有浅深，体质有强弱和不同兼挟，故证候不一，方治也就不同。

一、急性淋证

是以下焦邪热为主，邪正俱实之证，可分四类证型。

1. 膀胱湿热

起病急骤、小便急胀频数，灼热刺痛，或点滴难通，大便闭结，腰痛引少腹，舌苔黄糙，脉数实，可检出尿脓球。宜清热利湿，方用八正散为主。

这一证型最常见，亦是急性肾盂肾炎的主症，急则治标的首方。腰痛引少腹加川楝子、乌药，疏肝理气；癃闭点滴难通，加牛膝 30g，升麻、地龙、王不留行各 10g，补肾通降。

2. 肝胆湿热

寒热头痛，口苦呕恶，小便赤浊淋涩，腰髋酸痛，脉弦数，舌红

苔黏黄。和表清里，分利湿热，用加减龙胆泻肝汤（柴胡、黄芩、龙胆草、栀子、滑石、泽泻、木通、车前、半夏、甘草）。

此方疏解清泻少阳、厥阴经，对高热腰痛，小便频急、尿检脓球充斥之急性肾盂肾炎颇效。缓解后继以知柏地黄汤，加归芍二至，滋阴清热可收全功。

3. 脾胃湿热

发热头痛，腰痛，胸闷腹胀，纳呆，小便急胀灼痛黄浊，面跗浮肿，苔灰白或腻黄，脉濡数，尿检脓球。每用健脾渗湿，或解肌清热而收效。

以胸闷腹胀纳呆，湿偏重者，用三仁汤为主；便溏高热口渴，热偏重者，用葛根芩连汤加滑石、木通之类。表解热退，腰痛尿急仍在，尿检蛋白、红细胞、脓球存在，守服猪苓汤。

4. 湿热伤阴，心火下移

血尿紫红色，热涩刺痛，腰坠引少腹，苔少脉细数。方用小蓟饮子加黄芪 20~30g 清热通淋，益气固血。

血淋为肾盂肾炎、尿路结石常见之症，手术后遗症亦常见小便鲜血，此方通淋固气，不仅止肉眼血尿，还可控制镜下红细胞，若日久不止，阴血亏损，则用大补阴丸加滑石、阿胶、白茅根之类。

二、慢性淋证

是指反复不愈，证情复杂，正虚邪实之证，或由其他疾病演变而来，证型大致有三类。

1. 肝肾阴虚，膀胱湿热

小便短数赤涩，淋沥不爽，腰髋酸痛，面足浮肿，遇劳或经期、胎前产后最易诱发，脉象发时滑数，平时濡细。以滋肾养阴，清热渗湿为主，酌情选用保阴煎、银翘石斛汤、知柏地黄汤等。

此属劳淋，多由肾实质广泛破坏所致，故腰病如折，叩击痛明显，尿脓球长期存在。发时清利湿热为主，平时滋肾养阴为主，或壮水益火，升清益气。

2.脾虚气陷，湿热下注

发病快速，小便频急失禁，尿淡而痛，气息短怯，腰胀下腹坠，食少或低热，舌淡脉濡数，稍劳即发。每以升阳益气、清热化湿，如用李氏清暑益气汤加滑石，补中益气汤合通关丸，无不收效。

淋证病灶虽在下焦，而关键在中焦，脾不化湿，气陷湿热下注，且发病急暴，尿急尿频，灼热急胀虚候实象，似湿热有余，实气分不足。发时用清暑益气汤加滑石、木通，重用黄芪；平时用补中益气汤合通关丸。若血虚膀胱湿热留滞，则用猪苓汤利湿不伤阴，与补中益气汤交替服用，巩固疗效。

3.气虚血瘀

小便频急，腰痛甚，牵强难伸，不能转侧，肾区不可叩击，舌暗红或瘀点，脉细涩或弦紧。当升清益气，活血行瘀，方用家传腰痛方（先祖周光裕验方）。

黄芪　升麻　熟地　当归　川芎　芍药　台乌　桃仁　丹参　牛膝　地龙　白术

其证皆由久淋气亏成瘀，正虚邪恋之故；透视多现肾肿大或积水，尿检可见大量脓球。此方托化行瘀，虽非直接杀菌，但能消除障碍，恢复机体功能，气血流畅，不杀菌而菌自灭，故小便迅速转阴。

黄某　男，40岁。为医院西医师，患此病10余年，愈发愈频，几乎每月都住院，腰痛不可伸，尿淋沥频急刺痛，日夜近百次，面浮，脉弦紧，舌紫红；拍片左肾肿大。尿检蛋白（＋＋），红细胞（＋＋），脓球（＋＋＋）。以为肾肿瘤，邀余治疗，细察脉症，与家传腰痛方合拍，即拟全方。初服 4 剂便显大效，故连进 16 剂诸症消失，去桃仁加杜仲、枣皮 10 余剂，疗效巩固，迄今 10 年未发。方中黄芪为主，每用 30g，其有扩张血管、改善循环、降血压及抑菌功用。

（周洪彬　整理）

张沛虬

势急主清利，病久益气阴

张沛虬（1916~2010），宁波市中医院主任医师

肾盂肾炎属淋证范畴，主要病因是湿热蕴结下焦，而致膀胱气化不利，发为淋证。临床辨证，急性期多属湿热实证，慢性期则属虚实夹杂。治疗要则实证宜清利湿热，虚证宜培补脾肾，虚实夹杂应依标本主次、缓急兼而顾之。并结合各证候的特点，治以清利泄浊、滋肾、培补气血等法。

肾盂肾炎分为湿热蕴结、肝肾阴虚、脾肾两虚等型，均应辨证用药。

清热解毒，毋忘利水通淋

湿热蕴结证是湿热下注膀胱，气化不利。临床表现：恶寒发热，尿涩痛，腰痛，大便干结或秘。舌尖红，苔白腻或黄腻，脉弦滑或弦数，尿常规检查有异常。治宜清热解毒，利水通淋。基本方：

萹蓄 30g　瞿麦 15g　车前子包，30g　生军 6g　黑山栀 10g　银花 30g　连翘 15g　木通 5g

如尿道灼痛，尿频明显加乌药、益智仁；发热加蒲公英、黄柏；如风热所致高热，去黄柏加荆芥穗、防风、柴胡；血尿明显加茅根、

小蓟。

急性期如湿热邪盛，病情较重，上方少效。特别是血热邪恋（血源性感染为主），笔者用通淋解毒汤（经验方）治疗，取效颇捷：

红藤 30g　败酱草 30g　川黄柏 15g　知母 10g　车前子 30g　泽泻 15g　萹蓄 30g　大生地 15g　马齿苋 30g　土茯苓煎汤代水，50g

日分 3 次温服。便秘或便艰加生军 6~10g。

滋阴清热，佐以分清泌浊

肝肾阴虚证。肾盂肾炎，反复发作或急性期后致肝肾阴虚。症见潮热、低热、尿常规及尿培养均呈阳性结果，苔薄白，或少苔，舌尖边红，脉细数或弦数。治宜滋阴清热，分清泌浊。基本方：

当归 10g　连翘 10g　炒知母 10g　炒黄柏 10g　台乌药 10g　益智仁 10g　瞿麦 15g　生地 12g　草薢 15g　蒲公英 30g　车前草 15g

本方以当归连翘赤小豆汤合缩泉丸加减组成，治疗肾盂肾炎的迁延阶段属肝肾阴虚或肝肾不足者。有滋阴清热，分清泌浊的作用。对湿热结于下焦，郁久化热，肝肾阴虚者利而不伤阴，清而不伤气。如血压增高者加黄芩、夏枯草，尿检查红细胞明显加茅根、贯众炭；若病情稳定或较轻者去瞿麦、蒲公英、黄柏，加党参、白术以和中。

本证虚实夹杂，病情易反复，在缓解阶段，要坚持服用滋阴清热之剂，并佐以少量解毒药以固本澄源。常用验方：

生地 10g　山药 15g　银花 15g　党参 10g　栀子 10g　菟丝子 15g　炒杜仲 10g　薏苡仁 15g　续断 10g

脾肾两虚，重视益气补肾

脾肾两虚证。本证多见于慢性肾盂肾炎脾肾不足，气血俱虚。临床表现：病程日久，反复发作，腰痛绵绵，疲劳更甚。实验室检查尿呈阳性结果。如偏于脾虚为主者，常见早晨面部眼睑浮肿，午后下肢常有轻度浮肿，气短、食欲不振、便溏、腹胀，劳累后尿次增多，但尿刺激症状不明显，脉沉缓或弦大，舌苔腻，舌体大，舌边有齿印。如偏肾虚为主者，每见腰痛明显，头晕心悸，睡眠差，血压增高，腿软，劳累后尿频，脉沉细或弦细，舌苔薄白，舌尖边红。前者以健脾益气为主，佐以解毒通淋，方用异功散加味；后者以滋肾平肝为主，佐以解毒通淋。方用菟丝子丸加减。

五味异功散加减：

党参 10g　炒白术 10g　茯苓 15g　陈皮 5g　炒当归 10g　连翘 10g　赤小豆 30g　车前子 15g　菟丝子 10g　鸡内金 10g

菟丝子丸加减方：

菟丝子 15g　泽泻 10g　桑螵蛸 10g　续断 10g　金毛狗脊 10g　当归 10g　连翘 10g　赤小豆 30g　桑寄生 15g　覆盆子 10g

本方有补肾固本解毒清利作用。如妇女白带多而清稀加怀山药 30g，炒芡实 15g；黄带多而黏稠有臭气加蒲公英 30g，生茯苓 15g，墓头回 15g。

慢性肾盂肾炎在后期阶段，临床常有两种转归：

（1）由于久病脾肾俱虚，中气不振，常感尿意频数，乏力，纳谷不香，实验室尿检查未见异常，在四诊中最易见到的是苔薄白，舌质淡红，脉沉无力，此由脾气不振，中气下陷所致。笔者常用脾肾兼顾法，补益中气，每多取效。

常用验方：

生黄芪 15g　党参 10g　炒白术 15g　茯苓 10g　陈皮 5g　桑寄生 10g
菟丝子 15g

并兼服金匮肾气丸 10g，日分 2 次吞。

（2）另一种慢性肾炎反复发作，日久迁延不愈，脾肾并虚，湿热
未清，临床上出现面浮足肿，腰酸头晕、神倦，尿不畅，尿检查有异
常（蛋白尿、管型尿、少量红细胞），尿培养持续阳性不转阴，有的血
压增高，甚至肾功能不全等。治宜益气健脾固本为主。

常用验方：

知母 10g　黄柏 10g　黄芪 10g　党参 10g　白术 10g　木香 5g　山药 15g
萸肉 10g　栀子 10g　生熟地各 10g　带皮茯苓 15g　车前子 30g　泽泻 12g

高血压加黄芩 10g，丹皮 10g。

（张子久　整理）

黄星垣

肾盂肾炎证治验方

黄星垣（1921~　），重庆市中医研究院研究员

中医药治疗肾盂肾炎，不仅近期疗效较好，而且远期疗效也较巩固。

一、急性发作阶段

起病较急，脉象、舌象多属湿热蕴结，与热淋颇相似，此阶段乃正气未伤，邪气较盛的湿热证，故宜通淋利湿，清热解毒为主，急则治其标。重点在清利其湿热，缓解其尿路刺激症状，除按传统辨证外，经过反复验证，筛选出"柴芩汤"：

柴胡 24g　芩 18g　石韦 30g　广木香 9g　豨莶草 30g　车前草 30g

加减使用，每日 2 剂，分 6 次服，一般投用方药有效时，则应守方，有时可一直守到治愈为止，不论对退热或缓解尿路刺激症状，均能经受重复验证。

二、非急性发作阶段

脉证多不典型，与劳淋颇相类似，临床表现主要为腰痛时作，困倦乏力，尿路刺激症状常遇劳即发，反复出现，尿培养多有细菌生长。此乃正气已伤，湿热未尽之虚实兼夹证。治疗上则应以扶正祛

邪，虚实兼顾为法，标本同治。目的在于扶助正气，清除菌尿，达到治愈。经临床反复验证，筛选出"疏肝益气汤"：

柴胡 24g　莲肉 15g　党参 15g　黄芪 30g　地骨皮 10g　麦冬 15g 茯苓 15g　车前草 30g　炙远志 10g　菖蒲 10g　甘草 9g

加减治疗，守方 1 个月，多可收到症状消失、不易复发的良好远期疗效。

若能在以上辨证论治的基础上，加用以下解毒清热药 2~3 味（用量宜重），并坚持守方 1~2 个月，则菌尿转阴率可望明显提高。这些药物是：忍冬藤、连翘、紫花地丁、蒲公英、野菊花、败酱草、黄芩、黄柏、栀子、黄连、苦参、土茯苓、半枝莲、金钱草、白茅根、马齿苋等。

张子琳

法宗陈修园，擅用五淋散

张子琳（1894~1983），山西省名中医

陈修园极力推崇以五淋散统治诸淋，如《医学三字经》中说："五淋汤，是秘诀"。在《时方妙用》中又谓此方"气化原由阴以育，调行水道妙通神"。临床验之，施用此方治疗淋证所愈者不胜枚举。膀胱的气化功能只有在本身气血充足的情况下才能完成，故方中以归芍养阴血，调肝肾，使肾能主水，肝能疏泄，膀胱气化功能自复；以栀、苓、草清湿热、利小便，尿道之涩痛遂除。扶正祛邪，标本同治，效果颇著。

刘某 女，26岁。1973年3月31日初诊。

小便淋涩自幼即发。近来症状加重，小便黄赤，尿频数，每尿时则尿道涩痛，淋沥不畅，连及两少腹及腰部抽痛。咽干口燥，渴欲饮冷，手足烦热，下午尤甚。舌尖红，苔黄厚腻，脉细数。此为湿热下注，蓄于膀胱。急当清热利水，佐以理气。方用五淋散合八正散加减。

当归　白芍　生栀子　赤茯苓　甘草梢　竹叶　滑石　萹蓄　瞿麦　木通　生地　香附　乌药

二诊：服药2剂后，小便淋痛明显减轻。惟尿频数不减，腰部酸困不适。仍以清热利湿为主，补益肝肾为辅。

当归 白芍 炒栀子 赤茯苓 甘草梢 生地 竹叶 萹蓄 瞿麦 香附 乌药 枸杞 菟丝子 牛膝

三诊：服上药4剂后，尿痛完全消失，尿频、尿急亦显著减轻。惟下午仍手足发热，口干咽燥，腰困。遂嘱患者照二诊处方加六味地黄丸交替服用，注意调理饮食，讲究卫生。坚持治疗半年余，未再复发。

徐某 女，20岁。1972年2月19日初诊。

妊娠6个月，小便时抽引小腹疼痛，尿黄赤，尿中带血，已有2月余，脉沉涩。此属湿热下注，迫血妄行之血淋，治宜清热利尿，凉血通淋。五淋散加味主之。

当归10g 白芍10g 茯苓10g 甘草梢6g 炒栀子6g 生地12g 竹叶6g 白茅根15g 车前子10g 小蓟6g 木通5g 仙鹤草10g

二诊（2月22日）：服上药2剂，血淋已止，小腹抽痛已愈，惟尿色仍黄，脉转弦数。上方生地改为15g，茅根改为18g，又服2剂后，诸症皆愈。

治疗血淋关键在于清热凉血，利尿通淋，习用五淋散、牛膝、桃仁、红花、生地、小蓟、仙鹤草等。本案因已妊娠6个月，避免破血太过，以伤胞胎，故去桃仁、牛膝之类。

杨某 女，49岁。小便淋沥，尿中有血块、血片，尿时抽搐，痛如刀割，难以忍受，施以五淋散加牛膝、桃仁、红花、生地、小蓟、香附、乌药，2剂而愈。如是灵活运用，鲜有不效者。

郭维一

滋阴通淋汤，通治五淋方

郭维一（1930~2000），榆林地区中风神经病医院主任医师

淋证是常见病、多发病，临床所见妇女十有六七，男人不过二三耳。古今按照病机和症状的不同分为气淋、膏淋、劳淋、血淋、石淋等五淋，采用不同的治疗方法。笔者多年从临床实践中摸出一个基本方，拟名"滋阴通淋汤"，适用于不同类型的淋证，临床用时贵在灵活增损，切勿执套不变或按图索骥，疗效比较满意。

生地 30g　白茅根 30g　山药 12g　山萸肉 12g　知母 10g　黄柏 10g　丹皮 10g　泽泻 10g　茯苓 10g　瞿麦 15g　琥珀冲，5g　肉桂 3g

辨证加减：口干舌红乏津，加百合、麦冬养阴；苔黄口干欲饮，加生石膏清阳明经热；脚手心热甚，加女贞子、旱莲草强化滋阴；发热（体温 38℃以上），加银花、连翘清热解毒；四肢厥冷，加柴胡、香附疏肝理气；肉眼血尿，加大蓟、小蓟、汉三七，意在止血；腰区困痛，加狗脊或生杜仲，补肾壮腰。气淋加干姜、甘草、生黄芪，温中益气；石淋加威灵仙、冬葵子，意取溶石排石；膏淋加滑石、赤小豆，清利湿浊。尿检有少量蛋白、上皮细胞时，大都随着病情的改善而消失，有白细胞易炒山药为生山药，并增重用量；有脓球时，加银花或土茯苓；红细胞持续不消，加翻白草、刺猬皮或血余炭；伴大便偏干，佐以大黄。

多年临床实践证明，淋证的病机以"肾阴亏虚，膀胱蕴热"为主。缘由肾虚（阴）则小便数，膀胱热则水下涩，数且涩，则小便淋沥不畅，故谓之为淋，与巢氏《诸病源候论》云"诸淋者，由肾虚而膀胱热故也"一语很吻合，然不排除也不应该排除诸如饮食不节，多食厚味助湿之物，或忿怒无制，气郁生火等酿成湿热，蕴结下焦所致淋证之机。但前者为主，后者次之，有待临床反复探讨验证之。

滋阴通淋汤药物组成紧扣病机，其主导思想是滋补肾阴，清利膀胱。该方由六味地黄汤熟地易生地，滋阴凉血以驱热，合通关丸改汤，重在清膀胱之热，加琥珀、瞿麦、白茅根相伍，通利水道，全方共奏滋阴清热、通利水道之功。关键是扶正补虚，增加机体免疫功能，促进自愈。"愈"出自然，多不易复发，偶尔犯病，也易调治；若执攻伐通利获愈者，肾阴之虚益损，是"愈"出勉强，易于反复，治必倍功。其方特点，以治本为要，切合病机，故疗效尚佳。此方适用于多种淋证，堪称一方治诸淋也。但临证选用时，务必随证加减，知常达变，辨证用药，方能效捷。若下焦湿热之邪表现突出，应以清利湿热为主，当邪衰之时，即投基本方以治本。如结石致之淋证，结石大于排出口，经治疗效不显，则是非药力所能及，临床当注意，急改其他方法治疗，万勿胶执，以免贻误病情。

（郭补林　郭琴　整理）

杨锦堂

益气活血且通淋，猪苓通关启闭汤

杨锦堂（1919~2001），天津中医药大学教授

余治疗淋证、前列腺肥大所致的癃闭，每喜用猪苓汤、滋肾通关丸二方化裁。曾以益气活血通淋药物，疗效较着，并名曰猪苓通关启闭汤。

方药组成：

猪苓 12g　茯苓 15g　泽泻 10g　滑石 20g　生黄芪 15g　肉桂 3g　阿胶烊化, 15g　知母 15g　黄柏 6g　没药 5g　海金沙 6g　生蒲黄 3g　琥珀冲服, 1.5g

方中二苓、泽泻、滑石、阿胶乃《伤寒论》之猪苓汤。利水育阴清热，主治咳而呕渴，心烦不眠，小便不利。淋证、癃闭多有口渴不能饮、小便不利、甚则呕逆等症状，常见水邪郁热，正阴已伤，故选用之。

知母、黄柏、肉桂系《兰室秘藏》之滋肾通关丸，有清下焦湿热，助膀胱气化之功能。琥珀能通淋散瘀，《千金》《外台》记载其治转胞，小便不通。生蒲黄有活血祛瘀之作用，如《金匮》之蒲灰散，《千金》以蒲黄、滑石治小便不利，茎中疼痛，小腹急痛。海金沙清热利水，乃石淋、血淋、尿血之要药。加入没药行血化瘀，黄芪益气，以奏气行血行水行之效。

二苓、泽泻渗利小便；滑石、海金沙清热通淋；知母、黄柏泄相火而保真阴；桂、芪助气化而利小便；蒲、没活血止痛；琥珀清瘀利水；阿胶清解心肺之热而和阴，故可使水气去邪热清，关通闭开，淋癃得除。

尿闭患者加少许升麻；发热去肉桂、知母、黄柏，加银花、荠菜花；热淋去肉桂、知母、黄柏，加萹蓄、瞿麦、竹叶；血淋去肉桂、知母、黄柏，加栀子、生地、白茅根、茜草；石淋去肉桂、知母，加金钱草、鱼脑石、冬葵子。

吴一纯

临证热淋仗经方，当归贝母苦参丸

吴一纯（1920~1986），第四军医大学西京医院主任医师

周某 男，24岁，1967年11月13日初诊。患者5天前拔牙复加搬家劳累后出现发冷发热、腰痛、尿痛，西医诊为急性肾盂肾炎。经肌内注射青、链霉素治疗5天后，寒热消退，他症未除，特请吴老诊治。患者素有胃疾，体质较弱。刻下小便艰涩、灼痛黄赤，腰酸胀痛，纳呆食少，乏力倦怠，大便干结，舌质暗红、苔薄黄，脉弦数。尿常规：蛋白（＋），脓球（＋），红细胞4~5个/HP。辨证：素体虚弱，湿热结阻，气化不利之淋证。治法：清热利湿，散结开郁。

当归15g　浙贝母9g　苦参9g

3剂水煎服，每日1剂。

11月17日复诊：药后两便畅利，诸症显减。舌苔薄黄，脉弦略数。药已中的，原方继进3剂。

12月12日再诊：诸症消失，舌苔薄白，脉象细弦。连续检查尿常规未见异常，病告痊愈。

患者体质素弱，湿热余毒方盛（尿中有脓球、红细胞是其征）。如何既祛其湿热毒邪，又不伤正是一棘手问题。吴老以恢复膀胱的气化功能为着眼点，巧妙地抓住了问题的关键。处以仲师当归贝母苦参丸原方作汤剂内服，仅用少量苦参清热利窍逐湿，少量贝母开肺气以

助气化，散结清热，大量当归和血润燥，又防苦参苦燥伤阴，小方小药，恰合病机，平稳妥当，药到病除。

李某 女，48岁，干部，1992年4月6日初诊。患者小便淋涩反复发作13年，烦劳后小便涩痛、急迫频数9天，服用呋喃坦啶、复方新诺明等治疗效果欠佳，故请中医诊治。刻下小便频数、急迫难忍、涩痛不畅，黄赤浑浊，伴心烦易怒，大便干结，胸闷气促，面目时肿，双目干涩，乏力倦怠，月经期前后不定。舌质暗红、尖有红点，苔薄黄腻，脉象细弦。尿常规：脓球（＋）。诊为再发性尿路感染发作期。辨为血虚热郁，三焦、膀胱气化不利。

当归 18g　川贝母 12g　苦参 15g

3剂水煎服，每日1剂。

4月10日复诊：药进3剂，两便畅利，诸症显减。舌苔薄黄腻，脉细稍弦。处理仍宗上法，适当调整方中用量。

当归 24g　川贝母 10g　苦参 10g

6剂水煎服。

4月17日再诊：两便畅利。自述：双目干涩，腰膝酸痛，月经期前后不定。舌质暗红，苔薄白而干，脉细略弦。诊为再发性尿路感染恢复期、更年期综合征。辨为肝肾阴虚。嘱长期服用杞菊地黄丸，每次9g，每日2次，连服3个月以上。并嘱患者怡情志，适寒温，远辛辣，戒烦劳。日前随访，患者连续服用杞菊地黄丸近10个月，尿路感染未发。

患者小便频数、尿道不适反复发作13年，每因烦劳而发。西医诊为再发性尿路感染发作期。辨析为素体阴（血）虚，烦劳之后，心肝热生，热湿气结滞，三焦、膀胱气化不利，而生诸症。巧用当归贝母苦参丸治疗，效果满意，方用当归滋补心血，苦参清利心火，川贝母清肺热以平肝。川贝母还可清水之上源，通调三焦水道，消散热湿气血之结滞，苦参还可清热利湿以利淋。处理谨合病机，且霸药王用，不伤正气。恢复期从本缓图，综合治疗，贵在坚持。

再发性尿路感染属中医学之"劳淋""久淋"范畴，吴老称其为复发性淋证，其发作期的治疗着眼于恢复膀胱气化，要点在于勿伐正气，相当部分适用于当归贝母苦参丸治疗。方中贝母多用川贝，如湿、热、气三者结滞较重，且体质较强者，方用浙贝。苦参味极苦，特忌苦味者，多加山楂、芍药、甘草梢等酸甘矫味之品。

印会河

当归贝母苦参丸治疗膀胱炎

印会河（1923~2012），北京中医药大学教授，临床家

膀胱炎相当于中医"热淋""血淋"范围，乃湿热蕴结，气血瘀滞，膀胱气化不利所致。治以燥湿祛瘀散结，用当归贝母苦参丸加味治疗，效果良好。

当归贝母苦参丸是《金匮要略》治疗妊娠小便难，饮食如故之方。其中川贝母清心热，散郁结而治小便淋沥，如《本草经疏》言："淋沥者，小肠有热也，心与小肠相表里，清心家之烦热，则小肠之热亦解矣"；苦参善清下焦湿热而通淋涩；当归养血和血，散瘀止痛。三药合用，共奏清热利湿，祛瘀散结之功。以此为基础，临床上可加生地，与当归相合活血行瘀，凉血止血。《韩氏医通》云："当归主血分之病……血热配生地黄……不绝生化之源"；加木通，助苦参清解湿热，解毒消炎；益竹叶、甘草梢清火缓急止痛以治尿痛。如为妊娠妇女，去木通加黄芩9g。少腹痛甚加琥珀末（分吞）2g。

王某 女，49岁。

届更年期，月经数月一行。睡少梦多，心烦易怒。1周前忽然尿前下腹坠痛，有尿感即不待入厕而尿，舌红苔黄脉数。当诊为更年期

196

尿不禁，由瘀停结滞引起。投用上方，服5剂而痊。

一女护士 年24岁，新婚未出旬日，即患尿疼不禁，隆冬益深。前来求治，亦投用上方，5剂而愈。

陆正斋

清心导水兼以泻肝凉血
滋阴降火尚需调补奇经

陆正斋（1881~1956），江苏名医

一、清热利湿常合滋阴降火

肾与膀胱互为表里，外邪热毒侵犯膀胱，与水互结，则令膀胱气化失司；若入于肾，则肾失开阖，气化无权，而致小便频数短少，滴沥涩痛。临床治之，以清热通淋利尿为常法，但滋阴降火至关重要。盖肾为水火之宅，内藏元真，邪热入肾，必灼真阴，肾阴亏耗，虚火内生。为此常以八正苦寒清热通淋之方与知柏地黄丸滋阴降火之剂交替使用，或合方化裁应用，标本兼顾。

二、清心导赤兼以泻肝凉血

治淋必稽原委，尝谓《内经》言淋，惟湿与热两端而已，而湿性趋下，诸热皆应于心，又小肠为火腑，心与小肠相表里，故治淋常用清心导火之法，方选导赤散类；另一方面，淋乃前阴之疾，惟足厥阴肝经循阴器，绕腹里，肝经湿热循经下行，故治淋又应泻肝利湿，常用龙胆草、丹皮、生地等。

三、摄纳固肾又重通补奇经

肾为封藏之本，淋证之始，本乎湿热；淋证之终，由乎肾气不足，封藏失职，精液膏脂下泄，水道不利。而肾主奇经，淋证之发，尤以老年奇经八脉功能失调，诚不可低估。因此，治疗本病，除滋阴降火外，常用阿胶、龟甲、苁蓉等药以调养奇经。又肾司封蛰，为奇经之主，故当摄纳固肾，常用药如金樱子、芡实、牡蛎、莲心、莲须等。合而观之，通补奇经，不失为治疗淋证的又一特色。

陆某 女，老年。4月8日诊。

奇经伤损，湿热下迫，小便频数刺痛，内热，头晕心悸，食少，年逾古稀，败象已著。拟方冀获：

肥知母 7.5g　炒川柏 7.5g　大熟地 10g　淡苁蓉 10g　丹皮 7.5g　朱茯神 10g　玄武板 20g　莲子心 24g　朱灯心 0.3g　清水阿胶蛤粉拌杵，7.5g　琥珀末 1.5g　咸秋石 1.2g

真阴亏耗，虚火亢盛，移于膀胱；心肾不交，水不济火，心火亢盛，移于小肠，泌别失职。治从壮水制火，滋阴泄热，通补奇经，加琥珀一味通淋止痛。

吴某 女，老年。7月15日诊。

厥阴肝脉络阴器。湿热下注，小溲淋痛，口苦咽干，尺脉濡数。所逾古稀，气血衰矣。然此证系有余之象，非不足也。拟泻肝导赤法。

炒柴胡 3g　炒黄芩 7.5g　细木通 7.5g　龙胆草 7.5g　黑山栀 7.5g　当归身 7.5g　炒生地 12g　泽泻 7.5g　粉甘草 1.5g　丹皮 7.5g　车前子 10g　青竹叶 20 片

古稀之年，肝肾俱衰，阴不足而阳有余，邪热外袭，内动肝火，下移膀胱。急则治标，方用龙胆泻肝汤加味，泻肝火，清湿热，俾肝火除，邪热去，下焦不为其所扰，则膀胱气化正常，制约有权，小便通利。

刘某　男。7 月 18 日诊。

小便血浊，滴沥不畅。治拟通摄并施，稍佐甘苦之法。

炒川柏 4g　法半夏 6g　车前子 6g　苡仁 12g　云茯神 12g　甘草梢 3g　春砂仁 2.5g　广皮 4.5g　金樱子 12g　芡实 6g　左牡蛎 12g　莲子心 3g

下焦湿热，流注膀胱，气化不利，阻于络脉，脂液失其常道，故有斯症。治疗之法，一从清热利尿，分清泌浊；一从固肾摄纳，方以封髓丹合水陆二仙为基础。然理气通络似亦可增。

洪子云

勿泥清利，补泻兼施

洪子云（1916~1983），湖北中医药大学教授

热淋清利不忘固肾滋阴缩泉

热淋一证，世人习以八正、柴芩辈治之，然时有遗患。若佐入固肾滋阴之法，却每收佳效。具体方法是在清热利湿的同时，合并应用固肾缩尿，滋阴增液之品，常以忍冬藤、板蓝根、茯苓、泽泻等与缩泉丸、二至丸、玄参等组合成方。缩泉丸由乌药、益智仁、山药组成，是温肾缩泉的名方，余治热淋几乎每方必用，不可囿于淋证忌补之说。淋病治肾，古人早有明训。治热淋方中应用固肾缩尿之品，不仅能明显缓解尿路激惹症状，而且可以减少使用利水通淋之品。此外，治淋方中还常规应用玄参、沙参、旱莲草、女贞子等滋阴增液之品。因为热淋小便短涩之症固多湿热蕴结所致，亦与阴液不足有关。《伤寒论》111 条所云"阴虚小便难"便反映了淋证的部分病理。为此，治淋方中除应用滋阴增液之品外，还应尽量避免使用苦寒伤阴之利水通淋药物。对一些所谓慢性泌尿系感染急性发作患者的治疗，在重用滋阴清热药的基础上，有时可以不用利水通淋之品。

李某 男，33岁，工人。1982年6月10日初诊。

3日前恶寒、发热，小便频数短赤，淋沥涩痛，某医院门诊尿常规检查示：红细胞（++），白细胞（+++）。诊断为急性泌尿系感染。已经抗生素等治疗，现寒热不明显，而尿频、尿急、尿道涩痛未减，口干，舌红、苔薄黄腻，脉弦细数。

金银花10g　连翘10g　玄参15g　板蓝根15g　红藤15g　干芦根15g　南沙参15g　乌药10g　益智仁10g　怀山药15g　萹蓄10g　生甘草10g

服6剂病愈，后追访未见复发。

证属初起，故清热解毒、利水通淋与固肾缩尿、滋阴增液齐头并进。

血淋凉血止血不忘活血化瘀

离经之血即瘀血，故血淋的治疗除凉血止血外，还应活血祛瘀。其中特别是红藤（又名大血藤）一药，既可清热解毒，又可活血散瘀，对血淋而尿流不畅，急切作痛者有殊效，可重用之。尝治一前列腺炎尿闭患者重用红藤而尿畅。一般血淋用15~30g即可。对镜下血尿的热淋证可代以鸡血藤。

罗某 男，60岁，退休工人。1982年10月15日初诊。

3个月前出现血尿，有时夹有块状物，小便艰涩刺痛，小腹胀满，迫切作痛。某医院膀胱造影诊断为膀胱乳头状瘤，来诊时表情痛苦，消瘦，脉弦，舌质暗红，病症同上。

生地黄15g　炒地榆10g　炒蒲黄10g　丹皮10g　侧柏炭10g　醋灵脂10g　赤芍药10g　败酱草15g　半枝莲15g　蛇舌草15g　薏苡仁30g　大红藤60g

10剂。

二诊（11月3日）：上方服至5剂，患者尿中排出多量块状物（镜检凝血块、结缔组织等），诸症明显好转。但左侧腰痛，上方去半枝莲、蛇舌草、炒蒲黄、五灵脂、赤芍、红藤，加忍冬藤15g，续断10g，甘草10g，桑寄生15g，白茯苓15g，山药15g。15剂。

此例血淋乃膀胱肿瘤所致。初诊以凉血止血，活血逐瘀，清热解毒为主；瘀去则以凉血止血，平补脾肾为要。此例前后共服药3个月，症状完全缓解。

石淋通淋排石不忘补肾益气

治石淋，除了吸收现代科研成果，常用滑石、金钱草、海金沙等通淋排石之外，还常根据病之新久虚实，结石的位置、大小、多少等进行辨证论治。对石淋初起，体质壮实，结石位于输尿管下段或膀胱者，在通淋排石的同时，重用清热逐瘀之品，如生地榆、生大黄、生首乌、鸡血藤、制乳香、制没药等，使尿道结石迅速排出，毕其功于一役；对石淋反复发作，患者正气已衰，结石位于输尿管上段或肾盂肾盏而结石体积较大、数量较多需要久治者，治疗时以补肾气、益气阴为主，兼予利尿化石之品。补肾气是为了恢复和加强肾的气化功能，肾的气化功能正常，往往能化结石于无形；益气阴是因较长时间服用利水通淋药最易耗伤气阴之故。在补正的同时予以利尿化石，如此攻补兼施，可以缓图结石消散之功。

程某 男，37岁，司机。1979年9月8日初诊。

昨日突发左侧腰部剧痛，痛引阴部，小便不畅，有时带血，某医院X线腹部平片，诊断为输尿管结石。今日腰腹剧痛又作，小便不畅，尿短赤，口干，舌红，苔黄腻，脉弦急。

生地榆 20g　金钱草 30g　滑石 15g　海金沙 15g　生首乌 15g　鸡

血藤 15g　干芦根 15g　猪苓 15g　生大黄 10g　桑寄生 10g　制乳香 10g
制没药 10g　南沙参 10g

　　服至 3 剂，排出绿豆大小的结石十数枚而病愈。

　　此例石淋病属初起，证情属实，用通淋排石合泄热逐瘀而取效。本方以地榆为君，古有"炒用止血、生用行血"之说，生首乌善行，此二药主要取其合生大黄泄热逐瘀，排出结石之效。桑寄生补肾，但非呆滞之品，临床以上方治石淋，收效甚佳。

赵绍琴

五淋九法

赵绍琴（1918~2001），北京中医药大学教授，著名中医学家

一、清利湿热，化石通淋

石淋多因阴虚热盛，湿阻不化，结于下焦，煎熬尿液所致。症见少腹隐痛，小便艰涩或浑浊，尿中夹有砂石，痛不可忍，砂石排出后疼痛即减。治拟清利湿热，化石通淋。

石韦 30g　冬葵子 10g　杏仁 10g　瞿麦 10g　防风 6g　琥珀研细末装胶囊送服，1g

另用金钱草 30g 煎汤代茶，频频饮用。并须注意两个方面：一要控制饮食，忌辛辣、酒类；二要加强锻炼，促使气血通畅，代谢旺盛，利于砂石自行排出。

二、疏理气机，以通水道

气淋缘于气滞所致者，多见少腹满痛，小便艰涩难下，且有尿有余沥，六脉弦实等症。治拟疏理气机，畅行水道。

沉香研冲，1g　石韦 30g　滑石 10g　瞿麦 8g　冬葵子 30g　当归 10g　通草 12g

加减法：气分郁滞较重时，可加白檀香 3g，紫绛香 5g；血分瘀滞

205

者，酌加活血通络之品，可用蟋蟀两对研细冲入。

三、培补中气，以畅水道

气淋属虚者，多小溲淋沥，少腹隐隐坠胀，甚则脱肛，体倦乏力，大便溏薄，食纳不甘，苔白润滑，脉多沉濡力弱等症。治拟益气补中，畅利水道。此类淋证，往往有遇劳即发者，称为劳淋，其治仍同此法。

黄芪 15g　党参 9g　白术 10g　陈皮 6g　当归 9g　升麻 6g　防风 3g

加减法：肺气不足，中阳又虚者，加重参、芪用量；兼有气郁者，加苏梗 6g，杏仁 10g，郁金 6g，香附 10g；劳淋气虚阳衰，肾气不固者，加鹿茸粉（冲）1g，海马粉（冲）3g，甚则加附子 3g，肉桂（后下）3g。

四、清湿热，凉血分，以止溲红

血淋是由湿热蕴于血分，下迫州都之官所致。症见溺中带血，血色红紫，尿道热痛，脉数有力，舌红苔腻且黄。法当清湿热，凉血分。仿导赤散意。

细生地 15g　杏仁 10g　木通 3g　竹叶 6g　生甘草 10g　炒槐花 10g　白头翁 12g

加减法：外感，兼头痛恶风，周身酸痛者，加苏叶 6g，荆芥穗炭 10g；血热郁结较重，大便色黑或干结时，加大黄（后下）3g 或大黄粉（冲服）0.5~1g。

五、育阴清热，和血止红

血淋日久，阴虚热炽，心烦急躁，夜寐梦多，舌红口干，脉细弦略数，日晡低热，五心灼热。仿小蓟饮子化裁，治拟育阴清热，和血止红。

小蓟 15g　鲜藕 30g　生蒲黄 12g　侧柏炭 10g　阿胶珠 10g　茜草根 10g
白芍 15g　炒槐米 12g

加减法：血热阴伤重者，可用鲜藕 100g 打汁，鲜白茅根 100g
打汁，鲜生地 100g 打汁，鲜三七 100g 打汁或三七粉 3g 拌匀，徐
徐饮之；溲时疼痛较剧，加血琥珀末 3g，云南白药 1g（共装胶
囊服）。

六、益气养血，保元止红

血淋已久，气血两虚，脾失统摄。症见面色萎黄，心悸气短，脉
象虚弱无力，唇白舌胖质淡。治拟养血益气保元。

肉桂心研冲, 0.5g　炙甘草 15g　人参粉研冲, 3g　黄芪 20g　白术 10g
当归 10g　龙眼肉 30g　净丝棉焙灰冲, 3g

七、分利湿热，化浊通淋

膏淋乃湿热久蕴，膀胱不畅，小溲浑浊，腻如膏脂，溺时茎中
涩痛，大便略干，脉象滑数，两尺尤甚，舌红苔白腻。仿草薢分清饮
意，治拟分利湿热，化浊通淋。

荠菜 30g　草薢 12g　石菖蒲 10g　生草梢 10g　乌药 6g　茯苓皮 15g
瞿麦 6g　海金沙 10g　通草 12g

加减法：尿液如膏似乳，将荠菜加量，或单用荠菜汁 100g 代茶
饮用；湿郁不解，加风药胜之，添防风 6g，独活 6g；三焦不利，肺失
宣化，加苏叶 3g，杏仁 10g；食滞未消，舌苔黄腻者，加焦麦芽 10g，
焦神曲 10g，焦山楂 10g，焦槟榔 6g；便干舌苔老黄者，加大黄（后下）
1~2g。

八、益肾气，化湿邪，以通水道

肾气不足，湿邪不化，水道不通。症见小便淋沥艰涩，脉濡而弱，舌淡苔滑。治拟益肾气，化湿邪，通利水道。

菟丝子 10g　芡实 12g　山药 30g　莲子肉 10g　枸杞子 10g　茯苓皮 20g　生龙骨 20g

加减法：腰痛乏力，四肢不温者，加桂、附；湿热不净者，加车前子、瞿麦。

九、滋肾水，温命火，以充下元

劳淋日久，损及先天，下元不足，阴阳两亏，稍有劳累淋病即发者，治拟滋肾水、温命火。

熟地 10g　山萸肉 10g　山药 30g　菟丝子 10g　巴戟天 10g　仙茅 10g　仙灵脾 10g　杜仲 10g　补骨脂 10g

張泽生

健运脾气，以杜湿热

张泽生（1895~1985），南京中医药大学教授，临床家

热淋，乃湿热下注，膀胱气化不利所致。而湿热之滋生与脾运不健密切相关，脾虚湿浊易生，湿郁可以化热。因此，治疗湿热淋证，必须高度重视健运脾气，不仅在清热利湿方中常伍白术、苡仁、茯苓、陈皮、甘草等健脾之品，以助祛湿，而且在湿热已清之病证后期，亦多调理脾胃，以杜生湿之源，巩固疗效。

张某 女，39 岁。1976 年 6 月 17 日初诊。

小便淋沥刺痛，尿次频数，月经之前，发作尤重，迄今已二三年。面足浮肿，腰髀酸痛，脉细数，舌苔糙黄。证属肾阴不足，湿热下注，膀胱气化不利。拟方清热利湿，八正散合导赤散加减治之。

大生地 12g　制大黄 9g　川黄柏 9g　甘草梢 3g　瞿麦穗 9g　萹蓄 9g　川草薢 9g　细木通 3g　生白术 9g　车前草 30g

二诊（6 月 28 日）：前投清热利湿，腰酸已减，小便刺痛未已，少腹隐痛，面足仍浮肿。舌苔薄黄腻，脉小数。再拟前方出入。

炒苍术 9g　川黄柏 9g　薏苡仁 15g　云茯苓 9g　福泽泻 9g　甘草梢 3g　地锦草 30g　琥珀粉分吞，1.2g

三诊（7 月 8 日）：尿道刺痛已轻，少腹两侧痛亦减。胸膺仍觉气闷，面部浮肿渐消。脉细数，舌红苔黄。此乃肾阴不足，湿热未清，

原法继进。原方加丹皮 9g。

四诊（7 月 15 日）：小便时尿道刺痛已轻，但仍有灼热感，脉细数，舌红苔黄。证属阴虚火旺，湿热下注。治宜兼顾。

大生地 12g　川黄柏 9g　福泽泻 9g　薏苡仁 15g　甘草梢 3g　粉丹皮 9g
地锦草 30g　车前草 30g　琥珀粉分吞，1.5g

五诊（7 月 19 日）：前日经行，小便刺痛不着，面足浮肿已退，脉弦细，舌质偏淡。下焦湿热已清，脾运尚未健旺。

炒白术 9g　薏苡仁 15g　西当归 9g　大白芍 9g　云茯苓 9g　福泽泻 9g
广陈皮 6g　地锦草 30g　津红枣 4 枚

本例辨证属于肾阴不足，湿热下趋，膀胱气化不利。先用八正散加减，苦寒直折，清利膀胱湿热，同时配以白术、薏苡仁等不忘健运脾气。并从导赤散意，清心火、利小便。由于尿时刺痛，故在复诊时加用琥珀粉分吞，以祛瘀通淋。至五诊时，已见显效，月经来潮，症亦不显。惟脾运不健，故用当归、白芍、陈皮、白术养血健脾，薏苡仁、茯苓、泽泻健脾利湿，以资巩固。

琥珀粉、月石粉、鱼脑石粉、大黄粉是治疗石淋（尿路结石）的常用验方，具有较好的通淋下石作用，每在辨证施治的同时，结合运用，屡获良效。

杨友鹤

自拟通调益淋汤治疗五淋

杨友鹤（1910~2014），河南中医药大学第二附属医院主任医师

余用自拟通调益淋汤治疗淋证，疗效快，很少反复。特介绍于下：

药物组成：

茯苓 30g　泽泻 15g　木瓜 15g　防己 15g　木通 15g　琥珀粉冲，10g　知母 20g　滑石 20g

此方不仅适用于治疗一般淋证，对于湿久生热，热气熏蒸煎熬的砂石淋；由于劳倦伤脾，传化失常，湿邪留结于内，遇劳尤甚的劳淋都有较好的治疗作用。对心火太盛，移于小肠，与热相搏，伤其阴血，滴滴如豆汁之状的血淋和忧思气结，劳倦气耗，传化不及州都，湿邪留积于下，郁结而不能骤出的气淋，以及湿邪留滞，郁而生热，热盛生湿，湿热相生，浑浊不清，滴滴如脂膏的膏淋，均可取得比较满意的效果。

此方的运用，先用大量数剂，待邪除病安，则配成散剂，每次9g，酒送服巩固疗效，效果更佳。

如气虚者加人参、白术；肾虚者加巴戟、杜仲。

附验方一则：

桐花架鲜叶。用法：捣拧浓汁，兑黑糖冷服，效果尚好。

刘某 男，38岁。

患淋病 3 年之久，时轻时重，轻时小便淋沥不断，尿道有痛感，小便黄赤，浑浊不清，内裤经常湿黏，遇劳或饮酒及食辛辣食物后，便时尿道痛如刀割，小便滑出如膏脂状，屡治不效，非常痛苦。望其面色憔悴不华，舌苔白而滑腻，脉弦滑无力，大便时干时稀，口干不欲饮。拟用通调益淋汤，配伍桐花架验方，服药 6 剂症状大有好转，尿利，尿道痛减，小便由浑转清。以上方配成散剂续服 1 个月后，复诊淋病症状消失，精神愉快，嘱其注意生活，上方继服一段时间以巩固疗效，后随访从此未再复发。

（杨雪琴　整理）

龚志贤

湿热蕴结致血淋，和解疏化用柴苓

龚志贤（1907~1986），重庆市名中医

血淋乃五淋之一，见有小便频数，欲出未尽，小腹拘急，尿道不利，尿中挟血丝、血条或有紫红色血从尿道中排出，且有滴沥短涩刺痛等症。临证时用柴苓汤（小柴胡汤合五苓散）化裁治疗，每能取得较好疗效。

临床症状：突然寒热往来，头昏目眩，口苦胸闷，干呕、不思食，腰部酸胀，小腹拘急，小便频数短涩，尿时尿道疼痛，甚者其尿道痛如刀割，尿血。舌质红、苔白滑，脉弦数。

邪犯少阳，三焦疏化失利，或七情郁化火，或心、肝之火下移膀胱，或阴虚火旺等因素，皆可导致肾气受损，湿热邪毒蕴蓄于膀胱，膀胱气化不利，发为淋证。湿热极甚则伤损膀胱血络，血溢于尿液之中，或纯血尿而下，发为血淋。治宜和解少阳，疏化三焦，清热除湿，利尿止血。

柴胡 24g　黄芩 12g　法半夏 9g　茯苓 12g　猪苓 12g　泽泻 30g　车前草 30g　银花藤 30g　白茅根 30g　滑石 24g　甘草 3g

本方系仲景之小柴胡汤（疏利气机，和解少阳）与五苓散（健脾除湿，化气行水）合方加减而成。方用柴胡苦平，疏利气机，解散入犯少阳与三焦之邪热，配黄芩以清泄郁热；法半夏降逆止呕

（无呕吐者可去之），甘草清热和中，使邪从皮肤毛窍散之于外，用茯苓、猪苓、泽泻化气除湿利水，更配车前草甘寒以助渗湿泻热，通利小便之功；银花藤清热泻火解毒，茅根凉血利尿止血；配滑石、甘草，即六一散之意，取滑石味淡性寒、质重而滑之功，淡能渗湿，寒能清热泻火，重能下降，滑能利下窍，甘草清热和中，调和诸药。全方合奏和解少阳，疏利三焦，除湿清热，利尿止血之功。

焦某 女，41 岁，化验员。1967 年 2 月 19 日诊。

患者于昨天下午 2 时洗澡洗衣后，至 6 时许，突然恶寒发热，尿频、尿急、尿痛，10 多分钟解尿 1 次，肉眼可见尿液中有血丝血条，甚则纯紫红色血尿，少腹坠胀，排尿时有中断现象，无明显腰痛，于今晨来院就诊。查：体温 37.0℃，血白细胞 9.36×10^9/L，中性粒细胞 0.82；尿色红、浑浊，蛋白（＋），红细胞（＋＋＋）。以急性尿路感染收入住院。

症见恶寒发热，无汗，心烦口苦，不思饮食，今晨呕吐少许苦水 1 次，小腹坠胀，尿频（约半小时解 1 次）、尿急、尿痛（尿末痛如刀割）、尿血。形体较丰，舌质淡，苔白腻，脉象弦数。

辨证：肥胖之人素有湿，兼之洗澡后发病突然，且有寒热外症，六淫之邪入犯人体，引动体内之湿热而并发为血淋。肾虚为本，膀胱湿热为标，故当先治其标，后培其本。

柴胡 30g　黄芩 12g　法半夏 10g　猪苓 12g　茯苓 12g　泽泻 15g　滑石 25g　甘草 3g　银花藤 30g　车前草 30g　白茅根 30g　黄连 3g　黄柏 12g

急煎，日 2 剂，日夜分 6 次服。

第 3 日，体温 36.8℃，尿道症状已减，食欲见佳。上方去黄连、黄柏，加泡参 25g，炒谷、麦芽各 12g，以复胃气增进食欲。住院 1 周后精神振，食欲增，尿道症状完全消失，血白细胞计数及分类，尿常规检查均属正常。改用知柏地黄汤继服 5 日出院。

出院时带知柏地黄丸、补中益气丸各 2 瓶，嘱其每天早服补中益气丸 9g，晚服知柏地黄丸 9g。随访 1 年，未见复发。

叶景华

热 淋 验 方

叶景华（1929~　），上海市第七人民医院主任医师

热淋辨证多为热证实证，治疗以清利湿热为主。笔者自拟方：

凤尾草　白花蛇舌草　鸭跖草　萹蓄草　瞿麦　黄柏

兼有外感表邪而恶寒发热无汗者加防风、葛根，高热不退者加金银花、连翘、蒲公英、山栀，寒热往来，小腹胀痛者加细柴胡、黄芩、青皮、乌药，腰痛甚者加鹿衔草、徐长卿，尿血者加鲜茅根、小蓟、荠菜花，小便淋涩痛甚者加川楝子、延胡索，大便秘结者加生大黄。

某　女性，49岁，农民。

腰部酸痛，小便频数涩痛1周，继而恶寒发热无汗，口干欲饮，大便干燥，舌苔薄黄，脉数。体温39.2℃，化验血象白细胞20.3×10^9/L，尿沉淀白细胞满视野，培养大肠埃希菌10万以上。证属热淋，湿热蕴阻肾与膀胱，复感外邪而出现表里同病。治以表里双解，疏解表邪，清利湿热：

细柴胡　荆芥　葛根　金银花　连翘　瞿麦　萹蓄　凤尾草　蛇舌草　黄柏　黄芩　土茯苓　甘草

1日服药2剂，3天后寒热退，小便较爽利，去荆芥、葛根，加鹿衔草。连续服药3周，诸症状消失，化验血象正常，尿沉淀白细胞

1~2 个 /HP，但尿菌未转阴。出院门诊继续调理 2 周而尿菌阴性。

　　热淋主要为湿热之邪侵入肾与膀胱所致，所以在治疗过程中应始终不忘清利湿热。笔者用凤尾草、蛇舌草、鸭跖草，皆有清热利湿解毒之功，与萹蓄、瞿麦配合可以增加清热利水通淋作用。临床辨证若偏湿重者，可重用茅术、薏米、土茯苓、车前草等化湿之品。小便淋沥涩痛甚而发高热者，是热淋的重证，应每日服药 2 剂，分 4 次服，并可用一见喜 60g 煎汤保留灌肠。里热盛而便秘者，大黄是要药，通腑泄热可改善小便频数涩痛等症状。有部分患者小便涩痛甚，用清利之剂不解者，可加疏肝理气化瘀之品，如川楝子、延胡索、赤芍、王不留行等。经中药治疗有效病例，一般临床症状消失较快，化验尿中白细胞和病原菌消除较慢，需注意服药，可适当扶正，以健脾益肾之剂与清利之剂同用，尿中白细胞和病原菌可逐渐转阴。

班秀文

五淋为病皆秽湿，通治有方土茯苓

班秀文（1921~2014），广西中医药大学教授，国医大师

淋证，是指小便急迫、频数、短涩、疼痛的一种病证。初起多是湿热结聚下焦，流注膀胱。其治疗之法，一般热者宜清，涩者宜利，陷者宜升，虚者宜补，常用的方剂有八正散、五淋散、萆薢分清饮、知柏地黄汤、补中益气汤、济生肾气丸之不同。但"诸转反戾，水液浑浊，皆属于热"（《素问·至真要大论》）。淋证总属湿、热、毒为患，不过在发病过程中有寒、热、虚、实转化而已。因而我对于淋证治疗的总原则是清热解毒，祛湿除秽。自拟土茯苓治淋汤，药用：

土茯苓　忍冬藤　玉米须　泽泻　车前草　通草

上六味皆甘淡微寒平和之品，既能清热解毒，利水通淋，又不损伤阴气，在临床应用取得满意的疗效。其中土茯苓一味，是本方的主药，不仅有渗利下导，利水通淋之功，而且能解毒杀虫，祛除秽浊，凡小便淋浊秽恶、梅毒溃烂、疮疔痈肿，非此莫属，其剂量一次必须用40~60g，其功效始显。

血淋、石淋、气淋、膏淋、热淋等均可用土茯苓通治。

如小便涩痛有血，尿时茎中灼热刺痛或痛如刀割，血色暗红夹块，小腹硬满疼痛，按之不减，脉弦数有力，此为水血互结，瘀热为患的血淋，宜本方加马鞭草、益母草、刘寄奴、丹参、赤芍、生地、

白茅根之类，以收清热化瘀，活血止痛之功；如小便虽有血，但尿时不痛，或涩痛很轻微，尿色淡红，脉虚数者，此属肾阴亏损，相火妄动之变，宜加首乌、白芍、旱莲草、生地、玄参、荷叶、苎麻根以滋阴凉血。

尿出困难，小腹涩痛剧烈难受，砂石排出则痛解者，此属下焦郁热，煎熬水液杂质而成的石淋，又称之砂淋或砂石淋，宜加海金沙、石韦、四川金钱草以清热涤石。

小便涩痛，尿出无力，小腹胀过于痛，脉虚缓者，此属脾肾气虚，膀胱有热，称之气淋，宜加北黄芪、川杜仲、怀牛膝、菟丝子、小茴香，温清并用，补利兼施，促进利水通淋之功。

小便淋沥，涩痛不明显，每劳倦之后而易发者，称之劳淋，此属先后天不足，脾肾两虚，宜减去忍冬藤、车前草、通草、玉米须之甘寒渗利，加北黄芪、补骨脂、制附子、肉桂以温肾扶阳，利气通淋。

小便浑浊如米泔，或如脂膏，或如鼻涕，尿行不畅，但无涩痛，伴有头晕耳鸣，腰酸膝软者属脾肾虚弱，蒸化无能，封藏不固之膏淋，治宜健脾温肾，佐以通利，以附桂理中汤配缩泉丸加菟丝子、补骨脂、土茯苓治之。

土茯苓性味甘淡平，甘则能健脾养胃，调和营卫，淡则能渗湿除毒而利关节，用之既能利水通淋，解毒杀虫，又不损伤正气，是治淋最好之药，故喜用之。

麻瑞亭

治淋重达药，桉叶白檀香

麻瑞亭（1903~1997），西安市中医院主任医师，名老中医

淋证，多因脾湿肝郁，化生湿热，下陷膀胱所致。水分壬癸而主蛰藏，癸水在脏为肾，壬水在腑为膀胱。癸水温暖，则行其藏令，精血秘固，故滑遗不作；壬水寒凉，则行其藏令，膀胱清利，淋涩闭癃不生。少阳相火，随太阳膀胱之经下行，络膀胱而秘于肾脏。肾得此火温暖，因而内温（肾温）而外清（膀胱寒）。藏令得政，故出不至于遗溺，藏不至于闭癃，水道通调，精血秘固。一旦相火泄露，陷于膀胱，则膀胱热涩，溲溺不通。相火陷泄之源，过在乙木之郁而不升。木郁不行其疏泄之令，致使肾虚失其蛰藏之令，三焦相火陷于膀胱，膀胱热涩，症见尿频、尿急、尿痛、尿黄、尿浑浊，淋涩不通，是病淋证。腰为肾之府，肾虚，故症见腰痛。脾湿肝郁，故症见腹胀，身倦体重，口渴而不思饮，甚则眼睑下肢肿胀。肝脾郁陷，胆胃必逆，故症见头昏心烦，呕吐纳差，午后低热，或见目眩，多梦失眠。相火泄露，膀胱热涩，故脉见细濡、稍涩、关寸较大，舌苔白腻或淡黄腻。治以健脾疏肝，清利膀胱湿热。方用：

猪苓片 9~12g　建泽泻 9g　炒杭芍 9g　粉丹皮 9g　当归 9g　广橘红 9g　炒杏仁 9g　法半夏 9g　炒杜仲 12g　苏泽兰 15g　炒蒲黄 15g　冬葵子 9g　半枝莲 9g　焦山栀 6~9g　白檀香 3~6g　桉树叶 3g

猪苓片、建泽泻健脾利湿；炒杭芍、粉丹皮、全当归疏肝息风；广橘红、炒杏仁、法半夏清肺理气降逆；炒杜仲暖肾壮腰止痛；苏泽兰、炒蒲黄化瘀利尿消胀；冬葵子滑窍利尿；半枝莲、焦山栀、白檀香、桉树叶清利膀胱湿热。

肝气下陷，脉见尺大者，去全当归，加桂枝木 4~6g，以升肝气之下陷。睑肿者，去全当归，加贡阿胶 9g，润肝息风，以消肿胀。纳食不香，食少者，加煨草果 5g，以开胃纳食。两腿肿胀者，去焦山栀，加苏泽兰 30g，木防己 6~9g，利水以消胀。尿痛不显，尿检见红细胞多者，去焦山栀，加瞿麦 6~9g，以利尿止血。

忌食辛辣刺激之品及肥甘厚味，宜食清淡食品。保持前阴清洁。

湿热固当清利，但湿热之成因，多为脾湿肝郁肾寒，相火不藏，所以，在清利湿热之同时，当疏肝息风潜阳，使泄露之相火，蛰潜于肾脏。化生湿热之源既除，病即向愈，此乃正本清源之法也。切不可见有湿热，即用寒凉伐泻，败脾伤胃，以致中虚不运，肝愈郁而肾愈寒，相火愈陷。淋涩不惟不减，反添他症，必旷日持久，迁延不愈。欲速而不达，反遗祸于患者，不可不慎。

白檀香，有较强的杀菌消炎功效，消除尿道灼热感甚良。余以往用其治疗淋病，以消除尿道之灼热感。泌尿系感染也有尿道灼热一症，余思之白檀香既能消除淋病之尿道灼热感，也当能消除泌尿系感染。临床实践证明效果良好。并进一步发现，白檀香对于尿中红白细胞之消除甚效，而此效果，正是其杀菌功效之临床反映。近 20 年来，余在临床上用白檀香、半枝莲治疗急、慢性肾盂肾炎，疗效甚佳。急性者，用药 10 余剂即可收效；慢性者，20 余剂即可收效。但对金黄色葡萄球菌感染者无效。

近几年来，余又将桉树叶试用于临床，证明其对肾盂肾炎有卓效，为白檀香、半枝莲所不及。以其伍白檀香、半枝莲治疗肾盂肾炎，疗效明显提高。所以然者，临床证明，桉树叶有杀灭金黄色葡萄球菌之功效，恰能补白檀香、半枝莲之不足，故三者伍用，疗效尤佳。

查诸家本草，多言白檀香为芳香辟秽之品，而不载其利尿调血疗效。桉树叶用量不可过大，以 3~6g 为宜。临床证明，过用则因其兴奋作用而致心慌心悸，并因其有通经发表之作用而汗出。

（孙洽熙　徐淑凤　整理）

邓铁涛

珍凤草治淋，逐石汤排石

邓铁涛（1916~　），广州中医药大学教授，著名中医学家

珍凤草治淋

珍凤草即珍珠草与小叶凤尾草，是临床经常使用的一对草药，对热淋疗效颇佳，而鲜品效果尤胜。用量：鲜者各30g，干品各15g左右。

对于热淋（急性泌尿系感染）可以独用珍珠草与小叶凤尾草。亦可稍加清热祛湿之品，如苡仁、车前之属。若舌红苔薄有津伤现象者，注意勿利水太多，以免复损其阴，可用"珍凤草"加导赤散治之。

妇女患慢性肾盂肾炎往往反复难愈，辨证应属中医淋证中"气淋""劳淋"一类，乃邪少虚多之证。每因急性时期未能彻底治愈，邪气深藏伏匿于内，伺劳累或伤精劳神或感外邪之机即复发。发作之状可急或缓，急者邪热盛实，应以清热为主；缓者缠绵不已，治当攻补兼顾。喜用自拟之珍凤汤：

珍珠草 15g　小叶凤尾草 15g　太子参 15g　云茯苓 12g　白术 9g
百部 9g　桑寄生 18g　小甘草 5g

此方即珍珠草、小叶凤尾草合四君子汤再加桑寄生、百部而成。本病乃邪少虚多之证，要使正气充足以逐邪气，健脾便是重要的一

着，故用四君子汤以健脾益胃，调动人体之抗病能力；用珍凤草以祛邪，形成内外夹击之势；百部佐珍凤草以增祛邪之力，现代研究证明百部有抗菌（包括大肠埃希菌）之作用；桑寄生，《本经》谓"主腰痛"，《本草再新》称"补气温中，治阴虚壮阳道"。现代研究，桑寄生能治动脉硬化性高血压及瘀血性肾炎，既能扶正，又能祛邪，为本方之使药。临证用本方可根据患者情况加减化裁。

某　女，1973 年初诊。

患者"泌尿系感染"、肾性高血压已 1 年多。经肾盂造影，诊断为两肾盏先天性畸形，肾图检查提示左肾已失去功能，小便常规检查见有红、白细胞，尿蛋白（++），尿培养有大肠埃希菌生长。对各种抗生素均不敏感。血压130/110mmHg。症见：头晕、神疲，胃纳不佳，小便频数量少，不能工作。诊其人瘦，面色少华，舌淡嫩边红、苔白，脉细稍弦而寸弱。治以珍凤汤加减。

小叶凤尾草 12g　珍珠草 12g　桑寄生 12g　云茯苓 12g　黄皮树寄生 15g　百部 9g　太子参 9g　白术 9g　鸡内金 6g　茅根 18g　小甘草 5g

服上方半年余，胃纳转佳，精神振作，已恢复全天工作，小便常规检查仅见蛋白微量，白细胞几个，多次尿培养均未有大肠埃希菌生长，血压稳定在 110~120/90~100mmHg 之间。至此，邪气几净，转补脾肾以收全功。随访数年未见复发。

逐石汤排石

石淋的主要矛盾在于湿热内蕴，砂石阻络。治疗上，多使用逐石汤：

金钱草 30~60g　海金沙冲服，或海金沙藤20g，3g　木通 10g　生地 12g　白芍 10g　琥珀末冲服，3g　广木香后下，4.5g　鸡内金 6g　小甘草 4.5g

方中金钱草清热利湿化石，为主药；海金沙（或金沙藤）、木通利水通淋，鸡内金消石，为辅药；琥珀末祛瘀通络止痛，木香行气解郁止痛，为佐；生地、白芍利水而不伤阴，用作反佐；小甘草治茎中痛，和诸药以为使。

如兼阴虚者可选加旱莲草、玉竹、沙参，或改用生六味（即六味地黄丸中熟地改用生地）加金钱草、海金沙、琥珀末、鸡内金等；若兼血尿者，可选加大小蓟、田七、阿胶、淡豆豉等；若兼气虚者，可加党参、黄芪，并适当减轻清热利湿药物的用量；兼阳虚者，可加附子、桂枝或肉桂心等；若兼血瘀者，可选加田七、丹参、土鳖虫、桃仁等，并以赤芍易白芍；若疼痛甚者，可加郁金，乌药等，并结合拔火罐、针刺等疗法。

肾及输尿管上中段结石，常伴发一侧腰部的剧烈绞痛，并可放射到股部、睾丸或阴唇。绞痛的发生，多由于结石阻滞络道，引起气机郁滞，升降失常，壅遏不通所致。治疗大法，应紧守一个"通"字。首先宜采用拔火罐或针刺治疗，务求迅速疏通经脉，调畅气机，而使绞痛缓解，以治标应急。具体方法是：

1. 拔火罐

于绞痛发作时，在腰脊，或腹部之肾区，找到最痛点，用两个火罐一上一下（一个放于痛点，一个放于痛点之下方，两罐紧接）沿输尿管的走向同时拔治。

2. 针刺

经拔火罐治疗之后，绞痛仍不止者，可于耳部肾、膀胱区找压痛点，用钝针速刺加压，或针刺天枢穴。

经上述方法处理后，大多数患者肾绞痛都可缓解，继则宜内服逐石汤以防止绞痛发作，冀以逐出结石。

罗某　男，25 岁，学生。1967 年 11 月 1 日入院。

患者前天晚上突发左上腹持续疼痛，阵发性绞痛，伴恶心欲吐。入院时自述2天未解大便，小便如常。查舌质稍红，苔薄微黄，脉弦数。左肾区压痛叩痛明显。小便常规检查：蛋白（±），红细胞（++），白细胞0~3个/HP。诊断为淋证（泌尿系结石并肾绞痛）。证属下焦湿热。治拟清热利水通淋。

金钱草60g　海金沙15g　鸡内金15g　冬葵子15g　琥珀末冲服, 4.5g　砂牛末冲服, 1.5g　广木香后下, 12g　柴胡12g　枳壳12g　白芍15g　甘草10g　大黄后下, 10g

入院当天及第5天晚上因绞痛剧烈各于痛处拔火罐并针刺足三里、天枢（双）穴，加用电针。

经上述治疗，患者于入院第2天疼痛开始渐减，后至消失，惟第5天晚上又突发剧痛，经拔火罐后绞痛明显减轻，第6天小便时尿道刺痛。第8天小便时排出砂粒样结石1粒，之后症状消失（第11天，X线腹部平片示：沿泌尿道部均未见明显X线致密结石影），而于第13天痊愈出院。

吴涵冰

妇女热淋证，必用土茯苓

吴涵冰（1926~　），大连市中医院主任医师

余在临床，对妇女淋证，土茯苓为所必用。盖土茯苓甘淡平而无毒，功能解毒除湿去热，搜剔湿热蕴毒，渗利下导。淋证时湿热邪毒蕴结于下焦，以土茯苓清化之甚宜，入汤剂用量在 30~50g，量少不效。

《本草从新》云："肝肾阴亏者不服"，防伤阴也，其实按证佐以育阴之品，则不必顾忌于此。

实验证明，本品有抑制大肠埃希菌、副大肠埃希菌作用。此外，并有消除尿蛋白作用。

急性期，以清利下焦膀胱湿热为常法，余所用主方为土茯苓、木通、萹蓄、车前、公英、滑石、甘草梢、酒大黄、灯心草。治疗时，除利尿外，要用酒大黄，使瘀热下行，从两路祛邪外出，以求及时根治。其症见有脓球，体温升高身热者，加用金银花、败酱草之类，以清热解毒，2~3 剂可得下热，不必用石膏也。其有寒热往来，邪犯少阳胆经者，加用柴胡、黄芩治之。

病有反复发作者，除劳累、情志失调外，多为房事不节所致。除渗湿解毒外，原方出入，加用知母、黄柏、山萸肉等。心火盛者，选用莲子心、菖蒲、远志、柏子仁。

临诊时，常见在急性期时用抗生素后，热退症减，但迁延不愈。虽热不显，但湿热尚存，仍以渗湿解毒通利为法，加用苦平之萆薢以佐土茯苓，药量15g以下少效。

慢性者浮肿，气坠下陷，小腹不适，当温运坤土以祛湿浊，泻阴火而清浮阳，加芪、柴、升、党、知、柏等。

淋久由腑及脏，证见伤及肾阴或损及肾阳者，当图育阴清化，通阳渗湿，而益肾化浊。于熟地、茯苓、山萸肉之外，前者加知柏，二至、泽泻；后者加用补骨脂、菟丝子、韭子等味。脾肾两虚，自当脾肾两补。

慢性证见面色㿠白，气血不充，腹软无力或兼见月事不调，余每用养血化湿之当归芍药散治之。

土茯苓渗湿解毒，通用淋证各期。另在迁延期、慢性期适当选用冬瓜仁，一能利水，一能缓解盆腔之瘀血，尿涩而小腹不适可用，用量为25g。

陈梅芳

难治性肾盂肾炎的内在因素及对策

陈梅芳（1930~　），上海第二医科大学仁济医院主任医师

慢性肾盂肾炎的治疗，贵在辨其虚实及邪正盛衰。难治病例往往有或此或彼的内在因素，其中较重要者约有以下四种：

第一种可能是全身情况虚弱，正不胜邪。此类患者治疗应先予扶正，略佐祛邪。扶正根据辨证，气虚者加人参、黄芪、甘草；阴虚者加地黄、玉竹、黄精。祛邪可用蒲公英、败酱草、红藤、黄柏、瞿麦、萹蓄、车前草、鸭跖草等，选择 1~3 味，每 3~5 天交替 1 次，轮流使用。

第二种可能是由于胃弱不能耐受对胃脘有刺激的抗菌西药或清热解毒的寒凉中药，致不能用足应有的剂量，或因长期应用抗菌药物刺激胃肠道引起胃肠功能失调，胃纳差，甚至造成营养不良，消瘦乏力，免疫功能不佳，机体抵抗力减弱，而致细菌与机体长期共存，不易消灭，使病邪未能尽去，病程缠绵。此类患者治当重视调理脾胃。可先和胃后祛邪，或和胃祛邪兼顾，并尽量避免使用碍胃的苦参、木通等药。待食欲好转后，再补肾强身，应用增加机体细胞免疫功能的中药，如黄芪、玉屏风散等。尝治一例慢性肾盂肾炎反复发作。长期运用抗生素，因注射局部变硬，改口服后致胃痛不能忍受，转为中西医结合诊疗。症见消瘦乏力，面色㿠白，纳食衰少，嗳气，大便不畅，

舌苔薄黄，脉沉细弱。上腹部压痛及肾区叩痛，辨证属体虚邪实，胃失和降，脾失健运，湿浊下注，郁而化热。停用西药。治拟攻补兼施，扶正祛邪，予健脾和胃与清热化湿剂并进。方宗香砂六君与八正散出入。

党参 9g　制半夏 6g　茯苓 9g　陈皮 6g　木香 3g　砂仁 3g　全瓜蒌 12g　大黄 3g　徐长卿 15g　滑石 12g　车前子 9g　黄柏 6g

服后腹痛渐减，纳食日增，尿路刺激症状缓解，体重增加，诸症改善出院，门诊巩固治疗 1 年，未见大发。

第三种情况是药物杀死尿路细菌，但细菌所致之体内免疫反应依然持续。此类患者尿培养已转阴性，应以扶正为主，以恢复机体正常免疫及抑制异常免疫反应功能，常用益气活血补肾法治疗为主，根据辨证以左归丸（偏阴虚者）或右归丸（偏阳虚者）加黄芪、丹参、泽兰叶、土茯苓、两面针、知母、黄柏、延胡索等出入。

第四种情况是有夹杂病症存在，如可能有尿路结石、肾下垂或前列腺肥大等，使尿流缓慢，细菌易于停滞，此类患者需要使用加速尿流的利水药如车前、滑石之类。其次还应针对原因治疗，严重者甚至需配合外科手术。如与糖尿病并存者，两者常互为因果，病情不易速愈，应积极治疗糖尿病，此时可考虑中西药物分别治疗，用西药控制糖尿病，中药清热解毒法治疗尿路感染；对西药难以控制的糖尿病患者，则可考虑以抗生素控制肾盂肾炎，以养阴补肾中药协助控制糖尿病，尤其是对舌尖红或剥苔明显者，宜加用天花粉、生熟地、石斛、山药、玉竹、茯苓、黄柏、知母、丹皮等养阴滋肾清热药物，配合西药胰岛素及抗生素治疗。

此外，在上述辨证用药的基础上，为及早改善患者主诉与症状，亦常加用对症处理药剂。如尿频急不畅者，可加用滋肾通关丸 9g 包煎；尿道口刺痛、溲色红赤者，加导赤散；尿浑浊者加萆薢 10g，薏米 15g，九节菖蒲 3g，猪苓 9g；腰痛者加金狗脊 24g，杜仲 9g，川续断 9g；小溲量多于正常而体软乏力，甚至腰酸不耐久坐者，应考虑肾盂肾炎波及肾小管功能的可能性，此时忌用利水通淋剂。治宜益气养阴固肾，方宗补中益气汤合三甲复脉汤加减。

彭履祥

温阳益气解肝郁，升清导浊愈劳淋

彭履祥（1909~1982），成都中医药大学教授

张某 女，32岁，农民。

反复小便淋涩痛12年，加重2年。自述1962年夏，正当妊娠3个月，冒烈日徒步远行，突见恶寒发热，小腹坠胀，小便短少，灼热疼痛，淋沥不尽。当地医院诊为"急性肾炎"收治入院。经治症状好转后出院。此后每遇小劳或食辛辣，前病复发。夏日发病，既频且重，腰股、会阴及小腹等部，热如火燎，尿道烧灼掣痛，小腹弦急，痛引脐中，身寒战栗起，双目泪出，虽值严冬，必须坐浴凉水。一盆坐温，换冷再坐，如此反复数盆。并需用大剂鲜车前草、金钱草、黄柏浓煎取汁冷服，小便始可点滴而出。得尿之后，诸症方见缓解。每次发病，均需如法医治。平素腰腹亦觉烘热，不欲近衣，偶然受热，病即发作。惟上身与下肢却畏寒怯冷，需重衣厚被。腰痛身软，不能工作，生活亦难自理。1965年到成都某医院确诊为"肾盂肾炎"。近2年来，发病频繁，病势逐渐加重。每逢夏月，几无宁日。并见头痛咽疼，口干且苦，胸中发热，心悸汗出，双足冷，胃脘寒，恶食凉物，食即胃痛，甚则呕吐等症。10余年来常服加味二妙散、六味地黄丸、知柏地黄丸、龙胆泻肝汤、五苓散、八正散等方药，均未收效。

1974年来院求治。察面色暗黄，精神萎靡，情绪苦恼，少气懒

言。尿色黄而浑浊，舌尖红，苔黄，脉沉缓无力。病属中气虚弱，湿热下注，脾失升发，肝失条达，三焦郁热，水道不利所致。治宜益气升清，调肝解郁。仿升阳益气汤。

明沙参 24g　黄芪 30g　谷芽 30g　麦冬 12g　粉葛 12g　白芍 12g
白菊花 10g　乌梅 10g　浙贝母 10g　淡竹叶 10g　银柴胡 10g

初服 2 剂，小腹坠胀疼痛俱见减轻，于是守服 20 余剂。

经治 1 个月来，尿痛仅有两次轻微发作，未再坐浴凉水，精神食欲大有好转。惟咽痛身热尚在，脉仍缓而无力、尺部沉弱。肝脾郁滞渐减，清阳上升，但下焦之气阴未复，少阴枢机不利。治当侧重温肾益气，开郁导浊。仿冯楚瞻全真一气汤之法，合《三因方》白散子。

明沙参 24g　怀山药 24g　麦冬 12g　怀牛膝 12g　熟附片 12g　生地 10g
法半夏 10g　滑石 10g　白菊花 10g　黄芪 30g　谷芽 30g　山楂 15g

12 月 30 日再诊，已服上方 20 余剂，咽痛、股热及尿痛等症均已消失，能参加农业劳动，其病未见复发。

淋证有五。本病小便淋沥涩痛，反复发作 12 年，病起于劳倦之后，遇劳即发，结合脉证分析，当属劳淋范畴。因中气虚衰，三焦决渎失职，徒用苦寒清热，养阴利尿，反致中气愈陷，郁热更甚。苦寒泻热利湿之剂，虽能使郁热暂开，但再伤中阳，耗损肾气，湿浊乘虚下注，形成水寒、土湿、木郁之证。肾虚不能化气行水，肝郁不得调达疏泄，脾湿则运化失职，因而三焦气郁，水道不利，小便黄浊，淋沥涩痛。肝经抵少腹络阴器，布胸胁；肾脉贯脊，下络膀胱。肝肾经络俱病，气愈郁则热愈炽，故见口苦舌黄，胸中、阴股灼热如焚，尿道涩痛等症，虽借助凉水及清利湿热之剂，暂时小便通利，胀痛缓解，但下陷之气未得升举条达，故反复发病，并逐渐加重，而成痼疾。其所以寒热夹杂，虚实互见，皆因中焦湿热下陷，气机郁滞，下焦水火道路壅塞之故。决不能作阴虚生内热之断，误用养阴清热，反使湿热留恋，气机闭阻；亦不能一味苦寒泻火，以图暂时之快，徒伤脾肾之气。当宗《内经》"劳者温之""损者益之""陷者举之"之法，以冀有缓。故以参、芪、谷芽、葛根等甘淡之药，升举下陷之阳气，使之上达；辅之乌梅、白芍、麦冬，调肝和胃；佐以银柴胡、菊花、淡竹叶、浙贝母，开郁行滞。诸药合施，使上焦得通，津液得下，气机因和，疏泄得司，水道自利。因病程漫长，脾肾阴阳俱损，故二诊时以陈无择白散子，参冯楚瞻全真一气汤之法，补气阴而不碍湿，使枢机运行，上下交通，且导虚火下行，合云腾至雨之意。服药20余剂，劳淋基本告愈。后以补中益气法扶土益木，使中气协调，升降不悖，气血充足，康复如初。

李丹初

劳淋三法，尿感一方

李丹初（1909~1992），湖北省中医药研究院附属医院主任医师

余在临床实践中，对劳淋的诊治，常注意掌握以下三点：

湿热壅滞，宜清利为先

劳淋在急性发作期阶段，常出现寒战发热、腰痛、口渴、尿频尿急尿短赤等湿热阻滞三焦，气化失司，邪正相争之候，斯时宜清利为先。常以黄芩、丹皮、黄柏、连翘之类清三焦之热，忍冬藤、萹蓄、瞿麦清利膀胱，车前草、茅根，导热外出，其势可减。如属少阳发热，应加用柴胡、青蒿，若新感外邪，证见肺卫表证者，需解表治标，加用防风、薄荷、桑叶、菊花等。如膀胱湿热较重，则重用忍冬藤、连翘、黄柏，参以板蓝根、公英、地丁以加强清热解毒之力；配用泽泻、车前草、滑石，渗利湿邪，生地、丹皮凉血清热，使热毒得解，湿邪得除，寒热自平。

若尿常规中白细胞、脓细胞多者重用板蓝根、公英、地丁等清热解毒药物，顽固者择用芙蓉花，凉血解毒，消肿排脓。若兼心烦口渴，舌红少苔，心火下移小肠者，配用导赤散清心泄热。若小便涩痛、大便秘结并见者，当须二肠同治，可伍少量芦荟，使大肠得运，

气机得活，则小便可望畅解。尿检红细胞多者，为热毒灼伤脉络，常加丹皮、栀仁，重用生地、生地榆凉血解毒；有少许蛋白或管型者，仍当侧重清利，间或加补肾之品。小便不畅且低热缠绵或午后潮热，责之为热毒伤阴留恋不解，一方面用桑叶、菊花、青蒿、白薇透热外出于上，另一方面用茅根、泽泻、车前草、忍冬藤、连翘导热出于下，并骨皮、丹皮、黄芩凉血护阴，共奏清热护阴通利之功。

尿路感染验方

尿路感染属于中医学"淋证"范畴。急性发作类似"热淋""血淋"，慢性发作类似"劳淋"。主要临床表现为小便频急，淋沥涩痛，小腹拘急，痛引腰腹等湿热壅滞之候。其发病机制主要是肾虚膀胱湿热和毒邪壅滞所致。尿路感染验方乃李老数十年来的经验方，用此方治疗尿路感染疾病数以千计，无不效验。主要药物有：

芙蓉花叶　忍冬藤　连翘　公英　地丁　板蓝根　车前草　泽泻　萹蓄　木通　黄柏等。

若尿检白细胞、脓细胞增多者，则重用芙蓉花叶，凉血解毒、消肿；与忍冬藤、连翘、蒲公英、板蓝根联合使用，可增强解毒祛邪的功效。如红细胞增多者，常加丹皮、栀子，重用生地、生地榆凉血解毒，合奏解毒祛邪，清利湿热之功。

尿路感染兼有少阳证候者，方加柴胡、青蒿、黄芩；新感外邪、证见肺卫表证者，以解表治标，加用防风、薄荷、菊花、桑叶；若兼心烦口渴，舌红少苔，心火下移小肠者，配用导赤散清心泄热；如小便涩痛，大便秘结并见者，当须二肠同治，可伍少量芦荟，俾使大肠得运，气机得活，则小便可望畅解；女子外阴发痒，酌加地肤子、蛇床子等。

20 余年来，李老在临床中使用此方加减，疗效亦显，治愈者甚多。为了有效地临床观察，对该方进行了抗炎、免疫和抑菌作用的实验研究，报告本方具有减少炎性渗出，提高血清溶菌酶含量，促进抗 SRBC 抗体形成，增强巨噬细胞活性的良好作用，从而有利于消除尿道炎症和改善临床症状。

正虚邪滞，需标本兼施

淋证失治，迁延日久，必伤正气，小便频涩，时缓时作，时轻时重，缠绵难愈，甚以为苦。本病至此阶段错综复杂，若单用补法，前贤有"淋病忌补"之戒，若继投清利，又恐体不容药，当审度虚实，标本兼治，扶正达邪。多从以下几个方面入手。

一、健脾除湿，解毒利尿

此以脾虚为主，遇劳倦加重。症见小便淋沥，身重倦怠，不思饮食，精神萎靡，带下量多，大便或溏等。常用黄芪、白术、枳壳益气扶脾，茯苓、薏米健脾利湿，金樱子、芡实、牡蛎、莲须涩精止带，解毒利尿则用公英、地丁、车前草、萹蓄等。可以获效。

二、和胃养阴，淡渗利湿

脾劳及胃，胃气失和，湿热留滞，或胃阴不足者，症见小便不爽、急迫，口渴思饮、纳呆、间或呕吐，神疲肤燥，舌红苔剥或微黄，脉细数等。人以胃气为本，胃气失和，食不能入，药安以能获效！故多用姜半夏、陈皮、茯苓、甘草和胃，泽泻、萹蓄、猪苓、通草渗湿。胃阴不足者，加玉竹、石斛养阴益阴，忌用苦寒之品，使脾气得和，胃气得复，则小便通畅，可望缓解。

三、补肾固本，解毒清利

肾为先天之本，淋证久治罔效，每波及于肾，出现腰酸肢软，膝痛如折，小便淋沥，欲解不已，欲罢不能，神疲乏力，舌红少苔，脉细弱等。宜用桑椹、菟丝、枸杞子固本，女贞、旱莲以补肾阴，忍冬藤、连翘、地丁、泽泻、车前草、茅根、板蓝根解毒清利，腰酸甚者可加杜仲、续断等。

值得注意的是，补肾健脾和胃，应避免留邪，而解毒清利之法需贯穿始终。然其运用注意掌握轻重层次，或苦寒清利，或淡渗清利，用之得当，效如桴鼓，否则难以逐邪外出或致戕伤正气之变端。

某些患者屡治少效，堪称顽固性病例，对此要作具体分析，审证求因，不可等量齐观，一概而论。找出原因，以整体调治，往往能获得意外疗效，使顽症不顽。如曾治一女性患者，多方调治效果不显，后仔细询问，其女带多色黄，月经不调，治以清热除湿，调经止带而愈。嗣后对女性患者必须询问经带，全面掌握，整体施治。

对老年患者，一方面要注意老年肾气亏，天癸绝，要补肾填精。西医学认为老年性阴道炎与激素分泌减少有关，进一步佐证了补阴填精的科学性。另一方面男性高龄患者，兼有会阴胀满，溲后余沥不尽，舌淡暗红，多为血瘀毒滞之象，对于这类患者应以清解瘀毒与清利小便兼施。

成人患者屡治少效者，应详加辨析，考虑到诸淋兼作，应综合调治。

（王柏枝　整理）

邹云翔

芬淋大法，充养肾气
调肾脾肺，祛风利湿

邹云翔（1896~1988），南京中医药大学教授

慢性肾盂肾炎四大治法

一、温肾助阳，祛寒利湿

肾阳不足患者，由于命火式微，肾家气化无权施展，肾气不足于内，寒湿由外乘袭，以致水湿内积，腰部酸痛觉冷，溲色清，夜尿频数，大便多不实，自汗，时或低热，脉象沉细而迟，舌嫩苔薄。治拟温肾助阳，祛寒利湿。方宗《千金》独活寄生汤合东垣滋肾通关丸为主。如小便频数甚者加菟丝子，自汗多者加黄芪、浮小麦，头昏加潼沙苑，遗精加芡实、莲须。外用涩精丸（五倍子、海螵蛸、龙骨研末，各等份，用水泛丸如枣核大，塞脐内，外用敷料覆盖，每夜1次）。

徐某 女，44岁。

3年前因施行腹腔手术，切除子宫肌瘤，并发肾盂肾炎，小便频数，腰府酸痛，时发低热。尿常规检查见有大量脓细胞、白细胞和少量蛋白，尿培养有大肠埃希菌生长。3年内曾使用过多种中西药治疗，

疗效均不巩固。现症腰部酸痛，不能转摇和久坐，两肾区有明显叩击痛，腰部觉冷，小便频数，有时微浑，苔色淡嫩，脉象细迟。尿常规检查脓细胞（++），红细胞（+），蛋白（+），尿培养有大肠埃希菌生长。证系肾阳式微，下元不固，收摄无权。方拟温肾助阳，固摄下元治其本，祛风利湿，养血和络治其标。

酒炒独活 3g　酒炒桑寄生 12g　酒炒杜仲 12g　酒炒牛膝 9g　制附片 2.4g　北细辛 0.3g　东北人参 3g　酒炒当归 9g　云茯苓 9g　紫河车 9g　菟丝子 12g　益智仁 12g　家韭子 9g　玉米须 15g　甘草梢 4.5g　全鹿丸吞服，9g　滋肾通关丸吞服，3g

上方连服 30 剂，症状消失，尿常规检查正常，尿培养阴性（3 次）。7 个月后，因工作过劳，曾出现尿频、腰痛，但尿常规检查无明显异常，尿培养阴性，又服上方 22 剂，症状迅速消除。

二、益肾育阴，壮水制阳，祛风利湿

肾阴不足患者，由于肺经蕴热，营阴不足，金不生水，或因房事过度，或因劳累，耗其真阴，以致肾水内亏，阴虚阳盛，症见腰痛，腿软，小便频数，色黄或深黄，头昏痛，咽干，口燥，甚或颧红，盗汗，舌绛，苔浅淡。治以益肾育阴，壮水制阳，祛风利湿。方宗赵蕺庵百合固金汤意合滋肾通关丸，加独活、桑寄生。滋水之源，清水之流，壮水之主，以镇阳光。如有血尿加藕汁两匙冲入，颧红加青蒿、鳖甲、地骨皮，盗汗加糯稻根须。

理某　女，47 岁。

童年曾患肺疾，大肠燥结，至成年而苦习惯性便秘。嗣闻咸味能软坚，即倍咸味之食，大便坚结难解如故。婚后大产 7 胎，小产 4 次。近 4 年来因工作繁忙，又不时腰痛，以右侧为甚，小便频急，且有热痛感，结合实验室检查，确诊为肾盂肾炎。经抗生素治疗，虽暂得控制，终未能根治，稍一劳累，即行发作，伴头痛一症已有年余。现仍小便淋沥难净，口干作苦，咽喉起燥，头时胀疼，血压偏高，大便秘结，数日一行，苔少舌质偏绛，脉象细弦。尿常规检查：脓细胞（++），红细胞少许，蛋白（+++），尿培养有大肠埃希菌生长。肺肾阴虚，既失通调化气之职，又无润肠濡肝之能。治当养肺阴、益肾气，润肠濡肝和络。

百合 30g　北沙参 15g　麦门冬 9g　天花粉 9g　海蛤粉 9g　川贝母杵，4.5g　黑玄参 12g　黑芝麻 15g　云茯苓 9g　白蒺藜 9g　明天麻 4.5g　炒独活 1.2g　桑寄生 9g　炒川断 9g　鲜芦根去节，60g　滋肾丸吞服，1.2g

上方服 5 剂，诸症消失。继服近 40 剂，血压正常，尿常规检查正常，尿培养多次阴性。

三、补气健脾，温阳益肾，祛风利湿

脾肾两虚患者，由于脾虚运化失职，消导不良，肾虚真阳内弱，摄纳无权，二阳俱虚，虚则下陷，故症见腰痛牵及腹部，小便频数，大便鹜溏，纳少腹胀，下肢轻度浮肿，面黄，舌苔淡白，脉象濡细。治拟补气健脾，温阳益肾，祛风利湿，方宗缪仲淳资生健脾汤意，合东垣滋肾通关丸，加独活、寄生，酌加焦谷麦芽。

闻某　女，41 岁。

患者于 4 年前患痢疾，并发肾盂肾炎，经用西药抗生素治疗，暂时控制，但未能根治，经常反复发作。尚有支气管扩张、慢性支气管炎及神经衰弱病史。来诊时，腰痛及腹，尿频日解 20 余次，大便不实，纳少，腹胀，舌苔黄厚，不时低热（体温常在 37.5℃）。尿常规检查：脓细胞（+~+++），红细胞（±~+），蛋白（±~+），尿培养有大肠埃希菌生长。最近曾使用土霉素、新霉素、金霉素、合霉素、多黏菌素等西药治疗，初用之时，尚觉有效，续用则不敏感。证系脾肾两

虚。脾虚则运化失职，肾虚则摄纳无权，苔色黄厚者，乃兼有湿热蕴伏不化，又土虚将及肺金。故当治以脾肾两补，宣湿和络，佐以清养肺金，复方治之。

土炒党参 12g　土炒山药 15g　土炒白术 9g　炒扁豆 12g　茯苓 9g　制苍术 2.4g　焦白芍 9g　炒陈皮 4.5g　法半夏 3g　炮干姜 3g　干荷叶 12g　补骨脂 4.5g　炒独活 3g　桑寄生 9g　炙黄芪 9g　炒青蒿 9g　煅鳖甲 3g　米炒北沙参 9g　川贝母杵，3g　香连丸吞服，1.8g　滋肾丸吞服，2.4g

患者连服上方近 50 剂，诸症消失，尿常规检查正常，尿培养阴性。随访 10 个月，未见复发。

四、补肺益肾，健运脾土，佐以祛风利湿

虚劳患者，由于肺脾肾三脏俱虚，阳虚火衰，不能生土，土虚不能生金，金伤不能生水，辗转相因，肺脾肾三脏皆虚，故症见腰疼难以转侧，膝胫酸软，不耐久立，小便频数，甚则失禁，颧红骨蒸潮热，耳鸣，自汗或盗汗，皮肤干糙，纳减便溏，容易感冒，苔薄质淡，脉细无力。治拟补肺益肾，健运脾土，佐以祛风利湿。方宗罗谦甫黄芪鳖甲散意，合东垣滋肾通关丸，加独活、寄生。月经过多者，用胶艾四物汤酌加苎麻根、乌贼骨、局方震灵丹，俾得月事归经，肾盂肾炎治愈则较速。

倪某　女，39 岁。

患者主诉因小产刮宫而发肾盂肾炎，未能根治，伴月经量多如崩，已历 2 年。最近腰部酸疼，两膝软弱乏力，小便频数，疲劳益甚，低热，盗汗，颧红，肌肤甲错，纳少，大便溏薄，屡患感冒，脉象细数少力，苔薄舌淡。尿常规检查：脓细胞（＋），红细胞（＋），蛋白少量。尿培养有大肠埃希菌生长。禀质素弱，肺脾肾俱虚，冲任不固，气血亏损，虚邪来客之患，症情复杂。治当兼顾为宜。

绵黄芪 18g　银柴胡 3g　炒青蒿 12g　南沙参 12g　百合 18g　炒白术 9g　云茯苓 9g　净芡实 12g　生薏米 9g　当归身 9g　炒独活 3g　桑寄生 9g　厚杜仲 15g　炒巴戟 9g　浮小麦 30g　糯稻根须 9g　炙甘草 3g　炒白芍 9g　炒潞党参 9g　滋肾通关丸吞服，1.8g

月经来前 2~3 天，宜服调经之剂。处方如下：

当归身 9g　炒白芍 9g　荆芥炭 3g　炮姜炭 2.4g　阿胶珠 9g　陈艾炭 3g　潞党参 9g　活磁石先煎，24g　云茯苓 9g　合欢皮 18g　炙乌贼骨 12g　炙甘草 3g　震灵丹吞服，9g

患者守上方加减，服用 2 个月，症状消失，月经基本正常，尿常规检查正常，尿培养转阴性。随访半年，未见复发。

此外，肾为少阴之脏，在治疗慢性肾盂肾炎时，当慎用寒凉药物特别是苦寒之剂，清利之剂亦不宜过用，以防损伤肾气。就是在急性发作期，出现湿热下注标象，亦不宜单用苦寒清利之剂。

臧某　女，29 岁，工人。

患者于 4 年前曾患尿频急痛，腰痛，某医院疑为"肾盂肾炎"，使用呋喃坦啶和青霉素、链霉素等治疗，症状消失。1972 年 3 月上旬又出现前次相似症状，同时发热、尿赤如浓茶，在某医院用呋喃坦啶及中药等未效。尿常规检查有大量脓细胞，尿培养为大肠埃希菌，计数每毫升 10 万以上。乃于 1972 年 3 月 18 日由急诊室收住入院治疗。高热 39.7℃，恶寒，腰痛如折，尿频、尿急、尿痛，尿色如浓茶，头昏，面部微浮，恶心呕吐，不能饮食已 3 天，脉象细数，苔薄白腻。产后体虚，湿热下注。拟以独活寄生汤意治之。

炒独活 4.5g　桑寄生 15g　十大功劳叶 15g　川断肉 12g　稽豆衣 15g　茅芦根各 60g　佛手片 9g　法半夏 9g　云茯苓 12g　滋肾丸包煎，12g　车前子包煎，12g

药后，翌日上午 11 时体温降至 37℃，但下午又升至 39.7℃，恶寒已解，尿频急痛稍有改善，恶心已止。至第3日，体温退至37℃以下，腰痛、尿痛已解，尿频急仍未尽除，微微有汗，纳谷不多，脉细，苔薄。气血不足之体，肾虚湿蕴下元。再拟原法出入。

炒独活1.5g　桑寄生9g　潞党参15g　川断肉9g　十大功劳叶12g　西当归9g　滋肾丸包煎，9g　佛手片9g　云茯苓12g　芦茅根各60g　小红枣切开，5个

以此方出入调理，病情日见改善，症状除觉腰酸、小便偏黄外，余无不适。4月7日尿培养阴性，尿常规检查见白细胞少许。住院32天，于4月18日出院。

本例为慢性肾盂肾炎急性发作。证为产后体虚，肾气不足，而湿热之邪乘袭所致。治以独活寄生汤意，而不泥其方，用独活、桑寄生、川断肉强肾和络；知母、黄柏、十大功劳叶、稽豆衣、车前子、芦根、茅根清利湿热；肉桂反佐知母、黄柏，且助膀胱之气化；佛手、法半夏、云茯苓和中运脾，标本兼顾，虚实并调，疗效满意。

张琪

自拟益气解毒治疗劳淋

张琪（1922~　），黑龙江省中医研究院研究员，国医大师

　　劳淋为五淋之一，包括西医学慢性泌尿系感染，发病率较高，反复发作，缠绵难愈，部分患者最后导致肾功不全。近年来各种抗生素被广泛应用，虽然有较好的疗效，但大多限于近期疗效，复发率高，远期疗效多不理想，且由于耐药性的产生，因而对本病的治愈率并无提高。前人认为本病多属脾肾两虚，用补中益气汤、六味地黄汤等治疗，虽有一定疗效，但大多限于症状的改善，对菌尿及尿常规的改善等尚不理想。笔者根据多年临证观察、体会，认为本病属虚实夹杂者居多。病机可概括为气阴两虚，膀胱湿热。考患本病者皆病程日久，大多气短、乏力，表现气虚证候。《内经》谓："中气不足，溲便为之变"。由于气虚无力下达膀胱，影响州都之气化功能，同时，淋证日久耗伤阴液，酿成阴虚，故气阴两虚为本，膀胱湿热不除为标。因此在治法上，必须以益气养阴为主，清利解毒为辅，标本兼顾，方能合拍。拟制益气解毒饮，方药组成如下：

　　黄芪 30g　党参 20g　石莲子 15g　麦冬 15g　茯苓 15g　车前子 15g　柴胡 15g　地骨皮 15g　甘草 10g　蒲公英 50g　白花蛇舌草 50g　茅根 30g

　　我们近年观察治疗本病 332 例，其中属气阴两虚兼膀胱湿热证者 262 例，占 78.9%，用本方治疗有效率 97.2%，治愈率 80%，值得注意

的是远期疗效达 80% 以上，反映了此方治疗本病的特点。远期追踪半年以上较近期疗效更好，足以证明中药治疗此病较西药为优。

孙某 女，46 岁。

反复发作尿频、尿急、尿痛 3 年余，每遇劳累及感冒则复发，每次发作则口服呋喃坦啶、抗生素等治疗，可缓解一时。1 周前再次发作，症见尿血、尿频、尿急、尿道灼热疼痛，尿有余沥，小腹坠痛伴体倦乏力，头晕，五心烦热，足膝发凉，舌质红、无苔，脉滑数，中段尿细菌培养，细菌菌落大于 10^5/ml。证属气阴两虚，膀胱湿热。治宜益气养阴，清利解毒法。

黄芪 30g　党参 20g　石莲子 15g　茯苓 15g　麦冬 15g　车前子单包，15g　柴胡 15g　地骨皮 15g　甘草 10g　蒲公英 50g　白花蛇舌草 50g　白茅根 30g

服上方 6 剂，症状明显改善，连续服药治疗 2 个月，诸症皆消失，尿细菌培养阴性。1 年后复查未复发。

益气解毒饮系在古方清心莲子饮的基础上加味化裁而成，原方载于《和剂局方》，原治"上实下虚心火上炎"诸证。从方药组成来看，方中参芪益气，麦冬养阴，石莲子交通心肾，黄芩、骨皮、甘草清热，茯苓、车前子导湿热从小便排出，具有益气养阴，清利湿热之作用。可清心火，利小便以治淋证。本病病机为正虚邪恋，单用八正之清利除邪固然不能取效，而纯用补剂亦难奏功，原方虽补与清合用，但毕竟清利之药偏少，益气药量亦嫌轻，疗效仍不理想。余于原方除加重黄芪、党参之用量外，又加入大量白花蛇舌草、公英、茅根以增强清热解毒之力。白茅根既清利，又具凉血止血之功，对于血尿尤为适宜。上三药皆非苦寒之品，鲜有伤胃之弊，通过大量临床验证，疗效较原方有明显提高，不仅症状消除，菌尿亦随之转阴，其远期疗效尤为满意。

再者，本病亦有兼下元寒湿者，妇女则少腹痛，白带清稀，淋带兼具，男子则见下腹冷痛，虽证候表现属气阴两虚，膀胱、阴囊湿热，而肾经又具寒湿，属寒热错杂。此种情况原方不变，则难取效，可于方中加附子、肉桂、茴香以温肾祛寒，温清并用。余遇顽固难愈之淋证具寒热夹杂证者，应用此法，每每奏效。

此外，除了遵循辨证论治外，亦应结合辨病，如本病亦常见无明显的尿路刺激症状等湿热表现，但菌尿尚未转阴，或尿中白细胞尚不消失，此时仍需以扶正祛邪法治疗，用上方化裁，直至菌尿转阴为止。

朱良春

清 淋 验 方

朱良春（1917~2015），南通市中医院主任医师，国医大师

急性泌尿系感染在妇女中尤为多见。本病类似于中医之热淋、湿热淋、血淋等病证。多为湿热下注或瘀热蓄于膀胱，阻滞气化，下窍不利，而引起的小溲淋沥频数、急痛、尿血诸症。治疗此病时，当重清化下焦湿热之法，或佐泄化瘀热之品，并求药力精专，以达速效。临床因多偏热实证型，故予地榆、槐角、白槿花、白花蛇舌草、瞿麦、茅根、土茯苓、甘草梢等以清泄下焦湿热，通淋利尿，凉血解毒。血尿甚者，加苎麻根 60g；刺痛剧者加象牙屑 2g，琥珀 2g，研末分吞；寒战高热者加柴胡 15g，黄芩 15g，每能应手而效。方中地榆、槐角、槿花、白花蛇舌草为主药，能清泄血分之热毒，并善通淋，有类似广谱抗生素之作用。余 4 味为佐使之品，与主药配合，有增强药效之功。此清泄法，需少用苦寒与淡渗药，因过用苦寒，易于伤胃；妄施淡渗，又易耗阴。由于湿热之邪易于伤阴，故斯证转归，以伤阴最为多见；但若久病不愈，阴损及阳，亦可导致阳气亏虚，必须明辨虚实，调整阴阳之偏颇，方不失辨证论治之精神。应用清泄法，必须把握属实、属热之病机，方为恰当。若正虚为主，可先予扶正，续投清泄，或扶正祛邪兼施，方可取得满意之疗效。运用清泄法症状缓解后，可以根据患者阴虚、阳虚之各异，分别选用六味地黄丸或金匮肾

气丸，以巩固疗效。

基于以上认识，制有验方"清淋合剂"：

生地榆 30g　生槐角 30g　半枝莲 30g　白花蛇舌草 30g　大青叶 30g
白槿花 15g　飞滑石 15g　生甘草 6g

上为 1 日剂量，煎制成合剂 100ml，分 2 次口服。重症剂量加倍；高热者加软柴胡 20g，炒黄芩 15g。此方用于急性泌尿系感染及慢性泌尿系感染急性发作者，均有一定疗效。

朱某　女，54 岁，工人。1980 年 10 月初诊。

患者于 1969 年子宫切除术后患急性肾盂肾炎，也曾多次反复发作，病程已历 12 年。1980 年夏，因持续发作不能缓解，浮肿，腰痛，尿常规检查示：蛋白（＋），白细胞（++），透明管型（＋）；尿培养结果为：大肠埃希菌、副大肠埃希菌、产气杆菌生长，菌落均 >10^5/ml。药敏试验结果除链霉素、呋喃西林对副大肠埃希菌中度敏感外，对其他各种抗生药物全部耐药。住某医院治疗 2 个月，迭经多种抗生素及中药治疗，病情如故。院门诊治疗，于服用清淋合剂后 72 小时，复查尿常规、尿培养，结果全部转阴。服药 2 周，获得近期治愈。以后经巩固治疗，每月服药 1 周，持续半年。经随访，情况良好。

李寿山

清热解毒急治标，培元通淋缓求本

李寿山（1922~2013），大连市中医院主任医师

劳淋者，久淋不愈，遇劳即发，常经年累月反复发作而不愈。其临床表现与西医学的慢性肾盂肾炎、慢性前列腺炎等疾病相似。其病理特点是本虚标实，治疗当补不足、损有余，标本兼顾。然临床上，急性发作时，常表现标实证突出，急则治其标，当以祛邪为主；急发症状缓解后，常出现本虚之征象，缓则治其本，以补虚为先。临证可分急性发作与缓解迁延分别治之。

急则治标，清热解毒渗湿

劳淋常因久淋不已，湿热未清，蕴结于下焦，肾气受损，导致正虚邪恋，遇劳即发。急性发作，症见小便涩痛、点滴而下，尿窍灼热刺痛，窘迫不畅，或见发热，尿血，腰酸隐痛，少腹会阴部坠胀不适，舌质红，苔白滑或黄腻，脉沉弦或滑数。治以清热解毒渗湿，佐以养阴扶正，常用经验方三草通淋汤，施之临床有较好疗效。药用：

凤眼草 10~15g　败酱草 30~50g　金钱草 15~30g　白茅根 30~50g　萹蓄 15~25g　冬葵子 15~25g　生地 20~30g

方中凤眼草与败酱草，皆有清热解毒作用，而前者能止血，后者

能化瘀，二药合用相辅相成，清热解毒，通淋止血而无留瘀之弊。金钱草与白茅根，皆有清热渗湿通淋之效，而前者善通窍祛瘀，后者能凉血止血，二药配伍，通中有敛。冬葵子与萹蓄均为清利通淋的常用药，而前者偏于滑窍，后者偏于清热，二药相合，则增强清热利湿通淋之效。伍生地甘寒养阴，使清热利湿而不伤阴，为劳淋急发之良剂。

兼外感者，时发冷热，加柴胡、黄芩和解少阳，通调三焦；兼气郁不畅者，少腹坠胀较甚，加乌药、王不留行，疏肝理气通窍；兼肝胆热盛者，心烦口苦，尿窍灼痛明显，加龙胆草、炒栀子泻肝清热；兼腑实者，大便燥结，加大黄、枳实通腑泻热，导热下行；热盛动血者，小便尿血，加小蓟、三七粉化瘀而止血；病久气阴两伤者，小便涩痛较轻，口干舌燥，倦怠少气明显，加黄芪、女贞子益气养阴；偏肾阳虚者，小便色清而淋沥不断，酌加益智仁、仙灵脾温阳化气以通淋。

乔某　女，30 岁。1985 年 10 月 10 日诊。

患者宿罹慢性肾盂肾炎，常因劳倦而发。近因外感而发病，小便色赤，窘涩而痛，尿急、尿频、尿道灼热，身发冷热，腰痛肢楚，倦怠少气，口苦咽干，少腹坠胀。曾注射青霉素、酚磺乙胺，口服诺氟沙星而不效，且增恶心呕吐，体温 38.5℃，尿常规检查：红细胞 3~5 个 /HP，蛋白（++），诊脉弦滑而数，舌红苔白腻。证属劳淋急发，邪感少阳，湿热内盛。治以和解少阳，清热渗湿，方用三草通淋汤加味：

凤眼草 15g　金钱草 15g　败酱草 30g　白茅根 50g　生地 30g　柴胡 20g　黄芩 15g　清半夏 10g　萹蓄 15g　冬葵子 30g　甘草梢 6g

进药 3 剂，冷热已解，呕吐亦止，小便淡黄，尿急尿痛大减，食纳转佳。原方去柴胡、半夏又服 3 剂，尿急尿痛基本消失，仍有尿频不畅，体温正常，复查尿常规：红细胞 0~1 个 /HP、蛋白（±）。脉转弦细不数，舌红苔白薄。原方增减，续进 10 余剂，诸症完全缓解，脉转弱滑，舌红无苔，尿常规检查已转正常，惟感倦怠少气，腰酸隐痛。湿热已去，正虚未复，予以扶正固本兼清余热。治以健脾益肾汤加减 30 余剂，一切良好。汤剂加倍改制丸剂，间断续服约半年而停药，注意养生方法。随访 1 年，未见复发，面色红润，体质强壮，多次复查尿常规均属正常。

缓则治本，健脾益肾通淋

劳淋经过治疗，急发症候容易缓解，大部患者出现倦怠少气，腰酸隐痛，时有小便频数，尿意不尽，少腹坠胀，舌淡脉细等脾肾亏虚证候。亦有少数患者，经过治疗，急发症状完全消失，甚至尿常规检查亦转正常，而仅感腰酸无力，此时切忌骤然停药。应予扶正以祛邪，以防复发。法用健脾益肾，通淋泄浊，方用健脾益肾汤：

熟地 15~25g　山萸肉 10~15g　黄芪 20~30g　山药 10~15g　肉苁蓉 10~15g
鹿角霜 10~15g　冬葵子 15~30g　茯苓 10~20g

水煎服，随证加减。

方中黄芪伍山药益气健脾，助运除湿；熟地配山萸肉，滋养肝肾，固涩精气；肉苁蓉合鹿角霜温补肾气，强壮腰膝；冬葵子伍茯苓，淡渗通淋，清肃残余湿热。为扶正祛邪，标本兼顾之良法。

兼阳虚寒滞者，少腹坠胀，会阴部冷痛加橘核、炒小茴，温化湿浊通淋；气滞血瘀，湿热未清者，少腹坠胀刺痛，舌淡紫或有瘀点，舌下脉络淡紫粗长加乌药、金钱草、丹参理气化瘀，清热通淋；脾虚气陷者，倦怠少气，尿液不尽，点滴而出，少腹坠胀，迫注肛门加党参、白术、升麻补中益气，升阳通淋；湿热明显者，小便涩痛，淋沥不断，选加萹蓄、瞿麦、赤小豆、蒲公英、石韦、滑石粉等清利湿热通淋。

善后调理，应注意养生方法，如避风寒，适劳逸，忌烟酒，远房帏。常服健脾益肾丸（汤），巩固疗效，预防复发，进而根治。

张某 男，58 岁。1986 年 11 月 7 日诊。

患者宿患慢性肾盂肾炎，反复发作 10 余年，近查前列腺肥大、炎症。近因劳倦饮酒，少腹坠胀冷痛明显，小便轻微涩疼不利，小便频而急，腰酸隐痛，倦怠无力。尿常规检查：红细胞 0~1 个 /HP、白细胞 1~3 个 /HP，蛋白（－），诊脉沉弦，舌淡无苔，此乃劳淋复发，肝肾亏虚兼夹湿热。先予三草通淋汤加减 3 剂，尿窍刺激症状缓解，继进健脾益肾汤加减：

黄芪 30g　山药 15g　熟地 25g　山萸肉 10g　肉苁蓉 10g　鹿角霜 15g　萹蓄 15g　瞿麦 15g

进药 6 剂，诸症好转，惟感倦怠腰痛不解，脉象细弱，舌淡无苔，尿常规检查正常。原方加炒杜仲 15g，川续断 15g，续服 10 剂，腰痛倦怠大见好转，脉转弱滑，原方加减，配丸剂，续服 3 个月。除有时小便余沥不尽外，余无所苦。嘱注意养生方法，间断服用健脾益肾丸。随访 1 年，一切良好。

（李小贤　李益民　整理）

钟新渊

乌蕨茅根汤治疗肾盂肾炎

钟新渊（1923~2013），萍乡市中医院主任中医师

钟氏认为肾盂肾炎，不论急性期还是慢性期湿热均是主因，而且贯穿于本病的全过程，因此清利湿热乃其基本治则。急性期，疾病初起，邪实为主，不补其虚，虚亦可自复；慢性期，湿热久稽，正虚邪恋，应在补虚的基础上清利湿热。钟氏根据这一治则拟订了乌蕨茅根汤治疗急慢性肾盂肾炎，常获良效。此方由乌蕨、白茅根、白花蛇舌草、车前草干品各30g组成。

下焦湿热壅盛，腰痛、尿频、尿急、尿黄灼痛，伴恶寒发热，脉浮数，舌苔薄黄者，另加柴胡18~30g，蒲公英、紫花地丁各30g；腰痛、尿频、尿急、尿细不显著，且无恶寒发热，而兼见少气困倦、头晕乏力、脉细软者，可酌加黄芪、党参或太子参等；腰痛、尿频、尿急、尿痛不甚显著，而伴见手足心热、口干不渴或微渴、心烦不寐，脉细数，舌苔薄白或薄黄者，可酌加生地、女贞子、龟甲、丹皮、泽泻等，此证多见于慢性患者；对于腰痛绵绵，尿频尿急不甚，溲淡黄或清，面浮白，或见下肢有浮肿、按之凹陷有指痕、精神困倦、食欲不振、舌淡脉细者，该汤可改为1/3量或半量，另加菟丝子、黄精、枸杞、白术、茯苓、山药、桑寄生、仙灵脾等，此症多见于慢性患者；合并尿结石患者，即使肾盂肾炎症状得到控制，也容易复发，因

尿结石之梗阻有碍于尿液的排泄，对排毒不利，故此时可酌加鸡内金、金钱草、海金沙、石韦、琥珀等。临床上对于治愈患者，仍须用药巩固疗效，一般可以这样进行：第1个月隔日服1剂，第2个月隔3~4天服1剂，第3个月隔5天服1剂。

李某 男，46岁。萍乡市赤山乡楼下村农民，1991年7月2日初诊。

患者20天前，觉左侧腹胀腹痛，伴灼热感，且下午热灼加甚，食欲减退，在当地中西药治疗不效，7月1日"B超"提示，左侧输尿管中段结石，左肾重度积水。就诊时症见：左侧腹胀腹痛，灼热而不欲饮，食后胃脘部饱胀，小便黄热，大便溏稀，舌淡红，苔白腻，脉细弦。

腹胀腹痛灼热，病在腹中，胀与痛并见为气机壅滞之甚；食后胃脘部饱胀，大便溏稀，小便黄热，舌淡红，苔白腻，为脾胃健运失常，湿热内生，湿偏胜之候；"B超"提示有尿路结石，尿石之形成与湿热蕴结有关。

本病证可归纳为湿热内聚而成石之疾。若从排石化石、清化湿热着手，看来并不悖理，且符合一般治疗"尿石"的法则，然而患者表现中焦运化失职，气机郁滞之象，若不先从健运中焦着手，而投清利行气克削之药，恐中气因之愈虚。中焦虚困既艰于化食，且艰于运药，于是，食与药液反积滞于中。由于正虚排出积滞之功能已减弱，积滞之物反可助长"尿石"增大，左肾积水必加重。权衡得失，只能从调理中焦入手，俾脾气健运加强，新的湿热不致速生，已郁结之湿热（尿石）亦可随气机流畅而得以排出。处方：

太子参 10g　茯苓 10g　陈皮 6g　炒扁豆 10g　蔻仁 5g　谷芽 10g　厚朴 6g　佩兰 9g　柴胡 6g　黄芩 3g

取米泔水 600ml，纳上药。浸泡20分钟后文火煎煮2次，共取汁

400ml，分2次服，黄芩另泡兑入煎。方中太子参、陈皮、扁豆、茯苓健脾化湿；蔻仁、佩兰芳香醒脾；厚朴、陈皮苦温燥湿以行气；脾醒则湿化，气行则胀痛解。柴胡疏肝，肝气条达则疏泄适度，运化乃常；少佐黄芩泡服，取其苦寒之气以轻清内热；谷芽、米泔水养胃消食。

上方服4剂后，进食稍增，食后饱胀减轻。二诊于上方加鸡内金9g，以增运化之力，续服4剂后，白腻苔减退，腹胀痛大减。效不更方，续予服11剂时腻苔全化，腹中诸症悉退，排出0.8cm×1.5cm大之砂石1枚。4天后B超复查，尿石影消失，左肾积水轻微可见，予健脾益气化食之品调理善后。

尿石源于湿热，脾胃内虚，失于健运则为产生湿热之基本原因，肾主水液，肾本身是否便于湿热积聚为石也是关键所在。但中州输布津液之同时，若不夹湿热，则肾无受累致病之可能，何患"尿石"之形成！抓住脾肾内虚之本，湿热郁滞之标，澄本清源，不治标而标得治，脾胃功能一旦健旺，气机流畅，湿热也随之疏泄，"尿石"因之排出。

（刘德章　整理）

王绍和

辨治乳糜尿，八法以斡旋

王绍和（1914~1996），江苏省淮阴市乳糜尿专科医院
主任医师，名老中医

王老认为：乳糜尿病位在络脉，病变在脾、肾，可迁延到肺，影响到膀胱，表现在小便。主要病机是脾失健运，肾失封藏，络脉违和，膀胱气化不利，导致精微不固，渗泄尿道而排出体外产生乳糜尿。其治法大体分为：清热、补气、滋阴、温肾、通络、祛寒、利水、杀虫八个方面。

一、清热法

多适用于初病患者。病因病机为虫毒侵淫，积久化热，流注下焦，脂液外溢，气化不利，随尿排出体外。或热甚伤络，脂血并溢，常为乳糜血尿。临床兼湿者较为多见。主要表现为：小便红浑或黄浑，常夹红凝块或白凝块，尿道热痛，口苦、口干，喜冷饮，舌红苔黄欠津。兼湿者常少腹坠胀、倦怠、胸闷、纳少。予清热化湿法，龙胆泻肝汤加减，湿盛者可予二妙丸等加味。王老认为因热毒盛者，临床必投以苦寒清解热毒之品，但往往有热毒虽去，胃阳受损的后果，因此在清热的同时必须配用护阳、健胃之品，瞻前顾后为宜。

二、补气法

适用于乳糜尿久病或年老患者。病机多因病久导致中气不足，气虚不能固摄而脂液精微下流；也有脾不统血，脾不摄精，血脂并下者。临床主要表现为：面色苍白，神疲乏力，少气息微，尿白浑或红浑，劳累后加重，舌淡苔薄，脉细弱等，方选补中益气汤、参苓白术散、归脾汤之类加减。一般重用参、芪、术、山药等补气健脾类药，佐以少量理气之品。王老认为：补气法应重用参、芪，但只从气出发还不全面。气血同源，特别乳糜血尿，更应在补气的同时加养血之剂。凡气虚之体见有乳糜血尿不可止血，否则往往会导致血虽止而瘀也成。补气养血，气固血养，血自可止。脾气素虚的乳糜尿，健脾是重点，也要兼顾理气健脾，脾为升降之枢，气顺则升降有度。所以在健脾之中不可忽视理气的协同作用。

三、滋阴法

本法适用于乳糜血尿病久者。林珮琴在《类证治裁》中说："恒扰于火，火动则肾之封藏不固。"乳糜尿患者素禀阴虚，或久病尿血伤阴，阴阳失去平衡；或君火内动伤血；或相火妄动伤肾，血随脂液而下。王老认为，这类患者的发病机制是阴不敛阳，阴阳失去平衡，由于阴亏而阳浮，乃至上亢。临床主要表现：口干咽燥，五心烦热，小便白浑，或上午白浑、下午红浑，或有鲜红血块，或清晨尿浑加重，舌红少苔，脉细数。兼肾阴虚者有腰酸膝软，耳鸣，少寐，健忘等。选方：知柏地黄丸、养阴煎（王老经验方：龟甲、白芍、知母、五味子、乌梅、麦冬等组成）等为主。乳糜血尿应以黄连阿胶汤合六味地黄丸、二至丸等加减。兼肾阴虚可予左归饮或左归丸等。王老认为：阴虚者均有不同程度的气虚，因此在养阴的同时要酌加益气之品，防其阴郁伤阳。

四、温肾法

适用于肾阳虚者。病机多为肾气不固，元阳衰微，泌藏失司，精微脂液下流。王老认为"肾不藏精"的"精"，既有"精液"含义，又有"精微"的理解。这里的"肾不藏精"就是指肾脏泌藏功能不足，精微失藏。临床见症主要为：面色少华，腰膝酸软，形寒畏冷，或阳痿，或不孕，或五更肾泄，或头晕耳鸣，尿液浑白如脂膏，白天或活动后减轻，休息或入夜则尿浑加重，舌淡白，脉细沉。王老认为：肾阳为人身之真阳，睡眠乃人体阴阳互养互助之举，阴阳交替之态。卧则阳伏，阳虚之躯更无固封之力，乃见尿浑浊加重；动则阳生，阳生化气，助长州都之气化，封藏有力，因而尿浊减轻。所谓"阴以吸阳，故神不上脱；阳以煦阴，故精不下流"就是这个道理。方选右归丸、二仙汤、桑螵蛸散之类加减。

五、通络法

适用于病久或有瘀血症状者。病机是络脉气血违和及因寒、因热、因气等多种原因形成瘀阻血滞，瘀血内阻，血行脉外，脂行脉外，血随脂液而下。王老说：西医学认为丝虫寄生，肿瘤压迫，外伤致瘀，结核浸润等都可引发乳糜尿，其实质均有中医"络脉瘀阻"的含义，和中医气虚、痰湿、虫蚀、火热、寒凝等都可成瘀是一个道理。临床常见症为面色晦暗，腰痛如刺，肌肤甲错，舌现瘀斑，尿浑浊多凝块，尿如血样，尿色暗或如深茶色，或尿液如洗肉水样，或红白凝块相杂，甚至凝块过大阻塞尿道，形成尿癃闭（尿潴留）。方选化凝汤（自拟方：益智仁、刺猬皮、地龙、漏芦等）、化瘀血散（自拟方：参三七、大黄、炮甲珠等），结合见证施方。王老认为：通络法是治疗乳糜尿的基本大法之一，既可参入益气、养阴、清热、温肾、祛寒、杀虫、利湿等七法之中，又可独立成法。但是临床上切不可见瘀就破，见滞则摧，见凝即化，往往有通络太过或机宜不当而伤正者。

六、祛寒法

适用于素禀虚寒或寒湿凝滞的乳糜尿患者。病机为长期受寒湿之邪侵淫，或久居湿地，脉络凝滞，脂液不归脉道，下泄体外。王老认为：寒邪侵淫，凝阻脉络的病例中虽有部分夹湿的或寒湿困遏脾阳的，但纯属寒邪凝滞脉络的病例很多。北方的山东、河南等夹湿的不多，湖南、湖北、皖南等属寒湿的较多。临床表现主要为：身寒肢冷，喜温畏寒，腹中冷痛，得热则减，尿单纯白如石灰水，不分白天黑夜，凡尿皆白，多凝块，尿次增多，舌淡，苔白，脉迟缓。兼湿者常见脘满纳少，便溏腹泻，倦怠身重，苔白腻，脉濡等。方选祛寒煎（自拟方：干姜、吴茱萸、肉桂、红枣、白术等）和祛寒化湿煎（自拟方：肉桂、干姜、荜茇、丁香、草果仁、苍术等），配合化凝汤加减。王老认为：本法使用时一是量应由小渐大，不可操之太急；二是一定要加入益气健脾之品；三是通温并用。

七、利水法

适用于病久体虚者，或长期忌荤的乳糜尿患者。肺为水之上源，主一身之气，脾为制水之脏，运化之枢，病久或忌荤而化源不充，血虚气少，久则累及五脏，出现水液代谢紊乱，精微水液不归脉道，散溢肌腠，在下则随小便排出体外。王老说："这类患者从本质上看是虚，从症状上看是标实，病机是水液代谢紊乱。"临床主要见症为：尿浊日久不愈，周身浮肿，或两下肢肿如囊样，尿浑白，多泡沫，伴腥味，晨起尿清，日暮尿浑白加重，尿少不畅，或时欲小便不得出，尿中有棉絮样物，少腹坠落，舌淡苔薄，脉细沉或沉弱。先予利水法，方选五皮、五苓、防己黄芪汤等合治浊方（自拟方：芡实、莲须、金樱子等），继则予以健脾扶正之剂。王老认为：对这类患者主要是治肺利水以护宗气，增强输布功能。其中部分患者常有腹水，或伴乳糜腹水，施方时还要佐通络之品。在湿热下注的病型中偏湿盛的也应以利水祛湿为主；中医有"清浊相混"之说，治宜分清，或升清降浊之剂，也是利尿利水的一种。所以乳糜尿病的治法中，利水法是常用法则之一，可以在各种不同时期运用。乳糜尿病很多学者归咎于湿，古有"治湿不利小便，非其治也"就是总结了这一经验。

八、杀虫法

适用于丝虫病引起的乳糜尿患者。丝虫性乳糜尿基本病因是外感丝虫，丝虫寄生于人之络脉，积久孳生湿热虫毒，阻滞络脉（寄生淋巴管、结，造成阻塞）。精微脂血运行不畅，溢于脉络之外，渗泄于尿道，肾气不固，气化不利，从小便排出体外，成为丝虫性乳糜尿。王老说："丝虫寄生人体首先是湿热虫毒，损及脏腑气血。脾气不能运化输转，而脾气受损，继则肾气受累而不能发挥固摄功能。病机主要在脾、肾。根治其病因应是杀灭丝虫"。因此，对丝虫病引起的乳糜尿，在控制症状后用杀虫剂治疗是很有必要的。常用自制"杀虫煎"（或丸）效果尚好：

芜荑　干漆　榧子　芦荟　地龙　铅粉　黄芪　党参　生姜红枣

临床使用结果表明，病后配合使用，极少复发。

（王兆凯　王兆军　整理）

刘启庭

健脾温肾活血化瘀汤治疗乳糜尿

刘启庭（1934~　），山东临沂市中医院主任医师

组方：

黄芪 15g　焦白术 15g　怀山药 20g　益智仁 15g　菟丝子 15g　山萸肉 15g　萆薢 20g　茯苓 20g　石莲子 15g　乌药 12g　川牛膝 30g　甘草 10g

水煎分 2 次服。

功能：健脾温肾，利湿化浊，活血通络。

乳糜尿血是丝虫病并发症之一，多缠绵日久，反复发作，小便浑浊多随劳累和饮食的情况出现。脾肾亏虚，湿浊下注为其病机。脾为后天之本，运化水谷精微，气虚不能化湿，则清浊不分；肾为先天之本，生化之源，肾气虚损，气化无能，精髓下流，清流不分而酿成溺白如乳糜。故本病脾肾亏虚为本，湿浊下注为标。治疗宜调补脾肾，升阳化湿。药用黄芪、山药、白术益气健脾，利湿化浊；补肾需阴阳兼顾，宜用茱萸、益智仁、菟丝子；清热利湿化浊，既不可过于苦寒以防败胃，又不可过于渗泄以防伤阴，故用淡渗化浊清热之萆薢、茯苓、石莲子、菖蒲；气虚而致气机阻滞者，在益气渗湿化浊的同时加以行气，兼温肾散寒的乌药，以利气机通畅；气虚日久，必有瘀血，用川牛膝活血祛瘀，利尿通淋，引血下行；稍加甘草以调和诸药。在治疗中应按照病情的轻重虚实，分先后缓急加减应用，不可一

方守用。如急性发作尿血鲜红或带血块，尿热尿痛者，应以清热、渗湿、化浊、凉血止血为主，稍顾其虚；病情缓和，尿浊成胨有块、清冷者，宜温补脾肾，稍加清利。只要谨守病机，鲜有不效者。笔者以此方加减治疗此病200余例，一般3~5剂见效，20~30剂治愈。但在治疗的同时，注意饮食调养及劳逸适度，也是防止其复发的根本措施之一。

王某 男，58岁，农民。1993年10月初诊。自述尿浊成胨20多年，多次治疗且反复发作，近3个月来发作频繁，尿浑成胨，有时呈豆腐皮样阻塞尿道，腰痛，全身无力，体重下降，食之无味，舌质淡暗，苔白，脉沉缓。尿检查：乳糜试验阳性。综合前医多以清热化湿治疗，故开始有效，病久用则无效。治以健脾温肾活血化浊汤稍有加减，服10剂，尿浊明显减轻，继服30剂，自觉体力渐增，尿清，食欲恢复正常。嘱其饮食调养，近4年多未再发。

宣中温肾，清化湿热

王静斋（1883~1953），天津名医

某 女，每食油类之物，小便即下白浊，经行前期，且经期时两腿觉凉，病已数年，久治不愈。王氏诊为湿热下注，三焦膀胱气化失司，脾气亦失运化之机。以清热化湿之法，3剂未见效，复诊即于原方中加宣中温肾之品。

赤小豆30g 丹皮5g 云苓皮15g 鸡内金5g 生侧柏12g 川萆薢12g 山茱萸12g 清半夏6g 盐知柏各10g 血余炭10g 荔枝核10g 谷稻芽各10g 莱菔子10g 金匮肾气丸3g

猪脬一具，将药装入，加水蒸透，取汁分2次服之。

1剂病减，3剂而愈。

此方颇具巧思，于清热化湿中加鸡内金、谷稻芽、莱菔子等以运化脾气，使脾气健运则油类之物可化。加金匮肾气丸以助肾阳，肾与膀胱相表里，肾得温煦，则膀胱气机自化。加猪脬者，以脬补脬，同气相求也。而且变煎法为蒸法，取其气全也。医贵深思妙悟，法自我出，灵活善变，举一反三，临床方能应无穷之变。

曹惕寅

乳糜尿乃脏气下夺，审辨溲溺调补清利

曹惕寅（1881~1969），上海名医

"脏气下夺"乃病变机制

临证根据乳糜尿病程缠绵、病久体虚、小便清浊随劳逸和饮食而转变等状况，指出"脏气下夺"为乳糜尿的病机。脏气易于下陷，是谓下夺。气既下夺，则精髓下流，清浊不分，酿成溺白如乳糜。脏气下夺，以脾肾为主。脾主运化，肾主蛰藏，且为胃关。溲溺本为饮食的糟粕，若脾气虚，运化无权，精微则下陷。肾气虚，固摄乏力，是以溲下如膏油。脏气下夺为其本，湿热下注为其标。湿热下注，或由气虚运迟，内湿壅滞；或由阴虚火旺，内热炽盛。湿热相互为患，其间或夹有风寒外邪，虚实夹杂，临诊之际，务为详审。

溲溺状态是辨证要据

乳糜尿的辨证，当以溲溺状态为主。一般食荤腥溺荤腥味，食蔬菜溺蔬菜味，上午清而下午浊，休息清而劳累浊，为脏气下夺，湿热下注的明征。如果小便浑浊不清为湿重，溺血淋沥为热重，溺时少腹

拘急，尿道刺痛为气滞。若见大便溏薄，肢体倦怠，为脾气下夺；咳嗽胸闷，腰胯酸痛，前阴拘急，为肾气下夺；咳嗽胸闷，溺后余沥，为肺气下夺；躁烦升火，少腹重滞，为肝气下夺；脉弦而滑者，为体实病实；脉弦而软者，为体弱病虚。

调补清利为治疗法则

根据脏气下夺，湿热下注的病机，确立调补脏气，清利湿热的治则。调补脏气，重在脾肾，使固摄有权，升降有序，则下夺之脏气可复；清利湿热，使三焦气化有序，则水道通利，湿热可清。但在调补、清利之间，尚需按病情的虚实轻重，分先后缓急。甫发时，宜以清热、渗湿、疏气、凉血、止血为急务，稍顾其虚；向愈时，应以调补为主，稍佐清利。调补脏气，重在调补脾肾。补脾，偏于补阳，宗参苓白术散；补肾，需阴阳兼顾。偏于补阴，师大补阴丸；偏于补阳，仿小菟丝丸。脏气下夺，每由气虚而致气机阻滞，故益气时，尚需佐以疏气。益气可用党参、白术、黄芪、山药、玉竹等健脾益气之品。疏气可用陈皮、乌药、制香附、杏仁、枳壳、苏梗、佛手等辛香流动之品。疏理气机，气化通畅，即寓有升提的功能。此外，也可酌量少用升麻以升提脏气。古人有谓少用升气、多用升血之说。对于亏乏的体质，宜防升提太过，以免滋生变端。

清利湿热，既不可过于苦寒，以防败胃；又不可过于渗泄，以防伤阴。或用甘寒、淡渗之品，或于渗利之中佐入料豆衣、金石斛、大生地、天花粉等养阴生津之品。清利湿热而不顾及阴津，则湿热纵去，阴分徒伤；养阴生津而不清利湿热，则湿热不去，阴亦难复。是以清利湿热与养阴生津相辅相成，须权衡轻重用之。

经 验 用 方

一、清利湿热

甲方：粉萆薢 12g　川柏 5g　知母 6g　陈皮 5g　生苡仁 12g　半夏 10g 枸橘 6g　乌药 5g　川楝子 10g　淡竹叶 5g　飞滑石 12g　车前子包, 12g

本方清热利湿。用于气滞，少腹拘急，溺下浑浊，偏于湿重者。

乙方：川连 2g　知母 6g　川柏 5g　小蓟炭 5g　侧柏炭 5g　血余炭 12g 乌药 5g　枸橘 6g　川楝子 10g　车前子包, 12g　通草 3g　白茅根 30g 血珀粉饭搓为丸，分 2 次吞，1.5g

本方清热理气，渗湿止血。用于溺下有血淋沥不尽者。

丙方：鲜生地 15g　白茅根 30g　川柏 5g　知母 6g　粉萆薢 12g　飞 滑石 12g　牛膝 5g　车前子包, 12g　白灯心 1.5g　连翘心 10g

本方清郁热，分清浊。用于小溲热赤，溺时刺痛，蕴热于内者。

丁方：大生地 15g　龟甲 15g　川柏 5g　知母 6g　川石斛 12g　炙橘 白 5g　乌药 5g　制香附 5g　牛膝 5g　车前子包, 12g

本方益阴清热。用于小溲时混时清，体亏口干，湿热内阻，阴分 已伤者。

二、调补脏气

甲方：党参 6g　玉竹 10g　白术 10g　山药 15g　芡实 10g　石莲肉 10g 川楝子 10g　枸橘 6g　黑山栀 10g　通草 3g

本方健脾益气，理气固涩，佐以清利。用于湿热虽去未尽，偏于 脾虚气虚者。

乙方：大生地 15g　制首乌 15g　龟甲 15g　炙鳖甲 15g　芡实 10g 石莲肉 10g　乌药 5g　川楝子 10g　川石斛 12g　桑寄生 15g　车前子包, 12g

通草 3g

本方养阴凉血，理气固涩，佐以清利。用于湿热虽去未尽，偏于阴虚血热者。

丙方：人参另煎服, 3g　熟地 15g　龟甲 15g　煅牡蛎 30g　山药 15g　白术 10g　菟丝子 10g　沙苑子 10g　白芍 10g　升麻 3g　七味都气丸包煎, 12g

本方益气健脾，平补三阴，升提固涩。用于湿热清而脏气未复，偏于肾虚气虚者。

丁方：北沙参 10g　制首乌 15g　龟甲 15g　炙鳖甲 15g　山药 15g　菟丝子 10g　阿胶珠 6g　大生地 15g　川断 10g　桑寄生 15g　茯苓 12g　升麻 3g

本方补五脏之阴，升提脏气。用于湿热清而脏气未复，偏于阴虚者。

（林功铮　整理）

何汝湛

始用排泄，疏利淋巴通路
终施补托，促进生肌敛创

何汝湛（1920~1996），广州中医药大学教授

余治疗乳糜尿既运用传统的中医辨证，又注意吸收现代西医病理生理学的观点。具体分二步法：初期排泄郁积，疏通淋巴管；后期补托生肌，修复破裂的淋巴管。

毕某　女，40岁，工人。1986年12月30日初诊。

患者于1985年11月间无明显诱因出现晨尿白浊，查尿乙醚试验阳性，服灭滴灵治愈。1986年9月复发，晨尿和午睡后尿浊如牛乳，再度服灭滴灵未效。经淋巴系造影显示淋巴管阻塞。刻诊面色略苍白，下肢微肿，尿量1000余毫升，大便每日1次，尿常规检查示：蛋白（+++），红细胞（++），白细胞（+），上皮细胞（+），乙醚试验阳性。舌暗红、有齿印，苔白腻，脉沉。证属湿浊瘀阻，先以排浊为务。

射干15g　木防己15g　怀牛膝30g　桑寄生30g　狗脊20g　威灵仙10g
台乌药10g　瞿麦24g　猪苓24g　荔枝核24g　小茴香5g　车前子18g
泽泻18g

复诊（1987年1月4日）：服药4剂，尿浊如前，时有腰酸，尿常规检查示：蛋白（+++），红细胞（++），乙醚试验阳性。舌暗，苔

白齿印，脉弦。气虚湿阻，宜益气排浊。

黄芪 15g　党参 15g　射干 15g　车前子 15g　旱莲草 15g　白芍 15g　金樱子 15g　生牡蛎 30g　金钱草 30g　猪苓 24g　怀牛膝 24g　木防己 12g

三诊（1月9日）：尿浊减，尿液略呈青绿色，双下肢仍有轻度浮肿，时有腰酸，舌暗红，苔薄黄，脉沉细。益气排浊，兼以养肾。

桑寄生 30g　牡蛎 30g　益母草 30g　荠菜 30g　猪苓 24g　狗脊 18g　泽泻 18g　金樱子 18g　莲须 9g　黄芪 15g　白芍 15g

四诊（1月16日）：服药 18 剂，尿转清，是日尿常规检查示：蛋白（+），红细胞 0~2 个 /HP，白细胞 1~4 个 /HP，乙醚试验阳性。2 天来腹痛，大便泄泻，日 3~4 次，舌苔白，脉缓。应调理胃肠为主，兼以清泄尿路未尽之瘀积。

大腹皮 24g　木槿花 24g　猪苓 24g　香附 12g　枳壳 12g　秦皮 12g　车前子 12g　泽泻 15g　藿香 6g　橘皮 6g　益母草 30g　荠菜 30g

五诊（1月20日）：腹痛已愈，大便正常，食增，小便略浊，间有腰痛，舌暗红，尖边齿印，苔白，脉弦。予通补兼施。

猪苓 24g　泽泻 15g　射干 15g　黄芪 15g　党参 15g　金樱子 15g　佛手 12g　枳壳 12g　益母草 30g　荠菜 30g　生牡蛎 30g　莲须 9g

六诊（1月27日）：尿清，双足肿消，尿常规检查正常，乙醚试验阴性。惟觉腰酸，余无所苦。遂以益气固肾之剂调理 1 个月，并嘱服用黄芪煲生鱼佐膳。8 个月后随访，小便正常，面色红润。

张某　男，52 岁，干部。1986 年 9 月 17 日初诊。

患者于 1971 年寄生虫病普查中发现丝虫病，服海群生治愈。1980 年感冒中发现肉眼血尿伴小便白浊，并有尿道热痛，排尿不畅，某医院确诊为丝虫病、乳糜血尿，经 1 个月治疗好转出院。此后常于每年夏天乳糜尿复发，用前方法治疗未效，遂于 1983 年在某医院行腹股沟淋巴管吻合术，症状消失。1年后发病如初，屡治不愈。近年来病情加重，尿常规检查，蛋白（+++~++++），红细胞（++++）。以丝虫病、乳糜血尿收入本院治疗。治疗期间发现同时患有冠心病、心肌劳损，经用补中益气、固肾摄精及清热化湿中药配合三磷酸腺苷、辅酶A、肌苷等治疗95天，尿常规检查如前，出院后前来就诊。症见精神疲倦，时有心悸，腰酸耳鸣，听力下降，纳谷一般，大便正常，尿液浑浊，舌暗、苔微黄，脉虚。尿常规检查示蛋白（+++），红细胞（++++），白细胞（+），乙醚试验阳性。心电图示左心肌劳损。精血久耗，元气大伤，遂予益气利尿、固精摄血之剂。

黄芪24g　党参24g　藕节24g　益母草30g　荠菜30g　猪苓30g　莲须9g　泽泻18g　金樱子18g　佛手12g　枳壳12g　覆盆子15g　杜仲15g

复诊（9月26日）：7剂药后尿中浑浊物减少，余症如前。舌红，苔微黄浊，脉弦细。知补药滞邪，遂减补益之品，加重清利之药。

益母草30g　金钱草45g　牡蛎45g　怀牛膝24g　猪苓24g　黄芪24g　党参24g　车前子18g　泽泻18g　金樱子18g　覆盆子15g　莲须9g

三诊：服药7剂后尿转清，但觉心悸，舌暗红、苔黄，脉弦细。效不更方，照方加白术、台乌各12g，续服7剂。

四诊（10月24日）：经治月余，尿常规检查正常，乙醚试验阴性。惟觉时有心跳气促，腰重坠，舌红苔白厚，脉细滑。遂与生脉散合养阴固肾、益气健脾之剂调治月余，并嘱用黄芪生鱼汤佐膳。1年后随访，面色红润，体力增加，小便正常，病未复发。

毕某病程短，正虚不著，先用射干、瞿麦、猪苓、泽泻、牛膝、车前等排浊利尿，可以清除既往郁积之乳糜蛋白，疏通壅滞之淋巴通路。一俟尿液有转清之机，则宜通补兼施。益母草、荠菜能利小便，更兼活血祛瘀、养阴止血，可宣泄渗入尿路之淋巴液而无伤正之弊；

党参、黄芪补气生肌，以修复破裂的淋巴管，此与外科治疮疡久不收口之用黄芪补托生肌之意相同。直至尿常规检查正常之后，还需用补托生肌、健脾固肾之法调理以巩固疗效，尤其配合食疗，不失为简便廉之法。

林世炘

乳糜尿治疗六法

林世炘（1919~？），徐州市中医院主任医师

我对乳糜尿的治疗，经多年临床探索，归纳如下几个方法，随证施用，常可取得良好效果。

一、除满渗湿法

脾为湿困，或服凉药太过，伤及胃阳。证见胸腹痞满，四肢倦怠，小便白浊，尿行不畅或有阻塞。苔白腻，质胖边有齿印，脉缓或沉缓。治以温开渗利，选用厚朴茯苓汤：

厚朴姜汁炒，30g　茯苓 6g

水酒各 150ml 煎，取汁温服。

二、固下分清法

膀胱气化已伤，精气失固，累及血分，小便白浊或赤白相兼成块，阻塞不畅。脉多沉弦，舌多胖腻，或边尖有赤点。选用萆薢分清饮加减：

萆薢 20g　石菖蒲 10g　乌药 12g　甘草梢 6g　土茯苓 30g　赤小豆 18g
小蓟炭 12g　蒲黄炭 10g　青盐 0.5g

佐以渗利。

三、除秽化滞法

秽浊阻滞肠胃，脾为所困，精微不能循其常经，膀胱气化不畅，而致尿浊，当用宽肠降气化滞之法，方选济生丹：

荞麦炒焦为末，鸡子白和丸，梧子大，每服 50 丸，盐汤下。日 3 服。

四、活血逐瘀法

膀胱积热，伤及血分，腑气不畅，少腹胀满，小便浑浊，艰涩难下者宜此法。

桃仁 10g　大黄 6g　桂枝 6g　甘草 3g　丹参 6g　赤芍 10g　丹皮 10g 滑石 12g　琥珀研粉，另吞，3g　竹叶 6g　穿山甲 3g

五、通利淋浊法

秽浊阻滞下焦，积而化热，膀胱气化不畅，尿浊赤白，阻塞难通，少腹拒按，小便或热或黄，见证多实。实证可泻，用金黄通浊丹：

大黄 3g　海金沙 3g　雄黄 3g　煅石膏 3g

共为细末，装入 6 枚鸡蛋中煨熟，每日早晚各服鸡蛋 1 个，白菊花汤送。

六、升固督任法

赤白浊日久，气血大伤，阴损及阳，脾胃两亏，阳气衰败，相火已杀，虚证宜温补。方用：

家韭子炒，180g　鹿茸 60g　肉苁蓉酒浸，60g　怀牛膝 60g　熟地 60g 当归 60g　菟丝子 45g　巴戟肉 45g　杜仲 30g　石斛 30g　桂心 30g 干姜 30g

为末，酒糊丸，梧子大。每服 50 丸，食前盐汤或温酒送下。

从整体来说，尿浊，精微滑漏，在局部是秽浊阻滞。滑漏者当塞，宜收涩之法；阻滞者应通，宜渗利之剂。精微失而致亏损者须行温补；秽浊化热者当用清泄。在具体治疗措施上应区分扶正与祛邪、正治与反治、治标与治本等问题。前文所立各法，如除满渗湿法，病关脾胃，尚属湿阻气分，用厚朴茯苓汤，取厚朴"多用则破气，少用则通阳"的特点，佐以茯苓的淡渗，对脾胃寒湿者有效。固下分清法，用萆薢分清饮加减，以萆薢为主药直趋膀胱，温运下焦气化，兼能涩精秘气，佐以渗湿利尿止血之药。一合一开，是为益脏通腑之法。除秽化滞之法，则取长于降气宽肠，消磨积滞之荞麦为主，用鸡子白为丸的济生丹，凉润解毒，丸药缓治，属此症者颇多，疗效也较理想。活血逐瘀法为塞因通用，使瘀通症减，乃急则治标之法。果系膀胱热毒之下焦实热证，通利淋浊法，即是以大黄为主药，辅以海金沙共起推陈致新作用。雄黄解毒，反佐以煅石膏之收。至于尿浊日久，气血俱伤，水火不交，阴精变为腐浊，伤及督任，方采家韭子丸以升奇阳，固精关，使督任有权，守法缓服取效。

韩臣子

健运中州每为主，芪硝并用石可消

韩臣子（1930~　），北京市房山区中医院主任医师

韩老认为脾胃功能失调是石淋形成的最基本病机。脾胃功能失调一则影响饮食的消化吸收，致中焦郁滞，久则蕴生湿热，传于下焦；二则影响人体气化功能，枢纽之能不用，不能使"清阳出上窍，浊阴出下窍"（《素问·阴阳应象大论》），废浊之物不能排出而沉积凝聚，加之内生湿热之煎熬，结石以生。由此可见调理中焦脾胃功能并使其健运乃是正本清源之法，所制的调中消石汤就是基于此理，而"保胃气"就是调理脾胃功能的主要内容之一。

石淋大多病程较长，结石很难在几天内排净，而需连续服药。张景岳说："药以治病，因毒为能，所谓毒气，气味之有偏也"，淡渗利尿、苦寒辛香、甘腻滋阴久服皆可耗伤阴液，损伤胃气。若不时刻顾其胃气，必然邪未去而正已伤，事倍而功半。

治疗结石就应使脾胃健运，气血旺盛，正气充足而有利于结石的排出。本文病例统计结果就是证明。

韩老提出八字诀，即第一选药，多选用性味平和，不易伤胃之品。第二配伍，可减低毒性，增加疗效，顾护正气；如黄芪与芒硝同用，升清降浊，补而不滞。第三健脾，胃以降为顺，脾为其行津液，脾健运有助于胃受纳，脾升有助于胃降，如其用白术就源于此理。第

四辨证，病有不同，体有壮弱，岁有老幼，地域有别，不能不分，要从选药用量方面悉心辨证而用。

自拟调中消石汤为基本方，方药组成如下：

生黄芪 10~40g　芒硝后下，3~15g　石韦 10~30g　元胡 6~12g　鸡内金 6~15g　沉香后下，3~8g　白术 6~20g　枳壳 6~20g　生草 6g

证属湿热者常加黄柏、萹蓄、车前子；气滞血瘀者常加香附、丹参、莪术；脾肾气虚者加山药、狗脊、胡桃仁；肾阴亏虚者加龟甲、知母、女贞子。每日服 1 剂，水煎分 3 次，20 天为一疗程。

对照组 100 例以八正散为基本方（组方略），分型辨证部分及其他均同治疗组。

接受以上治疗者一律停用其他任何疗法。

本文 533 例石淋病患者均为我院 1981 年 3 月至 1993 年 12 月间门诊患者，全部符合 1994 年 6 月 28 日国家中医药管理局发布的《中医病证诊断疗效标准》中的诊断标准。其中男性 356 例，女性 177 例；肾结石 345 例，输尿管结石 132 例，肾、输尿管均有结石者 56 例；单发 146 例，多发 387 例；病程最长 35 年；曾在其他医院手术取石者 21 例，行体外震波碎石治疗者 127 例，接受各种药物治疗者 333 例，结石复发来诊者 36 例。533 例按就诊次序随机分为治疗组 433 例和对照组 100 例，两组性别、年龄、病程、病情分布情况基本均衡，并经统计学处理无显著性差异，具有可比性。

1. 疗效标准

按国家中医药管理局 1994 年 6 月 28 日发布的《中医病证诊断疗效标准》统计，分 3 级。即治愈：砂石排出，症状消失，X 线摄片结石阴影消失。好转：症状改善，X 线摄片结石缩小或部位下移。未愈：症状及 X 线检查结石无变化。

2. 近期疗效

第3疗程结束时统计。治疗组治愈312例，好转112例，无效9例，总有效率98%。对照组：治愈44例，好转26例，无效30例，总有效率70%。经统计学处理，治疗组和对照组的治疗结果具有显著性差异（$P<0.01$）。

3. 远期疗效

对两组痊愈患者进行3年以上的追访统计，治疗组158例，复发者2例，复发率1.3%，对照组32例，复发3例，复发率9.4%。由此可见，两组远期疗效治疗组显著优于对照组（$P<0.01$）。

4. 不良反应

治疗组433例服药之初36例出现较轻微的恶心、腹泻、乏力，调整用药后均消失。对照组服药1~2周后32例出现恶心、腰酸、乏力、食纳减少、精神不振。表明两组不良反应治疗组明显少于对照组（$P<0.01$）。

刘某 男性，53岁，干部，1989年3月12日初诊。5年前因左侧肾及输尿管结石，在市内某医院手术取石，左输尿管取出长约1.2cm结石，肾内有0.4cm结石未取，之后亦未排出。1个月前因血尿、腰痛在附近医院检查，左肾结石已增至1.2cm，右侧肾积水，B超为1.5cm的液性暗区，右肾集合系统有多块结石，最大0.6cm，经中西药物治疗排出一块0.6cm结石，之后未再排石，B超复查结石光团变化不明显，服药后每日泻下3~4次，自觉周身乏力，食量减少。来诊时见面色虚浮少泽，言语无力，行走缓慢，自觉四肢倦怠，腰膝酸软，且近来阳事不举，精神不振。舌上无苔，质嫩红，脉沉细而数。韩老辨为砂石阻滞肾系，久病伤正，脾肾俱虚，气阴两伤。立法调中消石，脾肾双补。

生黄芪 25g　白术 10g　山药 20g　鸡内金 15g　丹参 15g　沉香后下，6g

枳壳 10g　芒硝后下，3g　生草 6g　女贞子 10g　枸杞子 10g　知母 6g

　　日服 1 剂。7 剂后患者精神转佳，食欲增加，乏力减轻，大便日 1 行。在上方基础上随证化裁共 7 诊服药 60 剂，先后排出 7 枚结石，最大约 1.0cm，排石时有剧烈腰酸疼痛，结石排出后疼痛消失，X 线及 B 超检查结石、积水消失，舌上亦见薄白苔，脉象较为和缓，自觉如常人。嘱其正常上班继续服调中消石汤月余，2 日服 1 剂以调理中焦，预防结石再长。随访至今未见结石复发。

（隗合坤　整理）

陈西源

先扬后抑治结石

陈西源（1912~1988），北京名医

石淋，多由水湿内蕴，酿成湿热，进而煎熬津液聚而成石。究其湿热之成因，多由中州斡旋不利，清阳不升，浊阴不降，致使水液输布失常，停而为湿。即所谓"气行而水散，气滞而水停"。故于临证中除以清热利湿之法治之以外，当兼以扶助、提升中气，对于气虚患者，尤当留意。中气足则斡旋之力强，水液得以输布，则石不复生。此清升浊降之理也。故在治疗结石时，宜重视提升中气，清升则浊降，要先扬而后抑。临证余治结石在肾者，多以八正散为主方化裁。方用：车前子、滑石、通草、冬葵子、鱼脑石、川牛膝、茯苓、泽泻、海浮石、竹叶、木通。

方中车前子、滑石、竹叶、木通、通草清热而利尿；茯苓、泽泻利湿而健脾；川牛膝助肾，止腰疼而引药下行；鱼脑石清热利湿而化石；海浮石清热利尿而可化石通淋。其中冬葵子一味，更有说焉，时珍谓："此药滋气脉，通营卫，行津液""久服坚骨长肌肉，轻身延年"，更可治血淋。方中用此，取其滋气脉，行津液，利尿通淋。

加减法：中气不足者，加黄芪、白术，以补中益气，气充则水运；口渴者加黄芩，清上焦热而燥湿；大便干燥者，加当归、苁蓉。

若结石在膀胱者，宜以五苓散加减。方用茯苓、泽泻、白术、甘草梢、桂枝、水葱、车前子、鱼脑石、桔梗。

此法取仲景太阳膀胱蓄水之治法也。湿热结于膀胱，当以清热利湿为主。五苓散专以利湿，利膀胱之水结。其中，易甘草为草梢，加车前子以增其利尿通淋之效。重用鱼脑石，取其化石之用；水葱是助气化而利尿之妙品。方中用桔梗，乃画龙点睛之妙药，桔梗为升提肺脾之气之要药，用于此，则可使清气得升，而浊气得降，取其欲抑先扬之理。临证每用此药而疗效大增，故知此药在治结石中作用之大。其与五苓散配合，一为洁净府，一为开鬼门，上焦得通，中焦得行，下焦得利，辅以化石之品，则石可下矣。中气虚者，宜配合服用补中益气丸，调其升降，效果尤佳。

按：陈西源先生在北京医院、协和医院工作期间，在 1954~1957 几年中，用此法治愈各种泌尿系结石 70 余例，于此可见陈先生临证之一斑。

（袁立人　整理）

叶朗清

欲降先升调气机，补肾分利治结石

叶朗清（1917~？），上海市第一人民医院主任医师，上海名老中医

古人有"升清可以降浊""欲降必先升之"之说。湿热之邪久蕴，煎熬津液酿成结石，易阻碍气机的升降。故治疗泌尿系结石，每用升清降浊法而收佳效。方中以升麻升清，以萆薢、木通、石韦、萹蓄、冬葵子、车前子等降浊。因单纯用清热利湿药通下结石，效果往往不够理想，故以升麻、柴胡之升清，类似提壶揭盖之法，冀升麻等物之升，以调动结石的位置，使之易于排出。是法屡屡用于临床，疗效较为满意。

戴某 男，55岁。1983年4月15日初诊。

患者于10年前曾发生右肾绞痛，先后排出结石14颗。今年3月又发生右肾绞痛，X线拍片诊为双肾结石、右输尿管末端多发性结石、右肾及右输尿管积水。入院前3天，突然出现排尿困难，行尿道膀胱碎石术后，排尿通畅。4月12日复查X线腹片，诊为双肾结石，伴左侧输尿管下端多发性结石。遂用中药治疗。症见口干欲饮，舌红苔少，脉弦细。湿热下注，膀胱气化不利，煎熬尿液，酿结成石。治拟清利下焦湿热，稍佐升清之品，处方：

炒生地 12g　川草薢 15g　石韦 15g　冬葵子 15g　金钱草 30g　海金沙包, 15g　潼蒺藜 9g　巴戟肉 9g　京三棱 9g　金铃子 15g　炙升

麻 3~9g　生大黄 6~9g　生甘草 15g　车前子包, 15g　淡竹叶 9g

随证加减，服至第 10 天，小便排出结石多颗，其中一颗为 0.8cm×0.5cm，其余大小不一。于 4 月 29 日再次摄 X 线腹部平片复查，左输尿管下端结石已全部排出，左肾结石阴影较前缩小变淡，再以原方带药出院。

本例患者，肾与输尿管均有结石，乃湿热久蕴，煎熬津液所致，此外，患者年逾五旬，肾气渐亏。故治疗上，根据中医辨证，予以补肾分利。补肾以助气化，分利以清湿热，同时加用升麻以升清，升降同用，遂获良效。

袁鹤侪

治结石要在调气和荣

袁鹤侪（1879~1958），北京名医

尿路结石，多因湿郁热生，煎熬津液所致。而热之生乃因于湿，湿之成乃水不运，水不运乃气不化。气行则水散，气滞则水停。故助气化，疏三焦乃利湿化水之关键，湿得化而热自消，则结石不复成。用于其施治，或散于上以宣肺，或调于中以开郁，或通于下以畅达，调气之法在所必用。结石一症，多有疼痛，皆因湿热阻络，结石壅塞所致。气不通则筋不温，血不荣则筋不润，筋脉失养，故挛急而痛。治以辛甘化阳以调气，酸甘化阴以和荣。筋脉得养，疼痛自除。疼痛止，气道通则石便可下。此即调气和荣以治结石之理。

治结石在膀胱，用温通止痛法。以五苓散为主方，易甘草为甘草梢，以增其通淋止痛之效；加车前以利尿，佐水葱以通阳化水，此为助下焦化水之设。加桔梗一味，意在宣肺气而升清，通水道而调气，即所谓"提壶揭盖"。诸药相合，上焦通，中焦行，下焦利，三焦得畅则石可渐下。若中气虚者，可少佐益气升清之品，效果尤佳。

治肾结石致肾绞痛者，用开郁清肺法，以莪术开郁结而通气；厚朴、乌药分理中、下二焦而行气；赤芍凉血敛阴以和荣；茯苓利湿行水而益气；川贝清宣肺气而开郁，以启水之上源。方中莪术虽为破气行血之味，然用量轻清，与川贝皆不过3g，仅取其开郁而不用其破气也。曾有一中年妇女，忽腰痛如折，痛楚难忍，诊断为肾结石，患者惧怕手术而延请施治。诊其脉左关弦大而滑，此肝气郁结过甚之象，予开郁利气清肺之法。投以莪术、乌药、赤芍、川贝、厚朴、云苓等药，至半夜，痛大减，继服2剂，静养六七日后，石下而愈。遂以调肝法善其后。

（袁立人　整理）

吴佩衡

扶阳温化治石淋

吴佩衡（1888~1971），临床大家，云南中医药大学原校长

黄某　男，44 岁，湖北人，昆明海口某厂军事代表。

患者以腰痛数年而住入昆明军区某医院治疗，经 X 线摄片检查，发现右肾肾盂有 10 粒结石影象，小自花椒，大至蚕豆，诊断为"肾结石"，因身体虚弱不能耐受外科手术，遂于 1958 年 11 月出院延余诊治。言及患腰痛已久，时有所发，痛如绞作，延及腰腹，下引宗筋，痛甚则神怯而畏寒肢冷。小腹胀痛，小便短涩。饮食欠佳，精神缺乏。舌苔白滑而厚腻，脉沉迟无力。此因肾脏寒极，寒湿不化，内结成石，以温肾扶阳温化之法主之，投以四逆汤加味。

附片 60g　杜仲 10g　桂枝 30g　干姜 40g　茯苓 30g　上肉桂研末，泡水兑入，10g　北细辛 6g　甘草 6g

服药 11 剂后，相继经尿道排出结石 4 粒，其中曾有 1 粒较大者，排出时嵌于尿道口，尿线中断，其痛非常，经该厂医生用镊子夹出，宛如细包谷粒大小，致使尿道口略为出血。经 X 线复查，尚余下 6 粒结石，但影象均较前为小，原大如蚕豆者已不复见。此乃温化之剂所致也。惟因肾寒日久，腰尚冷痛，结石未全化解排尽，其法不变，继以扶阳温化主之。

附片 100g　干姜 50g　狗脊 10g　北细辛 6g　苡仁 30g　桂枝 30g

上肉桂研末，泡水兑入，10g　甘草 10g

　　因服药有效，信心不移，连服不断则病情大减，食增神健，体质大为好转。于 1959 年 1 月开始恢复工作，前后相继数 10 余剂，腰痛已不复作。于 1959 年 3 月前来复诊，带来 X 线复查照片，10 粒结石已消去 9 粒，仅剩下 1 粒，影象亦较前缩小。再以上方加减，不离强心温肾，调补气血之原则。数月后，最后 1 粒结石亦随尿排出，自此恢复健康，照常工作。

（《吴佩衡医案》）

周凤梧

祛邪习用三金，补虚首重胡桃

周凤梧（1912~1997），山东中医药大学教授

三金胡桃汤

金钱草 30~60g　海金沙 12g　炙鸡内金分 2 次冲服，6g　生地 15g　玄
参 12g　天门冬 10g　石韦 12g　萹蓄 10g　瞿麦 12g　怀牛膝 10g　车前
草 12g　滑石 12g　木通 4.5g　生甘草 4.5g　胡桃仁烤熟，分 2 次嚼服，4 枚

加水 600ml，文火煎沸后 30 分钟得 400ml，二煎再加水 500ml，
煎法如前，余 300ml，两煎药汁合兑，早晚各温服 1 次。

加减法：若大量尿血，可在小蓟炭、藕节炭、血余炭、白茅根、
仙鹤草等药中选加一二味；腰痛甚者去木通，加续断；大便秘结者加
硝、黄；热甚伤阴口渴者去木通、瞿麦，加麦冬、花粉；小便中脓细
胞多者加银花；气虚者去木通，加参、芪。

内金胡桃膏

胡桃仁蒸或烤，500g　炙鸡内金 150g　蜂蜜 500g

将鸡内金研细粉，胡桃仁轧细，合炼蜜搅匀为膏，瓶贮备用。每
次 1 茶匙，日服 3 次，服后多饮温开水。

上述两方可单服或交替服用。

钱某　女，39 岁。曾有腰部绞痛史（1970 年 5 月），经 X 线摄片
检查，发现右侧输尿管下段有两枚 0.4cm×0.7cm，左侧输尿管下段有

1枚0.6cm×0.9cm结石阴影，虽经治疗，反复发作，故于同年10月20日前来诊治。即投"三金胡桃汤"及"内金胡桃膏"两方，嘱同时服用。

但因汤剂药味未能配齐，即先服膏剂。药后疼痛趋缓，于10月30日起兼服汤剂，连进4剂后，于11月3日晚随尿排出黄豆大小、棱角参差的灰白色结石1枚。继服膏剂，缓以图之。

1974年1月26日，肾区绞痛又发，复发时两方同时并进，计服药10剂，于2月10日晚睡前又排出花生米大小的灰黑色结石1枚，症状随之缓解。2月14日在四川省某医院X线摄片复查，见右侧输尿管结石尚未消失，继投"三金胡桃汤"5剂，药后结石已排出，遂停药。及至1977年8月22日，两肾区及小腹部突发绞痛，即送往医院急诊，经静脉滴注四环素等处理后，症情缓解，但肾区仍持续疼痛。两天后出院。

8月26日起配服"内金胡桃膏"，9月7日并服"三金胡桃汤"，每日1剂，于9月11日晚睡前又排出黄豆大结石1枚。9月15日查尿常规：脓细胞（﹣），红细胞（﹣）；9月26日X线摄片检查，右肾及双侧输尿管无异常发现。随访至今未见复发。

岳美中

治有虚实之殊，药因病症而异

岳美中（1900~1984），著名中医学家

泌尿系结石是临床常见病症，多属中医学"石淋"范畴，辨证论治每多良效。然临证之中，除应掌握病理机制、辨证论治的一般理论外，尚应对专方专药乃至变法治疗有所了解。

实则清利，虚则补肾

泌尿系结石属中医"石淋"范畴，临床辨证有虚实之殊。实证多为湿热蕴结，或见气滞血瘀，治宜苦寒清利，行气化瘀；虚证多责之于肾，阴虚、阳虚，抑或阴阳两虚，法当补益。它如虚实夹杂并见，治宜兼顾。一般常见有以下几种证型：

1. 湿热蕴结

因湿热下注，煎熬尿液成石，此型临床最为常见。发病较为突然，腰腹绞痛，伴见血尿，尿频、尿急，或有发热，甚或头胀胸闷，恶心呕吐，脉弦数或滑数，舌苔黄腻。治疗法则，以淡渗利湿、苦寒清热为主。方选《太平惠民和剂局方》八正散、石韦散。

2. 气滞血瘀

气滞可导致血瘀，血瘀也可导致气滞，二者互为因果。症状常

见腰痛腹胀（气滞）或刺痛（血瘀），有时小腹绞痛，小便滴沥，甚至艰涩难解，或见血尿、脓尿，舌质黯红或有瘀斑，苔黄，脉弦紧缓涩。多见于结石症病程过久，气血不畅，梗阻尿路，水液潴留的肾盂积水。治疗原则，行气化瘀，排石通淋。方选：《太平惠民和剂局方》木香流气饮、《医林改错》血府逐瘀汤。

3. 肾阴虚

主要症状有五心烦热，面部升火，口舌干燥而不多饮，头晕目眩，耳鸣，形色憔悴，盗汗，失眠，或午后潮热，尿赤，大便干，遗精。脉细数，舌红少苔，或裂或剥。患阴虚结石者，比较少见，多因体质阴虚或过服利湿之剂有伤阴分所致。治疗法则，宜取清养滋补，但应注意清而不凉，滋而不腻，时时照顾脾胃，如是方能做到长期进药。方选：钱乙六味地黄丸、加味地黄丸（六味地黄丸加旱莲草60g，女贞子60g）

4. 肾阳虚

主要症状有畏寒冬季更甚，腰酸腿软，面色㿠白，大便溏，小便清长，气短，自汗，偶见皮肤浮肿，脉沉迟，舌胖而润，或有齿痕。这种类型也比较少见，多因体质素禀阳虚，或过服清热之剂有伤阳分所致。治疗法则以强肾补虚、温阳化湿为主。药应远柔用刚，方选：《济生方》肾气丸，或六味地黄丸加小茴香60g、巴戟天60g。

5. 阴阳两虚

或阴损及阳，或阳损及阴，致成阴阳两虚之证。在治疗上，应根据阴虚、阳虚程度偏颇之不同，权衡药之动静。王旭高对左右归曾有精辟的方论，说"左归是育阴以涵阳，不是壮水以制火；右归是扶阳以配阴，不是益火以消水。与古方知柏八味，附桂八味，盖有间矣。

别壮水益火，所用相同，而缩照阴阳，尤为熨贴"。

总的治疗原则，在于根据患者的具体情况，辨证施治。若形体壮实，以祛除结石为主；若形体虚衰，则需于治疗结石的专长药方外，辅以扶正药物，攻补兼施；若病情复杂，更需细辨，才能合乎病机，不致贻误。

另外，还可按结石部位所在为治，如肾内结石，以补肾为主；输尿管结石，以下行加分利为主。

病症兼顾，药有精专

1. 渗湿利尿药

泽泻、赤苓、车前子、猪苓、金钱草、石韦、瞿麦、萹蓄、海金沙、猫须草、木通（此味有影响肾功能的副作用，有肾虚者勿用）。

2. 通淋滑窍药

冬葵子、榆白皮、滑石。

3. 降下排石药

牛膝、王不留行、砂仁。

4. 溶解结石药

鳖甲、牛角粉（每日 9g，适量黄酒送下，多食醋）、胡桃仁（每日 120g，分 2 次嚼服）、乌梅等均有酸化尿液作用，对磷酸镁铵结石有溶解作用；青陈皮有碱化尿液作用，广东（或江苏）金钱草每日 30g，泡茶频服，大麦秆每日 30g，煎服，均多裨益。

5. 防止结石复发药

柳树叶、大麦秆、玉米须（根、叶）、金钱草等，都有利尿作用，于结石治愈后，可选 1~2 种，每日煎水代茶饮用。

6. 化解较大及异型结石药

双肾鹿角状结石或输尿管较大结石，有不同程度的梗阻者，加王不留行、川牛膝等药，酌加能改善肾功能之方药，严密观察。

7. 调气理滞药

青皮、陈皮、枳实、厚朴、香附、乌药、玄胡索、郁金、琥珀、姜黄、佩兰叶、佛手柑、沉香、降香、木香。

8. 活血化瘀药

归尾、赤芍、川芎、桃仁、红花、血竭、苏木、乳香、没药、三棱、莪术、泽兰叶、瓦楞子、王不留行、穿山甲、五灵脂、生蒲黄。

9. 涤痰泄浊药

半夏、橘红、茯苓、白前、旋覆花、白芥子、薤白、晚蚕沙。

10. 消食除积药

莱菔子、焦山楂、焦神曲、焦麦芽、炒谷芽、草果仁（消瓜果积）、砂仁、鸡内金、枳椇子（消酒湿）。

11. 补气健脾药

黄芪、党参、白术、炙甘草。

12. 凉血止血药

生地黄、牡丹皮、白薇、旱莲草、紫草、玄参、茅根、大小蓟、侧柏叶、茜草根、藕节。

13. 回阳祛寒药

附子、干姜、肉桂、蜀椒、小茴香、益智仁、巴戟肉、细辛、杜仲、续断、仙茅、仙灵脾、胡桃肉、沙苑子、菟丝子。

14. 解除痉挛药

地龙、蜈蚣、甘松、槟榔。

15. 控制感染药

紫花地丁、金线重楼、鱼腥草、连翘、蒲公英、败酱草、苦参、黄芩、黄柏。

马 骥

芒硝硼砂治浊淋，化石汤散清石砂

马骥（1913~1991），黑龙江中医药大学教授

马氏治疗砂石淋习用自制"化石汤"和"化石散"二方，或单用或并用。收效迅捷。

化石汤方

生地 25g　四川大金钱草 50g　冬葵子 25g　胡桃肉 50g　石韦 15g　滑石包煎, 25g　瞿麦 20g　炒车前子包煎, 25g　川牛膝 25g　生甘草 10g　净芒硝 20g（另包，分 3 次服，若发腹泻可适当减量）

水煎，日 1 剂，分 3 次温服。

化石散方

琥珀 30g　芒硝 100g　硼砂 20g　海金沙 100g

将上药研成极细末，每日服 5g，日 3 次。

马氏治疗砂石淋，善用芒硝。芒硝咸、苦、寒，具有软坚消石之功。《神农本草经》谓能"除寒热邪气，逐六腑积聚、结固留癖，能化七十二种石"。《名医别录》称可"通经脉，利大小便及月水，破五淋，推陈致新"。故上述两方都用芒硝以软坚化石，逐邪于下，配伍海金沙、冬葵子、石韦、滑石、瞿麦等通淋排石之药，则效果更佳。芒硝初服缓泻，余无不良反应，是治疗结石症的灵验之药。此外，"化石散"中硼砂一味，其性凉，味甘、咸，对黏膜有收敛保护和抑制某些

细菌生长的作用，口服后可使尿液碱化，有利于化解结石和防止继发尿路感染。

临床应用，症状较轻者只服化石散或化石汤之一种即可。若症情较重者，二方可以同时服用，分次交替频服效果较为显著，无任何副作用。

陈某 男，45岁。

体素健。近日腰部时发绞痛，发则痛不可忍，身躯难以俯仰。赴该厂医院诊治，经摄X线片，诊断为"尿路结石"。其形状稍大于小手指，紧嵌于右侧输尿管之中段。因其发作时剧痛难忍，厂医劝其作外科手术，该患者因胆怯而婉言拒绝。嗣后其同仁介绍，前来求治。诊毕，即予上述二方，并于汤剂中增入延胡索（捣）20g，加强止痛作用。嘱煎成后每日4次食远温服之。散剂则与汤剂交叉服用。

服药2日，腰、腹绞痛已止，身躯俯仰动作如常人。仍以上方继服，其症未见发作。3周后复拍片查之则结石已消尽无迹矣。再将息周余，恢复工作，至今10年未发。

刘某 男，50岁。

平时屡发腰痛，以为操劳所致，并未介意，忽一夜熟睡中，卒发腰部剧烈绞痛，掣及少腹，放射至外阴并股之内侧，其痛时发时歇。发前，先感脊背恶寒，气逆呕恶，尿量减少，或癃闭。继则病作，腰痛如折，周身冷汗，气息促急，嚎叫不休。经厂医院化验室检查，为肉眼血尿，X线摄片证实左肾盂下端与同侧输尿管中段各嵌有大于黄豆粒之结石1枚。曾邀某医院外科医师会诊，认为必须手术方可根治。因患者及其家属均惧怕手术，要求暂予保守治疗。不得已乃投吗啡、盐酸哌替啶以维持现状。后应邀前往诊治，察症毕，仍书前二方，惟用量有增，服法如前。

及至第3日，腰、腹痛复发后尿中混有灰白色砂粒，其大如绿豆者 3 枚，此后痛之发作已不甚颇繁。再拍片察之，其左侧输尿管结石已消失，肾盂下端结石依然如故。既获初效，病者坚信中药之奇验，乃昼夜坚持服之，痛未复发，尿中常混有细小砂粒，其大如火柴头。20 余日后，尿液澄澈无沉渣。X 线片证实，左肾盂结石已消失。

以上 2 例均为突发之泌尿系结石症，故以排石、化石为先，惟求捷效。临证常嘱病者每日服化石汤 4 次，并合化石散交叉使用。甚或昼夜频服，以集中药力，速逐实邪于下。但对久治不愈者或继发性泌尿系结石患者，则当攻补兼施，于汤剂之中配伍扶正之品，亦每获卓效。

周鸣岐

虚补实攻砂石淋，削磨消溶化石方

周鸣岐（1917~1992），大连市第三人民医院主任医师

临床治疗砂石淋现多宗通淋排石及化石通淋两法，然因砂石过大或其他原因致排石无效者屡见不鲜。在多年的临证中，尤潜心化石法之研究，并自拟化石散一方以论治之。

化石散

消石 30g　鸡内金 20g　滑石 25g　生甘草 5g

共研细末，每服 3~5g，日 3 次空腹服之。

化石散中之主药消石，又称硝石、火硝，系矿物硝石经加工炼制而成的结晶，《中国医学大辞典》言其："柔五金，化七十二种石。"《医学衷中参西录》言其："消胆中结石，膀胱中结石。"消石之性温散宣行，升水中之火，最善驱逐阴浊结滞，推陈致新而无微不至，可治阴水五淋，而尤治石淋为其长，为柔金化石、攻坚散积之神品，故《石药尔雅》称之为"化金石"。今医多畏之而不用，实为可惜。本品性善化诸石而不伤正，且化石消溶之力颇强，实为方中必不可少之药。

鸡内金甘平微寒，功能消积滞，健脾胃，为消化瘀积之要药，《医学衷中参西录》言："无论脏腑何处有积，鸡内金皆能消之。"鸡内金极具磨坚结、消积滞之能，用之以攻散消溶结石实为妙药，量微可渐消缓散，剂著则攻散削磨，结石焉能不消？因其本为健脾胃之良药，

从无伤正之弊，且脾胃健壮，益能运化药力以消积滞，辅助消石，则攻散消溶结石之力尤强。

滑石甘淡寒，"体滑主利窍，味淡主渗热，能荡涤六腑而无克伐之弊"（《药品化义》)，可治前阴窍涩不利，驱除下焦湿热蕴积。

生甘草甘平微凉，可清热和中，调和诸药。砂石淋每因湿热蕴结而生，临床症状每兼膀胱湿热之象，滑石、甘草为六一散，为畅利三焦、利湿清热之妙剂。刘河间云其可治"癃闭淋痛，利小便，偏主石淋"（《素问宣明论方》)。二药共为方中佐使，既能祛除湿热，滑利阴窍，又能防止湿热蕴积，结石复生。诸药合用，相辅相成，共收磨坚削积，消溶化石，清热渗湿之功。

应用之时，若结石滞痼难化，可加鱼脑石、琥珀；血淋涩痛，可加郁金、三七粉；湿热壅盛，可加盐黄柏、瞿麦、地肤子；砂石量多，排出不利，可加石韦、冬葵子、金钱草、海金沙；久病正伤，下元虚惫，可加熟地、杜仲、川断、牛膝、生黄芪等。

泌尿系结石的形成，既有脏器亏损，肾气虚弱，阴阳失调等正虚因素，又有阴浊阻滞，湿热蕴积，凝结成石等邪实因素。辨证论治，才能取得更佳疗效。临床应根据患者的标本虚实，先投补肾益气化石，或清热通淋排石之剂，而后再更有针对性地应用化石散，以一举奏功。辨证论之，肾虚下元亏甚者，补肾益气即为排石化石；湿热蕴结成石者，清热渗湿即为排石化石。法虽异而理同，可谓殊途同归。又因肾与膀胱结石形成非一时一日，故治疗之时，只要不是病情危急者，亦不可急功近利，恐欲速不达，反生他疾。尤其是化石溶石之法，多以渐消缓散为上。化石散即针对砂石淋多虚实互见、寒湿错杂之病机，在整体辨治过程中，清中有温，通中有补，化石溶石之中寓通淋排石之能，故收较佳疗效。

张某 男，37 岁，职员。

曾患慢性肾炎治愈，3个月前患肾结石住院，治疗未见好转。初诊症见：腰痛阵作，痛引少腹及股阴部，面色苍白，额出冷汗，排尿淋沥涩痛，尿色黄赤浑浊，尿中含有少量细砂样沉渣，舌质黯红苔薄白微黄，脉弦细而涩。证属肾阴亏虚，膀胱气化不利，湿热蕴结，煎熬尿液，久而结聚成石，发为石淋。治宜滋阴清热，通淋排石。

熟地 30g　女贞子 20g　牛膝 15g　金钱草 30g　海金沙 15g　郁金 10g　石韦 15g　冬葵子 10g　车前子 10g　生甘草 5g

服4剂后，小便痛减，但依然浑浊，加用滑石 20g（冲服），琥珀 5g（研末服）。继服6剂，诸症减轻，但排尿仍觉淋沥艰难，腹部阵痛，遂加投化石散，每次 3.5g 用汤剂冲服，日2次。经用此方，疗效立显，患者排尿通利，疼痛大减，2日后开始排石，第一次尿中排出小米粒大金黄色坚硬石块1块，第二次3块，第三次2块。继服此方，先后排出大小不等之砂石 20 余块，但质地变软，最后只有白色粉样沉渣。继服六味地黄丸，滋阴益肾，扶正固本以善后，症状全部消失而出院。追访2年，石淋未发。

李某　男，36岁，职员。

患者于半月前发现尿色异常，呈茶褐色、淡红色不等，4天后突然右腹部阵痛，发作无常，逐渐加重，经某医院 X 线摄片显示，右侧 3~4 腰椎间水平位有 0.8cm×0.5cm 大之结石阴影，诊断为右侧肾盂结石。经注射盐酸哌替啶、阿托品，口服呋喃坦啶等西药，右腹剧痛仍发作，遂请诊治。初诊症见：右侧腰部阵发性剧烈绞痛，向小腹放射，排尿淋沥涩痛，伴有血尿，面色苍白，额头冷汗，大便秘结，舌质红苔黄，脉弦数。证属湿热之邪蕴结于下焦，煎熬尿液，凝结成石，阻滞尿路，不通则痛。治宜清热利湿，通淋排石。方药：

金钱草 30g　瞿麦 15g　萹蓄 15g　石韦 20g　海金沙 15g　鸡内金研末服，15g　大黄 10g　郁金 10g　车前子 10g　木通 10g

服药 6 剂，腰腹疼痛减轻，大便已畅，但排尿仍觉涩痛，尿红浑浊，前方加牛膝 15g，滑石 15g，川断 10g，地肤子 15g，继服 6 剂。三诊诸症减轻，但排尿仍觉淋沥涩痛，即投化石散服之，每服 5g，日 3 次，10 日后结石得化，诸症消除，X 线摄片结石阴影消失，1 周后又摄 X 线片复查，亦未见结石。追访 5 年，迄今康健。

（周惠君　杨容青　整理）

颜德馨

石淋本于阳虚，温肾必用附子

颜德馨（1920~2017），同济大学附属
第十人民医院主任医师，国医大师

尿路结石一证，通常以清利通淋为法，采用金钱草、海金沙、石韦、琥珀等品，促使结石从尿道排出体外。临床用之，对结石初起，湿热壅盛，体强证实者颇有疗效，但对结石日久，体弱正虚者则多无效果。我在实践中发现这一部分无效病例多属本虚标实之证，久服苦寒，肾阳受遏，肾虚气化失利为其本，湿热蕴结下焦为其标，若拘泥清利通淋法，不但结石难以攻下，且久服攻利，反有耗气损阳之弊。

人体水液的生成、输布和排泄，关键赖于肾的温煦和气化作用。肾阳旺盛，气化正常，肾之开合蒸化有司，将浊中之清者上升于肺输布全身，浊中之浊者下注膀胱排出体外，则湿热无以蕴结，结石无法形成。若肾阳衰弱，气化乏力，肾失开合蒸化之权，清浊泌别失司，尿液不能下注而沉积为石。因此，尿路结石的形成，根本在于肾气虚惫，治疗不可单纯用清利通淋之品，必须施以温补肾气之药，以补代通，使其机体阴阳平衡，气化则石能出矣。

在温补肾气治尿路结石的理论指导下，我治一些难治性的尿路结石，每每在辨证的基础上加入附子而取得满意效果。附子辛甘大热，为补阳要药。《本草蒙荃》谓："附子其气亲下，补下焦阳虚"，故其善

补命门之阳，温膀胱之气，且其性走而不守，有通阳行气排石之力。临床配伍大致可分为二类：

（1）尿路结石日久不愈，临床表现以肾气虚弱为主要证候，如神疲乏力，少气懒言，颜面或下肢浮肿，腰酸腿软，畏寒肢冷，脉细，舌胖而淡，B超及X线检查多提示为上尿路结石，尤其是肾盂、肾盏结石。这类患者用清利通淋法往往难以奏效。治当以补为主，取附子配以右归丸、地黄丸之类温肾益气，以充足肾气，健全分清泌浊功能，调畅气血，通利水道，从而推动结石从病灶排出。

胡某 男，46岁。

腰酸伴尿频反复发作半年余，经静脉肾盂造影检查确诊为右肾盂结石，迭进清利湿热、理气通淋诸法，终不为功。患者面色苍白虚浮，恶寒低热，久而不退，腰部沉重酸痛，少腹拘急，小便频数不畅，脉细无力，舌淡苔白滑。肾主二便，肾阳衰惫，气化无权，以致湿热留恋，凝结为石。治以温肾益气，渗浊通淋。

熟附子9g　黄柏9g　知母9g　巴戟天9g　鹿角9g　仙茅9g　牛膝9g　白术9g　生熟地15g　补骨脂15g　仙灵脾15g　金钱草30g　肉桂3g　石打穿30g　甘草3g

服药10剂，低热退，但腰酸、尿频加剧，复查X线腹部平片示原位于右侧肾盂的不透光阴影已下降至右侧盆腔，相当于右侧输尿管膀胱开口处，药已见效，原方续服20天，结石排出，诸症次第消失，遂改用右归丸善后。

（2）尿路结石出现腰腹剧烈绞痛，频频阵发，甚至恶心呕吐，面色苍白，烦躁不安，小便刺痛或淋沥不尽，脉弦紧，舌红苔黄，临床症状以膀胱湿热壅塞不通为主要表现，B超及X线检查提示结石在输尿管某段嵌顿。治当以通为主，常用附子配以四物汤、五淋散之类温肾益气，活血通淋。附子与活血化瘀、清利通淋之品配伍，可增强辛开祛湿，理气行血的作用，有相得益彰之效。

徐某 男，24岁。

腰痛伴尿频、尿痛多年，近10余天发作频繁，X线腹部平片示右侧输尿管下段接近膀胱处有黄豆大小结石阴影，屡投清利之剂无效，外科建议手术治疗。患者呈痛苦面容，面色苍晦，腹部胀痛，波及右腰，痛甚则畏寒汗出，小便作痛，淋沥不畅，脉弦细，舌红苔黄。证属湿热蕴结膀胱，气化失利。治以温肾通络，利水通淋。药用：

熟附子9g 炮山甲6g 威灵仙10g 莪术10g 牛膝10g 当归10g 川芎10g 赤芍10g 海金沙包,10g 石韦10g 乌药10g 金钱草15g 车前草20g

服药3剂，患者少腹绞痛加剧，随后即小便时排出1枚花生大结石，痛势即失。

（颜乾麟 整理）

戈爽仙

加味滋肾饮治尿路结石

戈爽仙（1892~1973），湖北宜昌名中医

方药组成：

知母 15g　黄柏 15g　安桂 3g　硼砂 10g

本方由李东垣"滋肾丸"加味而成。

尿路结石形成机制为肾虚膀胱湿热所致，并与肝脾二脏有密切关系。故选用知母之苦寒清上焦之热，而滋化源；配黄柏以滋肾水而除下焦之湿，并清肝肾气血之火；佐安桂以助膀胱之气化；使硼砂以软坚化石，驱除尿中盐类积聚。四者合用，有滋阴清热，化气利尿，软坚排石之功。

据病情之轻重、禀赋之强弱以及病情缓急随证化裁。气虚者加黄芪 10~15g，苏梗 6~10g，以补气行气；发热者加柴胡 10g，以和解少阳，疏理肝气；肺气不利或素有痰饮者可加桔梗 5g，北细辛 1.5g，浙贝母 10g，以宣肺利窍，化痰行水；小便不通，灼痛坠胀，或大便秘结者可加玄明粉 20g，北细辛 3g 以软坚润燥，通利二便；有时加甘草 6g 以和缓胃气；若新感他病者，轻者随证加减，重者先治标病。

健脾益肾不忘温。泌尿系结石大多属中医"淋证"范畴。"淋"的发生，《金匮》认为是热在下焦。诚然本病初起多实证、热证，但久进通利不愈则易伤正，这时膀胱湿热是标，肾虚是本。肾为先天之本，

赖后天之濡养。补脾气便是补肾气（孙思邈说："补肾不如补脾"）。故以滋肾饮加味为基本方，温肾健脾以复散失之元阳，达温肾行水之功，兼顾肺气而滋水之上源，即有湿热之邪，亦无顾忌，此为不利之利也！

溶新冶旧建树多。尿路结石的预防问题可从两方面去考虑：一是如何改善体质和肾脏代谢紊乱，以及消除影响代谢紊乱之原因；二是如何改变尿液酸碱度，以免再发。张锡纯指出口服"硝石"可以预防结石产生，实乃经验之谈。根据多年临床观察，注意到尿路结石患者经用硼砂治疗后，症状可得到明显改善，值得引起重视。

肖某 29 岁，已婚。

于 1963 年 5 月突发腰痛伴血尿，经当地诊治无效。1964 年 3 月 19 日来某医院门诊外科摄片检查，证实右肾盂内有结石 1 枚（2cm×1.5cm），遂转中医科治疗。诊得腰痛，尿涩赤，溺时灼痛坠胀，窘迫不畅，脉沉细微，舌红苔灰黄。证属肾虚膀胱积热，三焦气化失常所致。以滋肾清热，化气行水，软坚排石为治。

安桂 1.5g　黄柏 12g　知母 12g　硼砂 10g　北细辛 1.5g　桔梗 5g 玄明粉 20g

服药 7 剂后从尿道排出黄褐色石子 1 枚，如豌豆大，疼痛大减。后原方继进 3 剂，以清膀胱余热，巩固疗效。

胡某 38 岁，已婚。

1963 年 12 月 5 日突发左腰部剧痛，伴尿频、尿急，恶寒发热。3 个月后入某医院住院治疗，X 线腹部平片证实左侧输尿管结石，位于第 3 生理性狭窄部，约 3cm×3cm 大。化验结果：血白细胞计数 $10.8×10^9$/L，分类：嗜中性粒细胞 0.80，小便常规检查：尿液呈酸性，红细胞 0~1 个/HP，蛋白少量。由内科保守治疗，投青霉素、颠茄合剂、阿托品等药物罔效，体温 38.2℃，疼痛不减。约会诊，查左腹部疼痛，小便短赤频数，大便结滞，伴恶寒发热，六脉弦，舌淡红，苔灰白、根黄厚。证属肾经膀胱郁热，元气不足，三焦气化失常。宜滋肾培元，清热化气，软坚排石为法。

黄芪 12g　柴胡 6g　浙贝 10g　玄明粉 15g　知母 12g　黄柏 12g　硼砂 10g　安桂 3g　甘草 6g

15 剂药后 3 日血象恢复正常，疼痛大减，体温正常。X 线摄片证实结石已排出。

黄耀燊

石 淋 三 证

黄耀燊（1915~1993），广州中医药大学教授

对本病的病因病理，中医认为是"肾虚膀胱热"。由于肾气不足，肾司二便，肾与膀胱互为表里，肾气虚则膀胱气化不利，从而湿热蕴积下焦，日久尿中杂质结为砂石。

治疗一般针对下焦湿热蕴积，治法宗破血清利小便。

《六科准绳》治诸淋急痛用二神散：海金沙 21g，滑石 15g，研末，每服 7.5g，日 3 次。

《局方》八正散治淋病血尿：木通、车前、萹蓄、大黄、滑石、瞿麦、栀、甘草梢各等份，研末，每日 6g。又《局方》五淋散：赤茯苓 180g，甘草、当归各 150g，栀子、赤芍各 600g。研末，每日 6g。

《沈氏尊生》治血尿的二草丹：旱莲草、车前草各等份，生捣汁，每次 3 杯。

《张氏医通》治石淋用加味葵子茯苓散：冬葵子 90g，茯苓 30g，滑石 30g，芒硝 15g，甘草 7.5g，肉桂 7.5g。为散，每服 6g，每日 3 次。葵子茯苓散原是《金匮》治"妊娠有水气，身重，小便不利，洒淅恶寒，起即头眩"之主方，其主药在冬葵子。

余对尿石症每分三证用药：

一、气结证

一般无明显症状，或仅有轻微腰酸痛，少腹痛，偶有绞痛发作，间歇性血尿，舌正常或黯红，脉平或弦紧。治则：行气化湿，通淋排石。

怀牛膝 12g　乳香 3g　金沙藤 30g　金钱草 60g　台乌药 12g　莪术 9g

二、湿热证

一般有发热、腰痛、少腹痛，并有尿频、尿急、尿痛等尿路刺激症状，还可出现血尿、脓尿；血白细胞数增高，小便检查可发现红、白细胞和脓球。苔黄腻或白腻，脉滑数或弦数。治则：清热利湿，通淋排石。

大黄 9g　山栀子 9g　滑石 30g　甘草梢 6g　金钱草 60g　怀牛膝 12g　乳香 3g　金沙藤 30g　珍珠草 30g

三、肾虚

一般病程较长，或攻伐太过，出现头晕，眼花，腰酸，肢倦神疲，夜尿多，舌质淡，苔白腻或光绛无苔，脉细数无力。治则：温补脾肾。

熟地 24g　怀山药 12g　山萸肉 12g　泽泻 9g　茯苓 9g　丹皮 9g　肉桂焗，3g　附子 9g　怀牛膝 15g　车前子 15g

历代治淋，均不离通利小便，但体虚者应加补养。如气虚者虽反复通利，石亦难下，尤其自觉症状不显著者，可重用黄芪，佐以党参，每能收效，当然要看尿石的大小。

某　复发性尿石患者，于 1959 年出现"肾绞痛"，X 线照片未发现结石，至 1962 年排出结石如绿豆大，同年患无黄疸性肝炎，身体一向很差，1975 年又出现输尿管结石，反复服排石药未效。用我院的尿石汤配合"总攻"多次亦未效，因有轻度积液，医院动员手术解决，但患者坚决要求再攻，当时见患者面部虚浮，唇舌淡白，脉弦，方用：

肉桂 0.9g　黄芪 30g　党参 24g　白术 15g　茯苓 15g　当归 9g　地龙干 9g　琥珀末冲, 3g　蚁狮焙研末冲, 3g　海金沙 12g

配合"总攻"，排出 1.5cm×0.8cm 结石 1 粒。

某　双侧肾结石及左侧输尿管下段结石患者，因肾绞痛，合并轻度尿毒症入院，采用中西结合治疗，中药用：

鳖甲 30g　地骨皮 30g　车前子 15g　泽泻 9g　牛膝 12g　丹皮 9g　木通 9g　黄芪 15g　黄柏 9g

服 3 剂，改用：

党参 30g　车前子 18g　荠菜 45g　木通 9g　法半夏 9g　竹茹 12g　泽泻 12g

2 剂，排出 1cm×0.7cm 结石 1 粒。

攻石处方剂量要大，间歇服药，注意患者舌象。久利则耗损阴津而舌光，停攻后可补，以六味汤加减。有一例输尿管盆腔段结石患者，外表壮实而脉虚，服金钱草 60g，海金沙 9g（冲服），怀牛膝 12g，乳香 3g，石韦 18g，冬葵子 18g。连服数月，石未排出，而患者觉疲乏，气短，乃改用生牡蛎 30g，熟地 24g，菟丝子 15g，黄芪 15g，栀子 12g，怀牛膝 9g，鸡内金 9g，党参 15g。连服 6 剂，体力恢复。以后与前方间服，共 26 剂，排出 1.0cm×0.4cm 结石 1 粒。

（麦冠民　整理）

李文瑞

血淋效方连根汤

李文瑞（1927~　），北京医院主任医师

连翘 30~40g　白茅根 30~50g

清热散结，凉血通淋。主治热结血分之血淋、西医之肾小球肾炎、原因不明之血尿等。

本方治疗热结下焦血分，迫血下行而致血淋之证。方中连翘，性凉味苦，清热解毒，散结消肿。《药性论》曰："主通利五淋，小便不通，除客家烦热"；《药品化义》曰："连翘，总治三焦诸经之火，心肺居上，脾居中州，肝胆居下，一切血结气聚，无不调达而通畅也。但连翘治血分功多，柴胡治气分功多。"取其清血分结热而通淋。白茅根，性寒味甘，凉血止血，清热利尿。《本草纲目》曰："甘能除伏热，利小便，故能止诸出血……"；《本草正义》曰寒凉而味甚甘，能清血分之热，而不伤于燥，又不黏腻，故凉血而不虑其积瘀……"取其清热凉血而通淋。二药相伍，相得益彰，清热散结而不伤阴，凉血止血而不留瘀，共奏清热散结，凉血通淋之功，而达治疗血淋之效。再者，二药均有不同程度的抗菌、利尿等作用，亦合西医治疗肾小球肾炎之义。

胡某　男，21 岁。患肾小球肾炎年余而休学。初诊时，周身乏力，腰膝酸软，易患感冒。尿常规检查：红细胞 10~30 个 /HP，已

持续月余。纳食可，大便调，夜寐宁。舌质红，苔薄微黄，脉弦有滑象。

连翘 30g　白茅根 30g

服 5 剂后，复查尿常规：红细胞 3~8 个/HP。余症同前。舌质微红，苔转薄白，脉弦略细。上方再进 10 剂后，尿常规正常，体力略增，腰膝酸软有缓。舌脉同前。遂以六味地黄扶正而巩固疗效。之后随访未见复发。

曲某　女，56 岁。血尿 2 个月有余，经各种检查，未明原因，疑为急性肾小球肾炎。初诊时，体力充沛，能正常工作，食纳如常，夜寐尚宁，腰膝时现酸软，无尿急、尿痛。尿常规检查，红细胞 5~25 个/HP，Hb（+~++），余（－）。舌质微红，苔薄白，脉弦细。

连翘 35g　白茅根 30g

服 5 剂后，复查尿常规：红细胞 1~2 个/HP。余（－）。原方再进 5 剂后，尿常规转正常。偶见腰膝酸软，舌微红，苔薄白，脉弦细。原方加女贞子 15g，旱莲草 15g。10 倍量共研细末，炼蜜为丸，每丸重 9g。每服 1 丸，日 2 次。长期服用，以巩固疗效。之后随访未再复发。

（李秋贵　整理）

李济仁

苦参为主，攻补兼施

李济仁（1931~　　），皖南医学院教授，国医大师

苦参 15~30g　熟地　山萸肉各 25g　山药 50g　萆薢 20g　石菖蒲 10g
乌药 15g　益智仁 15g

上述基本处方对一般乳糜尿症均适用，但临床上还必须结合辨证，随证加减。如见尿浑如膏，甚则如涕，溺时涩痛，此为膏淋，当加赤苓、石韦利水通淋；如小溲色红状如膏糊，淋涩不畅，此为赤浊，当加白茅根、炒蒲黄、琥珀末（分吞），清热止血，活血祛瘀；如见小溲浑浊，色白如米泔，此为白浊，当重用萆薢，另加煅龙牡以分清固涩，达到填阴固精的目的。

用上述基本处方随证加减，门诊治疗乳糜尿 28 例（服药 5~45 剂，平均 15 剂），除 1 例因工作调动，情况不明，1 例服药中断，疗效不显外，其余患者经查血、尿均属阴性，恢复了健康。

方某　男，成年，1975 年 8 月就诊。3 年前患水浊症，经医院确诊，系血丝虫引起的乳糜尿。经用海群生治疗后，症状未见减轻，血检仍有丝虫。后转中医以石莲子汤加味治愈。未过 3 个月旧恙复萌，仍请原中医按前方治疗 1 月余，未见好转。于 1975 年 8 月来我院诊治，见尿浑浊如米泔，小便频数，且有间断，淋沥不尽，食荤及辛辣物病情即加重，腰酸腿软，形瘠神疲，纳呆欠运，脉微弦濡，苔黄腻。经

检查：小便蛋白（+++）、脂肪球（+++），红细胞7~8个/HP，白细胞偶见。中医辨证，属脾虚不能运化水湿，下焦蕴郁湿浊，肾气不固，以致湿浊与精液下流而成白浊之症。经上述基本方加白术、煅龙牡服药10剂，症情大有好转，原方继服10剂，病症痊愈，尿检正常。后又到医院检查，未找到丝虫，3年后随访未复发。

朱某 男，38岁，1975年8月就诊。于1973年秋发现小便如米泔，经县医院检查血中有血丝虫，用海群生治疗3个月后，尿浑转清，复查未见丝虫。1974年冬季上症又作，复至该县医院以西药治疗，效果不显，血检仍有丝虫。1975年8月来我院就诊，小便化验：蛋白（+++）、脂肪球（++）、红细胞（+++），白细胞少许。患者体瘦神倦，腰酸背楚，纳谷寡味，得食腹胀，尿浊如膏，色赤，排尿时涕状黏液堵塞，尿道涩痛不易尿出，脉细数，苔薄黄。此为膏淋之证，迁延日久，脾肾两虚。脾主运化水湿，输布水谷之精微，脾虚则气陷，不能运化水湿，迫使湿热下注，致成淋证。肾主藏精，又为封藏之本，肾虚则约束无权，精不能固，致精液外流，肾热移于膀胱，煎灼真阴，则为膏淋。

萆薢分清饮为膏淋主方，熟地、山药、山萸肉又是益肾健脾之圣药，更有苦参补肾水而制相水，清湿热又能杀虫，这样组方能达事半功倍之效。故用上述基本方，另加白茅根、炒蒲黄、琥珀末（吞服）清热止血，合入赤苓、石韦，以助利水渗浊通淋之功，通则不痛。

患者服药5剂，尿浊减轻，排尿亦畅，已无涩痛感。原方继服5剂，症情好转，去所加之药味，按原方再服7剂，而获全功。小便化验正常，血检未见丝虫，数次追踪观察，未见复发。

根据中医理论，引起乳糜尿的原因不外两个方面：一是脾肾不足，一是湿热下注。前者是本，后者属标，本人所拟的基本处方就基于此。

1. 主药苦参

因苦参既能益肾养精，又能清热祛湿杀虫，标本双顾，可谓治乳糜尿之要药。历代本草均载其杀虫之功，李时珍说："苦参补肾……治风杀虫"。苦参有无杀灭丝虫的作用，尚待进一步探讨。由本人以其为主治数十例丝虫引起的乳糜尿来看，苦参确有杀灭丝虫之效，因所治数例患者，前服多剂中药无效，后加此药即获效机。

2. 取六味地黄丸中三味补药作基础

其中熟地滋腻补肾，养阴益血；山萸肉止遗精，固浊窍，使阴气不得下流，为关键要药；重用山药双补脾肾，使脾健肾强，以固其本。

3. 用萆薢分清饮温肾化气，去浊分清

方中萆薢利湿分清；石菖蒲通窍而分利小便；益智仁温补脾肾，固精止泻而缩小便；乌药温肾缩尿，理气散寒，止痛。

周瑞石

通淋妙品路兜簕

周瑞石（1915~？），广东省湛江市第二中医院主任医师

热淋初起，有恶寒壮热、小便淋沥疼痛者，有认为是表里同病，治当解表清热；亦有认为邪在少阳，当从肝、胆、三焦和解以治之；还有淋病不宜发表之说。诸家看法，各有不同。周老认为，热淋者，恶寒发热，当是表里同病，无汗者，恶寒重可用麻黄，恶寒轻者可用荆芥、防风；有汗者可用薄荷、青蒿。但热淋毕竟与一般外感热病不同，是湿热蕴结膀胱所致。恶寒发热者，乃湿热与风邪胶结，弥漫肌肤腠理，周老选用草药路兜簕根，配伍清热祛湿、利水通淋等药治疗，疗效颇佳。

路兜簕，别名假菠萝，药用其根、果，性味辛、寒。民间用于治疗感冒、水肿、热痢。路兜簕根能解表发汗，清热祛湿，利水通淋，且发汗力较强，有津伤液少的情况当慎用。如配用大输液，可放心使用。鲜品可用30~50g，干品用10~20g。

（周磊石　整理）

跋

余有幸受教于经方家洪哲明先生，耳提面命，启迪良多。并常向陈玉峰、马志诸先生请益，始悟及古今临床家经验乃中医学术之精粹，舍此实难登堂入室。

自1979年滥竽编辑之职，一直致力于老中医经验之研究整理。以编纂出版《吉林省名老中医经验选编》为开端，继之编纂出版《当代名医临证精华》丛书，并对整理方法进行总结，撰写出版了《老中医经验整理方法的探讨》一书。1999年编纂出版《古今名医临证金鉴》，寝馈于斯，孜孜以求，已30余年矣……登门请益，开我茅塞；鱼素往复，亦如亲炙，展阅名师佳构：一花一世界，千叶千如来；真知灼见，振聋发聩；灵机妙绪，启人心扉……确不乏枕中之秘，囊底之珍，快何如之！

《古今名医临证金鉴》出版后为诸多中医前辈所嘉许垂青，得到了临床界朋友们的肯定和关爱，一些朋友说：真的是与丛书相伴，步入临床的，对于提高临床功力，功莫大焉！其中的不少人已成为医坛翘楚，中流砥柱，得到他们的高度评价，于心甚慰！

《古今名医临证金鉴》出版已16年了，一直无暇修订。且古代医家经验之选辑，乃仓促之举，疏欠砥砺，故作重订以臻于完善，方不负同道之厚望。这次修订，由原来22卷重订至36卷，妇、儿、外、五官科等卷，重订均以病名为卷，新增之内容，以古代、近代医家经验为主。囿于篇幅之限，现代医家经验增补尚少。

蒙国内名宿鼎力支持，惠赐大作，直令丛书琳琅满目，美不胜收。重订之际，一些老先生已仙逝，音容宛在，手泽犹存，不尽萦思，心香一瓣，遥祭诸老。

感谢老先生的高足们，探蠡得珠，筚路蓝缕，传承衣钵，弘扬法乳，诸君奠基，于丛书篇成厥功伟矣！

著名中医学家国医大师朱良春先生为丛书作序，奖掖有加，惓惓于中医事业之振兴，意切情殷，余五内俱感！

《古今名医临证金鉴》丛书是1998年应余之挚友吴少祯先生之嘱编纂完成的，八年前少祯社长即要求我尽快修订，出版家之高屋建瓴，选题谋划，构架设计，功不可没。中国医药科技出版社范志霞主任，主持丛书之编辑加工，核正疏漏，指摘瑕疵，并鼓励我把自己对中医学术发展的一些思考，写成长序，于兹谨致谢忱！

我的夫人徐杰编审，抄校核勘，工作繁巨，感谢她帮助我完成重订工作！

尝见一联"徐灵胎目尽五千年，叶天士学经十七师"，与杜甫诗句"别裁伪体亲风雅，转益多师是汝师"异曲同工，指导中医治学切中肯綮。

文章千古事，得失寸心知。相信《重订古今名医临证金鉴》不会辜负朋友们的厚望。

单书健

二〇一六年孟夏于不悔书屋